상한·금궤약물사전
傷寒·金匱藥物事典

편.역.자

김영철(金榮哲)

경희대학교 한의과대학 부교수
경희의료원 한방병원 제1내과 진료교수 / 세부전공 : 한방내과
1990년 경희대학교 졸업
1993년 경희대학교 대학원 한의학과 석사
1996년 경희대학교 대학원 한의학과 박사
2006년 3월 – 2007년 2월 미국 Mount Sinai School of Medicine 방문교수
경희의료원 한방병원 한방응급실장 역임
경희의료원 한방병원 제1내과 과장 역임
대한한방내과학회 기획총무이사, 학술이사, 편집이사 등 역임
현재 경희의료원 한방병원 의약품·의료기기 임상시험위원회 위원
현재 경희의료원 한방병원 국제·정보화위원회 위원
현재 경희대학교 국제한의학교육원 운영위원
현재 경희대학교 한의과대학 한의학연구소 연구원

상한·금궤약물사전
傷寒·金匱藥物事典

編著　伊田喜光·根本幸夫·鳥居塚和生 외
編譯　김영철(경희대학교 한의과대학 교수)

청홍

편.저.자

◆ 總監修

伊田喜光

1964년 九州大學 醫學部 藥學科졸. 九州大學 藥學部 助手, 昭和大學 藥學部 교수를 거쳐, 2006년4월 橫浜藥科大學 藥學部 교수(漢方藥學科長)에 취임. 약학박사. 昭和大學 객원교수. 監修:《漢方210處方生藥解說》,《食の醫學館》

◆ 監修

根本幸夫

1969년 東京理科大學 藥學部, 東洋鍼灸專門學校졸. 昭和大學 藥學部 비상근강사. 漢方平和堂 店主. 總合漢方研究會會長. 洗足音樂大學邦樂研究所 講師. 藥學博士. 著:《やさしくわかる東洋醫學》, 監修:《漢方210處方生藥解說》

鳥居塚和生

1977년 千葉大學 藥學部졸. SS제약 중앙연구소, 富山醫科藥科大學, 北里研究所, 昭和大學 藥學部 조교수를 거쳐 2006년 同敎授. 약학박사. 著:《モノグラフ生藥藥效・藥理》

◆ 參訂

只野武

1975년 東北藥科大學 大學院 藥學研究科 박사과정 수료. 2002년부터 東北藥科大學 藥學部 敎授(약리학교실). 약학박사. 共著:《藥物治療學》,《新藥理學テキスト》

北島潤一

1980년 九州大學 大學院 藥學研究科 박사과정 수료. 현재, 昭和藥科大學 藥學部 교수(漢方治療學敎育研究室). 日本生藥學會 평의원·편집위원. 약학박사. 共著:《新訂生藥學》

口野嘉幸

九州大學 醫學部 대학원 수료. 국립암센터연구소 부장을 거쳐 현재 昭和大學 藥學部 객원교수. 의학박사.

◆ 協力

矢久保修嗣_ 日本大學 醫學部 부속 板橋病院 동양의학과장. 의학박사

木下優子_ 日本大學 醫學部 東洋醫學講座 醫局長. 의학박사

根本安人_ 日本大學 醫學部 부속 板橋病院 정신과. 의학박사

青木浩義_ 의료법인 社團竹山會 青木醫院 원장. 의학박사

小泉久仁彌_ 昭和大學 藥學部 비상근강사. 의학박사

◆ 編集委員

西島啓晃_ 總合漢方研究會 주임연구원
大石雅子_ 總合漢方研究會 주임연구원
平井康昭_ 昭和大學 藥學部 조교수. 약학박사
磯田進_ 昭和大學 藥學部 강사. 약학박사
小松一_ 總合漢方研究會 주임연구원. 약학박사
村岡逸郎_ 總合漢方研究會 주임연구원

◆ 分擔執筆

● [總合漢方研究會]_堀口和彦・澤口亞樹・鈴木映見加・阪田泰子(약학박사)・鈴木信弘・川本壽則・根本奈帆・木村喜美代・青木麻理子 ● [昭和大學藥學部]_藤井幹雄(이학박사)・堀由美子(약학박사)・福村基德・鹽原仁子(분석센터조수, 日本東洋醫學會 평의원) 安藤英廣(小太郎漢方製藥. 약학박사)

첫머리에

원전에 보다 충실할 것을 목표로 조사하고 연구

훌륭한 책이 완성되었다. 根本幸夫 선생과 공부로 시작한 것이 여기까지 발전하리라고는 처음에는 상상도 하지 못했었다.

그가 갑자기 昭和대학에 있는 내 연구실을 방문한 지 벌써 10년도 넘었다. 그 이후 한의학과 그 역사로부터 현재의 상황 등에 대해 다양한 대화를 해왔다. 어느 날 그가 '약학은 왜 한의학에 상대가 되지 않는가'라고 질문을 던졌을 때 나는 생약학에 종사하는 한 사람으로서 몇 번인가 멋대로 사견을 제시했다.

그것은 다음과 같은 것들이었다.

- 시작 단계에서 생약학은 본초학과 밀접하기는 하지만 많은 '생약학연구실'이 '생약학 · 식물화학연구실'로 이름을 바꾸었듯이 한결같이 생약과 약용식물의 성분연구로 흥미의 대상이 바뀌고 있다.
- 내가 지금까지도 존경해 마지않는 은사 川崎敏男 선생도 생약과 생약으로 구성되는 한약에 대하여는 약물로서의 가치에 관하여 부정적이시고, 성분연구 대상으로서의 생약은 손꼽을 수 있을 정도밖에 없다. 川崎 선생뿐 아니라 많은 약학연구자들이 생약 · 한약에 대해 비슷하게 인식했고, 이러한 상황은 지금도 계속되고 있다.
- 생약과 한약의 활성연구에 있어서는, 약리학적 흥미의 대상이 되기보다는 이것에 흥미를 가진 일부 생약학연구자가 스스로 프로토콜을 만들고 흥미 있는 지견을 얻고는 있지만, 약리학적 치졸함을 지적당하고 있으면서도 본격적인 약리학적 연구의 대상이 되는 것은 극히 희박하다.
- 게다가 최근에는 학문도 '도시화'되고 연구자에 대한 평가에 관해서도 발표한 논문의 수나 게재잡지 등으로 평가하는 등 이른바 세계화의 방향으로 가고 있다. '촌스러운' 식물분류학이나 본초학적 연구는 급속히 배제하는 쪽으로 몰

아붙인다.

- 이러한 상황에서 '한의학'이라는 것은 약학 영역에서 커지기는커녕 배제되는 경향이 강하고 약학전공 출신자의 수중에서 점차 떠나고 있다.
- 한편 한의학 해설서는 지금까지 몇 권이 출판되었지만 대부분 《상한론》《금궤요략》에 대한 한문 참고서 정도이고 증례를 제시하기는 하지만 저자의 견해가 반드시 구체적이지도 않고, 오히려 독선적이고 이해하기 어려운 것들이 많다고 보인다. 따라서 이러한 책들을 손에 넣는 부류는 약학 관계자 중에서도 적고 한의학은 약학자의 연구대상이 되기 어렵다.

根本幸夫 선생이 어중간한 한의학 전문가가 아님을 알게 된 것은 얼마나 지난 후의 일일까(실제로 그는 단순한 한의학 전문가가 아니라 요즘 세상에 흔하지 않은 박물학자다). 그러던 어느 날 그에게 《根本漢方》이라는 책을 쓰지 않겠느냐고 제안했다. 우선은 그 자신이 내면에 소중하게 키워 온 한의학과 그 사상을 모두 토해 내면서 세상의 한의학 전문가의 평가를 묻고 그에 따라 얻어진, 보다 구체적인 견해 가운데 연구할 만한 문제점이 명확하게 드러날 것이라는 순진한 생각을 했기 때문이다.

그런 나에게 根本幸夫 선생은 말했다.

"교수님, 같이 공부 좀 하시죠."

입이 재앙의 근원이라고 했던가. 그 후로 《생약 허브의 세계적 동향》을 시작으로 마침내 일전의 《몽골 의약학의 세계》 간행에 이르기까지 지금까지 부끄러워 얼굴을 붉히는 날들이 계속되고 있다. 그렇지만 우리들의 공부는 겨우 가야 할 길의 절반 정도에 불과하다.

이 책은 《상한론》《금궤요략》의 모든 약물 169종이 당시에 어떻게 쓰이고 있었는지 당시의 약물서적들을 검토하면서 원전에 보다 충실할 것을 목표로 조사하고 연구한 결과물이다.

최근 약학의 세계에 차츰 한의학 연구가 부활할 징조가 보이기 시작한다. 그런 지금 시의적절하게 이 책이 탄생했다. 임상에 종사하는 사람이나 연구자는 물론이고 초심자들도 알기 쉬운 유용한 사전으로, 귀중한 자료로 활용할 수 있으리라 생각된다.

이 공부에 관해서는 여러 분야의 관계자들로부터 비평이나 가르침을 받았으면 한다.

마지막으로 이 책이 완성되기까지는 많은 분들의 도움을 받았는데, 이 모든 분들에게 마음 깊이 감사드린다. 제작에 관해서는 總合漢方硏究會와 昭和대학 약학부생약학 · 식물약품화학교실의 스탭을 중심으로 東北약과대학, 昭和약과대학, 共立약과대학, 日本대학 의학부의 협력을 얻었다. 특히 수고를 아끼지 않고 자료를 세밀히 조사해 주신 西島啓晃 씨, 大石雅子 씨 및 根本幸夫 씨 등의 큰 도움에 깊은 감사를 드린다. 또 이 책에 과분한 추천사를 써 주신 寺澤捷年 선생과 花輪壽彦 선생께 심심한 감사를 드린다.

日本藥局方에 수재된 생약에 대해서는 오차노미즈여자대학의 佐竹元吉 교수, 日本漢方協會 三上正利 부회장, 국립의약품식품위생연구소의 川原信夫씨 등의 가르침을 받았고, 현재 유통되고 있는 생약의 조사 등에 대해서는 주식회사 栃本天海堂, 小太郎漢方製藥 주식회사, 주식회사 우치다和漢藥, 三和生藥 주식회사, 松浦漢方 주식회사, 丹平中田 주식회사, 주식회사쯔무라 등의 협력을 얻었다. 또 이 책이 간행되도록 진력해주신 萬來舍의 藤本敏雄 씨와 大石直孝 씨 및 표지디자인을 해주신 호와이토루–무의 木內政幸 씨에게 감사의 마음을 전한다.

伊田喜光

傷寒 · 金匱藥物事典의 제작에 즈음하여

처방을 구성하는 약물의 효능을 알지 못하면
그 처방을 이해하는 것은 불가능

근년에 들어 일본의 약학부 · 의학부에서 한의학을 재인식하게 되었다. 예를 들어 신설된 橫浜약과대학에 한방약학과가 설치되기도 했지만 현재도 여전히 일본의 한방과 한국의 한의학, 중국의 중의학의 기본이 되는 《상한론》과 《금궤요략》에 수재된 처방의 구성약물에 대한 해설서가 없다. 처방을 구성하는 약물의 효능을 알지 못하면 실질적인 의미에서 그 처방을 이해하는 것은 불가능하다. 이것이 이번에 이 책을 출판하게 된 가장 큰 이유다.

2001년 前 국립의약품식품위생연구소 생약부장인 佐竹元吉 씨의 협력을 얻어 일본에서 상용 한약 처방으로 인정하는 처방 210종의 전 구성약물의 해설서인 《한방210처방생약해설》을 출판했지만, '210처방' 가운데 《상한론》과 《금궤요략》에 수재된 약물이 모두 들어있지는 않았다. '210처방' 중 앞의 두 책에서 나오는 약재 및 그 관련처방은 89처방이고 이는 전체의 약 43%에 지나지 않는다.

그 구성생약의 효능과 용법도 시대에 따라 차이가 있어서 赤小豆와 木通처럼 현재 우리들의 상식과는 다른 용법을 가진 생약도 많이 보인다. 약물 중에 현재는 기원조차 불명확한 것도 있고, 또 동일 처방의 약물인데도 일본과 한국, 중국에서 각기 기원이 다른 것을 쓰는 것도 적지 않다. 이 책에서는 이러한 점을 유의하고, 가능한 한 전문용어를 적게 쓰도록 했으며 도저히 바꾸기 어려운 전문용어는 용어해설을 붙여서 보충했다.

또 약효와 용법을 보여주는 인용문헌은 《상한론》《금궤요략》과 거의 동시대에 만들어진 것으로 생각되는 《신농본초경神農本草經》과 시대가 서로 비슷한 《명의별록名醫別錄》을 중심으로 하고, 宋나라의 《중수정화경사증류비용본초重修政和經史證類備用本草》등을 참조하여 보충했다. 거기에 古方派의 문헌으로서는 《중교약징重校藥徵》을 중심으로 《기혈수약징氣血水藥徵》을 가미하고 부족한 부분은 宇津木昆台의 《약능방법변》을 가지고 보충했다. 또한 중의학의 견해에서는 《중약학강의》를 더하고, 현대적인 약효 측면에서는 《중약대사전》을 가운데 두고 古方이나 중의학 어느 쪽 견해에서도 이해하기 쉽도록 배려했다. 배합과 응용은 저자가 현재 집필중인 《상한잡병론의 처방원리》를 중심으로 정리했다.

이번 출판에 즈음해서 정말 많은 분들의 도움을 받았다. 한 분씩 이름을 나열하기에 지면이 부족하지만 이 장을 빌려 충심으로 감사의 말씀을 드린다.

더욱이 많은 도움을 주신 昭和대학 伊田喜光 교수님의 퇴임과 橫浜약과대학 한방약학과장 취임이라는 경사에 맞추어 본서가 출판된 것은 예상치 못한 즐거움이다. 한 권의 책으로 생각했던 것 이상으로 훌륭해서 감개무량하다고까지는 말할 수 없지만, 이후로 더욱 충실한 책이 될 수 있도록 독자제현의 지도와 편달을 바란다.

根本幸夫

초심자, 전문가에게도 꼭 필요한 책

한의학 공부를 시작할 때 한의학 처방명과 생약명이 한자여서 당황하는 사람들이 적지 않을 것이다. 또 '木防己湯'에 사용되는 생약이 木防己가 아니고 漢防己라는 것을 나중에 알게 되면《상한론》《금궤요략》이 대단히 읽기 어려운 책이라고 생각하게도 된다.

伊田喜光 선생, 根本幸夫 선생도 自序에 언급했듯이 이 책은《상한론》과《금궤요략》에 수재된 생약에 대하여 자세한 해설을 붙인 것이다. 처방의 의미라고 할 수 있는 효과와 효능을 이해하기 위해서는 반드시 처방을 구성하는 생약의 기원과 약리·약효를 이해해야 한다. 처방을 이해하기 위해서는 생약에 대해 이해해야 하고, 그것을 바탕으로 처방을 이해해야 한다. 이 두 가지를 잘 결합시켜야 한의학 처방의 이해와 처방의 운용을 한층 더 심화시킬 수 있을 것이다. 이렇게 유기적인 결부를 위해 초심자에게도, 또 한의학을 전문으로 하는 사람들에게도 이 책이 지대한 역할을 할 것으로 기대한다.

이 책이 이렇게 출판되기까지 실로 伊田喜光 선생과 根本幸夫 선생의 특별한 지도와 노력이 있었다. 두 분은 자료를 구석구석까지 세밀하게 검토하고 몇 번씩이나 퇴고를 거듭해주셨다. 천연물화학을 전공하시는 伊田喜光 선생과 한의학은 말할 것도 없이 다양한 분야에 조예가 깊으신 根本幸夫 선생 두 분이 손을 맞잡았기 때문에 예전에 없던 새로운 책이 나왔다고 말할 수 있을 것이다. 또 책의 완성을 위해 면밀하게 자료를 조사해주신 분이 주로 總合漢方研究會의 西島啓晃 선생, 大石雅子 선생 두 분이었다는 점도 특기할 만하다.

이번에 나도 감수하는 영광을 누렸지만 두 분의 지도를 받아가면서 훑어본 것에 지나지 않는다. 시간적인 제약도 있었고 오식, 오기 등 미비한 점을 놓치지는 않았는지 걱정이 된다. 이러한 미비한 점에 대한 책임은 나에게 있음을 밝히며, 아울러 독자제현의 소중한 지적을 바라마지 않는다.

鳥居塚和生

상한론과 금궤요략에 대하여

　《상한론傷寒論》과《금궤요략金匱要略》은 원래 1권의 의서였고, 후한말기의 장중경이 저술한《상한잡병론傷寒雜病論》이 시대의 변천에 따라 2권으로 나뉜 것이라 생각된다.

　현재 전해지는《상한론》의 自序에 의하면 장중경은 이름은 機라 하고 河南省南陽 출신으로 湖南省 長沙의 태수(군의 長官)였다고 보인다. 장중경이《상한잡병론》을 저술한 시기는 '나의 종족이 본래 많아서 이전에는 200이 넘더니 建安원년(196년)으로부터 아직 10년이 못되었는데 그 중 사망한 자가 3분의 2가 되고 傷寒病이 10중에 7이 된다'라고 기재된 것을 보아 196년으로부터 10년 이내일 것이다. 이 시기는 동란기로 184년에는 황건적의 난이 일어났고, 192년에는 조조가 군대를 일으켰으며, 208년에는 적벽대전이 있었다. 후한시대라고는 하지만 삼국지의 군웅이 할거하던 전란의 시대였다. 그리고 그 10년 미만의 기간에 장중경의 일족 200여명의 2/3인 130명 정도가 죽었는데, 그 중 70%에 달하는 100명 정도가 傷寒이라고 하는 급성 열성병으로 죽었다는 것이다.

　장중경은 이 사실에 발분해서 '이에 부지런히 古訓을 구하고 널리 衆方을 채집하되 素問, 九卷(《영추靈樞》), 八十一難(《난경難經》) 陰陽大論, 胎臚藥錄과 아울러 平脈辨證을 撰用하여《상한잡병론》을 합해 16권을 이루었다.' 당시 남아있는 우수한 처방을 모으고 앞의 의서와 약물 관련 서적들을 참고하여 급성 열성병의 발병부터 사망에 이르는 과정을 분석하고, 6단계로 나누어 각각의 단계와 증상에 맞는 약재를 처방하는 체계를 갖춘《상한론》과 만성병에 대하여 논한《잡병론》을 합해서 16권의 의서를 만든 것이다.

　원저는 전란 중에 곧 소실되었지만《상한론》의 일부분은 西晉의 王叔和에 의해서 수집·정리되어《상한론》으로 세상에 나오게 되었다. 하지만 얼마 안 있어 이 책도 소실되고 말았다. 그 후 唐나라시대에 孫思邈의《천금익방千金翼方》의 권9와 권10에《상한론》의 상당 부분이 채록되었다. 그리하여 宋나라 때 인쇄기술이 비약적으로 발전된 시기에 校正醫書局의 林億과 高保衡이 당시까지 남아 있던 서적들과 인용문헌을 고증하고 연구하여《상한론》전10권으로 간행했다. 이것이 지금 널리 전해지는 여러 가지 판본의 기초가 되었다. 이 宋나라 때 간행된 것을 속칭《宋版傷寒論》이라고 하지만 이것도 현존하지는 않고 현재 전해지는 것은 明나라의 趙開美가 다시 만든 趙開美本이라고 부르는 것이다. 또한 宋나라 때의 교정을 거쳐 전파된 것도 존재한다. 金나라 成無己의《주해상한론》과 고본상한론이라고 불리는《강치본상한론》과《강평본상한론》등이 그것이다.

한편《금궤요략》의 바탕으로 보이는〈잡병론〉은《상한론》이상으로 심하게 소실되어《맥경脈經》,《갑을경甲乙經》,《제병원후론諸病源候論》,《천금방千金方》,《외대비요外臺秘要》,《소품방小品方》등에 그 인용문이 수재되었을 뿐이었으나北宋시대 한림원에서《상한잡병론》의 요약본이라고 할 수 있는《금궤옥함요략방》이 발견됐다. 이것은 상중하 세 권으로 되어 상권은 상한병, 중권은 잡병, 하권은 부인병과 방제에 대하여 쓰여 있다. 林億 등은 이 책을 기초로 하여 상권의 상한부를 삭제하고 방제 부분을 병증별로 나열했고 거기에 결여되었다고 생각되는 부분을 앞의《外臺秘要》등의 제문헌으로 보충하여《금궤방론金匱方論》전25편 262방을 간행했다. 이것이 현재《금궤요략》으로 전해지는 서적의 기본이 된책이다. 그러나 이 北宋시대의《금궤방론》도 현존하지는 않고 元나라 이후의 판본이 남아있을 뿐이다.

이 책에서는 저본으로 현재 남아있는 가장 정확한 책이라고 알려진 明·趙開美本《상한론》과 元·鄧珍本《금궤요략》(두 권 모두 北里研究所附屬東洋醫學綜合研究所·醫史文獻研究室編, 燎原書店)을 사용했다.

이번에 이 책에서는 生薑·乾薑을 서로 다른 종류로, 烏頭·天雄·附子 등은같은 류로 간주하고 전체 169종의 약물에 대하여 기재했다. 장중경이 살았던 시대는 동란기였지만《상한론》과《금궤요략》에 사용된 약물의 산지는 남방산인 桂枝, 訶梨勒, 북방산인 人蔘, 麻黃, 甘草, 蜀産인 蜀椒, 吳産인 吳茱萸 등 전국규모다. 또 이 두 서적과 비슷한 시기에 저술된《신농본초경》과《명의별록》등의본초서에 수재된 약물과 대부분 중복되지만 이들 본초서에 수재되지 않은 것도사용하고 있다. 또, 수재는 되었지만 약효의 목적은 각 본초서마다 일치하지는 않고, 장중경의 독자적인 용법도 다수 발견된다. 게다가 약물의 출현빈도 중 桂枝湯을 구성하는 약물이 압도적으로 많은 것과 桂枝湯의 加減方이 많은 것으로 미루어볼 때 桂枝湯을 중심으로 한 독자적인 처방형성이론도 일찍이 성립되어 있었다고 사료된다.

이렇듯《상한론》과《금궤요략》을 공부하는 것은 각각의 처방을 알아 실제로 임상에서 활용도를 높이는 것 뿐 아니라 장중경의 처방학도 동시에 배우는 것이 된다. 그러기 위해서는 두 책에 나오는 약물의 효능과 용법을 확실히 파악하는 것이 중요하다.

목차

첫머리에 / 5
傷寒·金匱藥物事典의 제작에 즈음하여 / 7
傷寒·金匱藥物事典을 감수하고 / 9
상한론과 금궤요략에 대하여 / 10
일러두기 / 17

發汗發表藥발한발표약   **27**

麻黃(마황)   27
桂枝(계지)   30
防風(방풍)   33
升麻(승마)   35
葛根(갈근)   36
生薑(생강)   37
獨活(독활)   40
菊花(국화)   41

清熱藥청열약   **43**

I **清熱藥**청열약
石膏(석고)   43
知母(지모)   45
寒水石(한수석)   47
柴胡(시호)   48
白頭翁(백두옹)   50
白薇(백미)   51
竹茹(죽여)   52
竹葉(죽엽)   53
葦莖(위경)   54
白蘞(백렴)   56
連軺(연초)   57
鷄子白(계자백)   58

蜂窠(봉과)   59
黃連(황련)   60
黃芩(황금)   62
黃柏(황백)   64
消石(소석)   66
苦參(고삼)   67
秦皮(진피)   68
梓白皮(재백피)   69

II **清熱除煩藥**청열제번약
山梔子(산치자)   70
香豉(향시)   72

止瀉藥지사약   **74**

赤石脂(적석지)   74
白石脂(백석지)   75
禹餘糧(우여량)   76

瀉下藥사하약   **78**

大黃(대황)   78
芒硝(망초)   81
麻子仁(마자인)   83
商陸根(상륙근)   84
猪膏(저고)   85

甘遂(감수)	86
芫花(원화)	87
大戟(대극)	88
巴豆(파두)	89

溫補藥온보약 91

附子類(부자류)	91
乾薑(건강)	96
細辛(세신)	99
吳茱萸(오수유)	101
蜀椒(촉초)	102
葱白(총백)	104
羊肉(양육)	105

氣藥기약 107

I. 行氣藥행기약

厚朴(후박)	107
枳實(지실)	109
橘皮(귤피)	111
薤白(해백)	113
木通(목통)	114
眞朱(진주)	116
酒類(주류)	117

II. 降氣精神安定藥강기정신안정약

龍骨(용골)	118
牡蠣(모려)	120
紫石英(자석영)	122
甘草(감초)	123
蘇葉(소엽)	127
甘李根白皮(감리근백피)	128
代赭石(대자석)	129
鉛丹(연단)	130

III. 補氣精神安定藥보기정신안정약

山棗仁(산조인)	132
小麥(소맥)	133
大棗(대조)	134

柏實(백실)	136

補益强壯藥보익강장약 138

人蔘(인삼)	138
黃芪(황기)	141
山藥(산약)	143
山茱萸(산수유)	144
膠飴(교이)	145
神麴(신국)	146
鷄子黃(계자황)	147
獺肝(달간)	149
大豆黃卷(대두황권)	150
蜜(밀)	150

補津藥보진약 153

麥門冬(맥문동)	153
天門冬(천문동)	154
百合(백합)	155
栝樓根(괄루근)	157
萎蕤(위유)	158
粳米(갱미)	159
文蛤(문합)	161
鱉甲(별갑)	162
猪膽(저담)	163
人尿(인뇨)	164

利水·祛濕藥이수·거습약 166

滑石(활석)	166
豬苓(저령)	168
防己(방기)	169
薏苡仁(의이인)	172
茯苓(복령)	173
白朮(백출)	175
茵蔯蒿(인진호)	178
澤瀉(택사)	179
冬葵子(동규자)	181
石韋(석위)	182
瞿麥(구맥)	183

葶藶子(정력자)	184	
海藻(해조)	186	
椒目(초목)	187	
白魚(백어)	188	
蒲灰(포회)	188	
亂髮(난발)	190	
蕘花(요화)	191	

鎭咳去痰藥진해거담약 **193**

杏仁(행인)	193
貝母(패모)	195
桔梗(길경)	197
五味子(오미자)	198
半夏(반하)	200
栝樓實(괄루실)	202
射干(사간)	203
訶子(가자)	204
澤漆(택칠)	205
款冬花(관동화)	206
紫菀(자완)	207
皂莢(조협)	208
白前(백전)	210

血藥혈약 **211**

I. 補血藥보혈약

阿膠(아교)	211
當歸(당귀)	213
芍藥(작약)	216
地黃(지황)	218

II. 止血藥지혈약

艾葉(애엽)	221
伏龍肝(복룡간)	222
側柏葉(측백엽)	223
王不留行(왕불류행)	224
桑白皮(상백피)	225
蒴藋細葉(삭조세엽)	226
馬通汁(마통즙)	227

III. 活血驅瘀血藥활혈구어혈약

牡丹皮(목단피)	228
桃仁(도인)	230
川芎(천궁)	232
乾漆(건칠)	234
土瓜根(토과근)	235
紅花(홍화)	236
紫葳(자위)	237
新絳(신강)	238
䖟蟲(맹충)	239
水蛭(수질)	240
䗪蟲(자충)	241
蠐螬(제조)	242
鼠婦(서부)	243
蜣蜋(강랑)	244

排膿藥배농약 **246**

冬瓜子(동과자)	246
赤小豆(적소두)	247
敗醬(패장)	249

催吐藥최토약 **251**

瓜蔕(과체)	251

驅蟲藥구충약 **253**

烏梅(오매)	253

雜療藥잡료약 **255**

旋覆花(선복화)	255
蜀漆(촉칠)	256
鷄屎白(계시백)	257
蜘蛛(지주)	258
猪膚(저부)	259
褌(곤)	260
苦酒(고주)	261

外用藥외용약　　　　　　　263

　　礬石(반석)　　　　　263
　　雄黃(웅황)　　　　　264
　　粉類(분류)　　　　　266
　　戎鹽(융염)　　　　　268
　　蛇床子(사상자)　　　270

服用補助藥복용보조약　　　272

　　大麥粥汁(대맥죽즙)　272
　　熱粥(열죽)　　　　　273
　　槐枝(괴지)　　　　　273
　　水類(수류)　　　　　274

用法未詳용법미상　　　　　284

　　雲母(운모)　　　　　284
　　鍛竈下灰(단조하회)　285

基原未詳기원미상　　　　　286

　　狼牙(낭아)　　　　　286
　　紫參(자삼)　　　　　287

부 록

《상한론》《금궤요략》의 도량형　　　　　　　　　　　　291
수치_____약물의 조정가공법　　　　　　　　　　　　293
《상한론》《금궤요략》 처방일람　　　　　　　　　　　297
용어해설　　　　　　　　　　　　　　　　　　　　　346
약물명 찾아보기　　　　　　　　　　　　　　　　　363
처방명 찾아보기　　　　　　　　　　　　　　　　　367

후기/수많은 문헌을 남긴 선인들에게 깊이 감사　　　　374
참고문헌 일람　　　　　　　　　　　　　　　　　376

일러두기

저본에 대하여

이 책은 明나라의 趙開美本《상한론》, 元의 鄧珍本《금궤요략》의 다음 부분을 바탕으로 고증하고 있다. 약물수, 처방수 등도 모두 이 부분을 대상으로 하고 있다.

▶《상한론》全編, 즉 〈辨太陽病脉證幷治上〉 ~ 〈辨發汗吐下後病脉證幷治〉.
▶《금궤요략》全編에서 〈雜療方〉이하 3편(雜療方, 禽獸魚蟲禁忌幷治, 果實菜穀禁忌幷治)을 제외한 부분, 즉 〈藏府經絡先後病脉證〉 ~ 〈婦人雜病脉證幷治〉.

위의 저본 중 明나라의 趙開美本《상한론》은 國立公文書館 內閣文庫가 소장한 明萬曆27년 趙開美刊《중경전서》의 내용 중 제1~4책의《상한론》을 영인한 것이다. 元의鄧珍本《금궤요략》은 北京大學圖書館 소장 元刻《新編金匱方論》을 영인한 것이다.

■ 〈잡료방〉 이하 3편을 제외한 이유

종전부터 지적받아온 것처럼 〈잡료방〉이하 3편은 다른 편과는 문체가 명확하게 다르고, 원래《상한론》《금궤요략》의 본문과는 다른 내용이었지만 나중에 합쳐진 것으로 생각된다. 예를 들어,《상한론》《금궤요략》이 편찬된 漢代에 '陳皮'라는 명칭은 존재하지 않았지만 〈잡료방〉의 처방 중에는 陳皮가 배합되어 있다. 이 책에서는 〈잡료방〉이하의 3편이 후세에 첨가된 문장이라 판단하여《금궤요략》全編에서 이것을 제외하는 것으로 고증했다.

약물의 가짓수에 대하여

모두 169종의 약물이 있다. 이 가운데《상한론》에 수재된 약물의 총수는 91가지이고,《금궤요략》에 수재된 약물의 총수는 154가지이며, 두 서적에 중복되어 수재된 약물의 가짓수는 76개이다.

예전부터《상한론》《금궤요략》에 수재된 약물의 가짓수는 셈하는 방법에 따라 차이가 있었다.

이 책에서는 다음과 같이 결정했다.

1️⃣ 《상한론》《금궤요략》(앞의 저본에 대하여 참조)의 모든 처방에 기재된 모든 약물에서부터 추출했다.

또 이 책에서는 가미방에 기재된 약물 및 《상한론》《금궤요략》에서 복용시에 보조약물로 사용하는 약물도 채택했다. 다음의 4종의 약물이 여기에 해당한다.

▷가미방 중에 기재되어 있는 약물: 柏實, 蘽花

▷복용보조약: 水類, 熱粥

2️⃣ 다음의 것들은 동일 약물로 간주했다.

1) 黃蘗 · 蘗皮 · 黃栢, 2) 艾葉 · 艾, 3)葛根 · 生葛, 4)瓜子 · 瓜瓣, 5) 瓜蒂 · 苽蒂, 6)栝樓根 · 括蔞根, 7)栝樓實 · 括蔞實 · 括蔞, 8)乾姜 · 乾薑, 9)苦酒 · 醋, 10)桂枝 · 桂 · 桂心, 11)香豉 · 豉, 12)粳米 · 米, 13)梔子 · 肥梔子, 14)薯蕷 · 署蕷 · 署預, 15)芍藥 · 白芍藥, 16)生姜 · 生薑 · 姜, 17)生地黃 · 乾地黃, 18)消石 · 赤消, 19)蜀椒 · 川椒, 20)葱白 · 葱, 21)代赭石 · 代赭, 22)大棗 · 棗 · 棗肉 · 大肥棗 · 肥大棗 · 棗膏, 23)大麥粥汁 · 麥粥, 24)竹茹 · 生竹茹, 25)猪膚 · 猪脂, 26)猪膽汁 · 大猪膽, 27)葶藶子 · 葶藶, 28)熱粥 · 熱稀粥 · 糜粥 · 粥, 29)柏實 · 栢實, 30)芒硝 · 芒消, 31)防風 · 防丰, 32)牡丹皮 · 牡丹, 33)麻子仁 · 麻仁, 34)蜜 · 白蜜 · 食蜜 · 煉蜜, 35)射干 · 烏扇, 36)狼牙 · 生狼牙

3️⃣ 다음의 약물들은 여러 설이 있지만 한 약물로 계산했다.

▷戎鹽과 鹽: 기원이 서로 다르다는 설도 있지만 명확하지 않기 때문이다.

▷粉類(粉 · 白粉): 米粉과 鉛粉의 두 종류의 약물을 달리 사용했다는 설이 있지만 명확하지 않기 때문이다.

▷防己와 木防己: 唐代 이후 기원에 대한 의논은 있었지만 《상한론》《금궤요략》 당시에는 두 종류였는지 아닌지가 명확하지 않기 때문이다.

4️⃣ 다음의 약물은 〈~類〉라고 하여 여러 약물을 통합하여 한 가지 약물로 계산했다.

▷酒類(酒 · 淸酒 · 白酒 · 美淸酒).

▷水類(水 · 甘爛水 · 沸湯 · 熱湯 · 煖水 · 白飮 · 潦水 · 麻沸湯 · 淸漿水 · 漿水 · 醋漿水 · 泉水 · 井花水 · 東流水).

▷附子類(附子 · 烏頭 · 川烏 · 天雄).

또한 附子類에 포함한 각 약물은 修治法 · 부위 · 용법 등이 다르지만 전체를 한 종류로 보았다.

5️⃣ 生薑과 乾薑은 기원식물은 동일하지만 용법이 다르기 때문에 다른 생약으로 계산

18

했다.

처방수에 대하여

전체 268개의 처방을 모두 수록했다. 이 가운데《상한론》에 수재된 처방의 총수는 112개이고,《금궤요략》에 수재된 처방 총수는 198개이며, 두 서적에 중복된 처방수는 42개다.

예전부터《상한론》《금궤요략》에 수재된 처방의 총수는 계산하는 방식에 따라 차이가 난다.

이 책에서는 다음의 방법에 의해 결정했다.

1 《상한론》《금궤요략》(앞의 저본에 대하여 참조)에 수재된 전 처방을 조사 · 검토했다.
2 배합약물만 기재되어 있고 처방명이 기재되지 않은 것(《상한론》의 '雄黃熏之',《금궤요략》의 '大猪膽汁 1枚 醋'), 및 처방명만 기재되어 있고 배합약물이 기재되지 않은 것(《상한론》의 禹餘粮丸,《금궤요략》의 黃連粉, 膠薑湯, 杏子湯, 葶藶丸, 附子湯, 藜蘆甘草湯)들은 총수에서 제외했다.
3 越婢加朮湯이나 千金方越婢加朮湯과 같이 처방명에 붙은 출전의 기재가 있는 것에 대해서는 배합약물이 동일하거나 혹은 거의 일치하는 경우 동일한 처방으로 간주했다(상세한 것은 권말의 〈처방일람〉을 참조).
4 다음의 처방은 처방명이 다르기는 하지만 배합약물 · 분량 · 제제방 · 복용법 등이 거의 일치하기 때문에 동일 처방으로 간주하고 처방명을 통일하도록 했다. 각 처방의 첫머리에 나오는 처방명을 채택하고 있다(상세한 것은 권말의 〈처방일람〉을 참조).
1)一物苽蔕湯 · 苽蔕湯, 2)烏頭桂枝湯 · 抵當烏頭桂枝湯, 3)烏頭煎 · 大烏頭煎, 4)黃芪芍藥桂枝苦酒湯 · 芪芍桂酒湯, 5)甘草乾薑茯苓白朮湯 · 甘薑苓朮湯, 6)芎歸膠艾湯 · 膠艾湯, 7)去桂加白朮湯 · 白朮附子湯, 8)桂枝湯 · 陽旦湯, 9)桂枝加龍骨牡蠣湯 · 桂枝龍骨牡蠣湯, 10)桂枝去芍藥加蜀漆牡蠣龍骨救逆湯 · 桂枝去芍藥加蜀漆牡蠣龍骨救逆湯 · 桂枝救逆湯, 11)桂枝去芍藥加麻黃細辛附子湯 · 桂枝去芍加麻辛附子湯, 12)桂枝生薑枳實湯 · 桂薑枳實湯, 13)桂苓五味甘草湯 · 茯苓桂枝五味子甘草湯, 14)吳茱萸湯 · 茱萸湯, 15)柴胡桂枝乾薑湯 · 柴胡桂薑湯, 16)炙甘草湯 · 復脈湯, 17)赤石脂丸 · 烏頭赤石脂丸, 18)小陷胸湯 ·

19

三物小陷胸湯, 19)小半夏加茯苓湯 · 半夏加茯苓湯 · 小半夏茯苓湯, 20)赤豆當歸散 · 赤小豆當歸散, 21)旋復花湯 · 旋覆花湯, 22)猪膏髮煎 · 膏髮煎, 23)葶藶大棗瀉肺湯 · 亭歷大棗瀉肺湯, 24)當歸貝母苦參丸 · 歸母苦參丸, 25)白散 · 三物小白散 · 外臺桔梗白散, 26)白通加猪膽汁湯 · 白通加猪膽湯, 27)八味腎氣丸 · 腎氣丸 · 崔氏八味丸, 28)白虎加人蔘湯 · 白虎人蔘湯, 29)茯苓桂枝白朮甘草湯 · 苓桂朮甘湯, 30)防己椒目葶藶大黃丸 · 己椒藶黃丸, 31)麻黃杏仁甘草石膏湯 · 麻黃杏子甘草石膏湯, 32)蜜煎 · 蜜煎導, 33)木防己湯去石膏加茯苓芒硝湯 · 木防己加茯苓芒硝湯, 34)薏苡附子散 · 薏苡仁附子散, 35)苓甘五味薑辛湯 · 桂苓五味甘草湯去桂加乾薑細辛.

⑤ 《상한론》에 수재된 黃芩湯과, 《금궤요략》에 수재된 外臺黃芩湯(출전《外臺秘要》)은 약미가 서로 다르기 때문에 다른 처방으로 간주했다.

⑥ 배합약물은 일치하지만 분량이 많이 다르거나, 분량이 크게 다르지 않지만 제제방 등에 차이가 있으면 다른 처방으로 간주했다.

▷분량이 크게 다른 것: 厚朴三物湯과 厚朴大黃湯.

▷분량의 거의 같지만 제제방 · 복용법 · 용도에 차이를 보이는 것: 麻黃附子湯과 麻黃附子甘草湯, 去桂加白朮湯과 朮附子湯, 半夏瀉心湯과 甘草瀉心湯, 人蔘湯과 理中湯.

《상한론》《금궤요략》 수재처방수

	처방명 · 배합약물 모두 기재	배합약물만 기재되어 있고 처방명은 기재되지 않음	처방명만 기재되고 배합약물은 기재되지 않음
《상한론》	112처방	1처방**	1처방**
《금궤요략》	198처방	1처방**	6처방**
합 계	268처방*	2처방	7처방

*두 책에 중복 수록된 처방은 42처방임.
**앞의 처방수에 대하여 ②참조.

문자의 표기

《상한론》《금궤요략》의 저본에서 한자의 정자 및 간체자를 사용하고 있는 경우에는 기본적으로 정자체를 위주로 했다.

■ 약물명에 대하여

① 기본적으로《상한론》《금궤요략》에 기재된 명칭으로 약물명을 표시했다. 또 동

일한 약물인데《상한론》《금궤요략》에 복수의 약물명이 존재하는 경우(棗肉같이 약용 부위를 표시하는 것을 포함)는 그것을 열거하고 그 모두에 대하여《상한론》《금궤요략》의 어느 곳에 수재되어 있는지를 각각 傷 金의 마크를 사용하여 구별했다.

2 일부 현재 통용되고 있는 약물명이 독자들이 이해하기 용이하다고 생각되는 것은 그것을 모두에 표시했다. 다만 그 때에도《상한론》《금궤요략》의 약물명을 병기했다.

■ 한의학용어에 대하여

원전의 인용부분을 제외하고는 한의학용어를 가능한 한 현대어로 바꾸어 해설했다. 한의학용어를 사용한 경우는 그 용어에 대하여 권말에 〈용어해설〉을 두어 설명했다.

기　원

1 일본의 公定書(《第15改正日本藥局方》《局外生藥規格》)에 수재되어 있는 약물은 그것에 근거하여 기재했다. 다만《상한론》《금궤요략》시대의 基源과 명확하게 다르다고 판단되는 약물에 대해서는 정정했다(橘皮, 生薑, 乾薑).

2 公定書에 수재되어 있지 않은 생약에 관해서는 〈참고문헌〉을 바탕으로 기원을 고증했다.

3 일본과 중국에서 기원이 다른 약물에 대하여서는《중화인민공화국약전》(2005년판)을 바탕으로 중국에서의 기원을 부기했다.

異名 · 別名

이 책의 생약명과 引用文獻에서 生藥名이 다른 경우에는 異名 · 別名이라고 記載했다. 그 외에 필요하다고 생각되는 名稱에 대해서도 그 項에 記載했다.

성　분

〈참고문헌〉을 바탕으로 기재했다. 그 외에 생약학 · 식물학에 관련된 논문도 다수 참고했다.

인용문헌

1 《상한론》《금궤요략》과 비슷한 시기의 본초서로서《신농본초경》을, 일본 古方派의 문헌으로서《중교약징》·《약징속편》·《기혈수약징》을 현재 중의학의 문헌으로서《중의학강의》를 선정하고 각각에 대하여 해당 약물의 효능주치가 기재된

경우 모두 수재했다.

2 《신농본초경》에 해당 약물의 효능과 주치가 기재되지 않은 경우 및 그 외에 필요하다고 생각되는 경우에는《명의별록》의 기술을 수재했다.《신농본초경》및《명의별록》에 해당 약물의 효능과 주치가 기재되지 않은 경우에는《중수정화경사증류비용본초》의 기술을 수재했다.

3 《중교약징》·《약징속편》·《기혈수약징》에 해당 약물의 효능과 주치가 기재되지 않은 경우, 그 외에 필요하다고 생각되는 경우에는《약능방법변》에 기록된 것을 수재했다.

4 필요에 따라 그 외 문헌의 기술을 수재한 것도 있다.

性　　味

性味라는 것은 약물의 성질(寒·凉·平·溫·熱)과 맛(酸·苦·甘·辛·鹹)을 가리키는 것이다.《중약대사전》을 바탕으로 역대 본초서 및 현대 중약학의 서적을 참고하여 검토하고 기재했다.

현대의 효능주치

현대의 해당 약물의 효능과 주치는《중약대사전》을 바탕으로 역대 본초서 및 현대 중약학 서적을 참고하고 검토하여 기재했다.

《상한론》《금궤요략》의 운용법

◆效能主治◆

《상한론》《금궤요략》의 모든 조문을 비교하고 역대 본초서를 참고·검토한 것을 더하여 고증했다.

◆대표적인 配合應用과 처방◆

《상한론》《금궤요략》의 대표적인 배합응용을 도표로 기재했다. 또 조합되는 상대편 약물의 약효도 나타내고, 모두 모아서 그 배합을 가진 처방의 처방명을 기재했다.

配合處方:

I 《상한론》《금궤요략》(저본에 대하여 참조)에 수재된 모든 처방으로부터 해당 약물이 배합되어 있는 처방을 모두 열거했다.

② 처방명만 기재되고 배합약물의 기재가 없는 것 및 배합약물만 기재되어 있고 처방명의 기재가 없는 것은 배합처방의 항에서 취급했다(처방수에 대하여 ②참조).

③ 처방명에 출전명이 붙어있는 것(千金方越婢加朮湯의《千金方》등)에 대하여는 기본적으로 출전의 이름을 제외하고 기재했다.

※ 예외: 外臺黃芩湯(《상한론》에 수재된 黃芩湯과 구별하기 위해《金匱要略》에 수재된 外臺黃芩湯은 출전명을 붙인 채로 기재).

④ 《상한론》《금궤요략》의 처방명과 현재 통용되는 이름이 다른 처방은《상한론》《금궤요략》의 처방명 뒤에 괄호를 하고 통용명을 병기했다.

⑤ 동일한 처방 및 별도의 처방에 대해서는 다음을 참조(처방수에 대하여 ④ ⑤ ⑥).

⑥ 柏實과 蓂花는《상한론》《금궤요략》에는 처방 약미가 기재되지 않고 가미방 중에만 기재되어 있지만, 이 책에서는 배합처방의 항에 다음과 같이 기재했다.
柏實: 竹皮大丸(가미방중), 蓂花: 小靑龍湯(가미방중).

※ 注 한 종류로 묶어서 粉類, 水類의 항목에 속하는 약물 및 赤石脂의 항목에 포함되어 기술된 白石脂에 대하여는 白자를 빼고 부제목을 달아서 개별적으로 해설을 첨가했다. 또, 附子類의 항목은 특별히 중요한 炮附子와 生附子에 대하여 항목을 만들고 상세하게 서술했다.

傷寒·金匱藥物事典

發汗發表藥 발한발표약

발한발표약은 발한시켜서 表部에 있는 邪氣를 제거하는 약물을 말한다. 발한약이나 발표약 또는 發汗解表藥이라고 표기된 것도 있으나 모두 같은 의미이다. 《상한론》《금궤요략》에서 발한시키는 처방에는 주로 太陽病에 사용되는 것으로 桂枝湯, 桂枝加葛根湯, 葛根湯, 麻黃湯, 小靑龍湯, 大靑龍湯이 있고, 또 桂枝湯과 麻黃湯을 합방한 桂枝麻黃各半湯(桂麻各半湯), 桂枝二麻黃一湯이 있다. 少陰病에는 麻黃細辛附子湯과 麻黃附子甘草湯 등을 쓴다. 이러한 발한처방을 구성하는 발한약은 麻黃, 桂枝, 葛根, 生薑이지만 主藥은 마황과 계지이고 다른 약물은 발한작용을 보조하는 형태다. 특히 陰病으로 양기부족한 경우에는 溫補作用이 강한 附子와 細辛 등으로 보충하게 된다. 또 表實證이 심하여 고열이 있는 경우에는 大靑龍湯과 같이 淸熱藥인 石膏를 배합하여 해열작용을 보충하고 있다. 그 외에 발한작용은 조금 약하지만 升麻, 防風, 獨活, 菊花가 있다. 또 이러한 發汗藥 이외에도 《상한론》《금궤요략》에는 香豉, 蘇葉 등 발한작용을 하는 약물이 등장하고 있으나 《상한론》《금궤요략》에서는 이러한 것들을 發汗藥으로는 사용하지 않는다.

麻黃 마황 傷金

기 원 麻黃科 *Ephedra sinica* Stapf, *E. intermedia* Schrenk et C. A. Meyer 또는 *E. equisetina* Bunge의 地上部 줄기.

異名·別名 淨麻黃, 蜜炙麻黃, 草麻黃, 木賊麻黃, 中麻黃

성 분 Alkaloid(*l*−ephedrine, *d*−pseudoephedrine), Flavonoid, Tannin 등

인용문헌 **神農本草經**: 중풍, 상한, 두통, 溫瘧을 主한다. 發表汗出하며 邪熱의 氣를 없애고 咳逆上氣를 멈추며, 寒熱을 제거하고, 癥堅積聚를 없앤다.

重校藥徵: 喘咳水氣를 主治한다. 따라서 一身黃腫, 惡風, 惡寒, 無汗을 치료하고 두통, 發熱 身疼, 골절통을 兼治한다.

氣血水藥徵: 表에 瘀水가 있는 것을 치료한다.

性 味 辛苦, 溫.

27

현대의 효능주치	發汗시켜 感冒를 治療하고 止咳·止喘하고, 濕을 제거해서 筋肉關節痛을 치료하고, 이뇨시켜 부종을 제거한다. 발열·오한·관절통을 동반하는 感冒에 無汗한 것, 두통, 비염, R.A., 신경통, 해수, 천식, 부종, 수종, 풍진 등을 치료한다.
附　記	최근 미국에서 麻黃이 다이어트 보조식품으로 사용되었다. 그러나 지식부족에 의해 대량으로 복용한 결과 ephedrine 중독증상을 일으키는 심각한 사고가 일어나서 현재는 영양보조식품으로서의 판매가 금지되었다. 일본에서도 역시 오래 전부터 마황을 식품으로 사용하는 것이 금지되어 있다.

《상한론》《금궤요략》의 운용법

◆效能主治◆

《상한론》《금궤요략》 중에는 가장 강한 발한작용이 있어서 發汗發表하고 實證의 감기와 급성 熱性病 초기에 사용한다. 또 鎭咳作用이 강력하고 특히 表證의 鎭咳祛痰作用이 우수하다. 또 利水·祛濕藥과 배합해서 實證의 관절근육의 염증 및 통증을 치료하고 수종·부종을 제거한다.

①發汗發表作用——太陽病의 기본 치료법으로 桂枝와 함께 그 중심이 된다.

②鎭咳祛痰作用——해수, 천식 등의 病證에 쓰는 경우와 기타 鎭咳祛痰作用을 하는 생약과 배합하면 상승적인 鎭咳祛痰作用을 한다.

③祛風濕鎭痛作用——풍사와 습사가 원인이 되는 신경통, RA, 관절염 등에 쓴다.《상한론》《금궤요략》에서는 풍사에 대해서는 발한법을 사용하고, 습사에 대해서는 發汗藥 + 利水·祛濕藥을 같이 쓰는 것을 원칙으로 하고 있다.

◆대표적인 配合應用과 처방◆

마 황		發汗解表作用
	+ 桂枝 (發汗發表) → 麻黃湯, 葛根湯, 小靑龍湯, 大靑龍湯, 桂枝二越婢一湯	
	발한작용이 강하여 感冒를 치료.《상한론》에서 發汗法의 기본배합.	
	+ 炮附子 (補陽) → 麻黃細辛附子湯, 麻黃附子甘草湯	
	少陰病의 直中少陰한 感冒에 사용하고, 補陽發表劑의 역할을 한다. 陽證에도 오한이 강할 때, 또는 冷感이 강한 신경통, R.A., 관절염, 요통 등에도 응용할 수 있다.	

| 마 황 | + | **감초** (補氣·發汗補助) | → 麻黃湯, 葛根湯, 小靑龍湯, 大靑龍湯, 桂枝二越婢一湯 |

正氣를 도와서 마황의 발한작용에 의한 정기의 손상을 막아줌. 진통작용과 鎭咳祛痰作用을 증강시킨다.

鎭咳祛痰作用

| | + | **杏仁** (鎭咳) | → 麻黃杏仁甘草石膏湯, 麻黃湯, 大靑龍湯, 厚朴麻黃湯 |

陽證의 鎭咳祛痰法의 기본배합. 열상이 강한 때에는 石膏를 加한다.

| | + | **石膏** (淸熱消炎) | → 麻黃杏仁甘草石膏湯 |

열성 질환에 의한 고열·열감·구갈·煩躁, 폐의 염증에 의한 咳嗽·呼吸促迫·喘咳를 치료한다.

| | + | **細辛** (溫補鎭咳) | → 麻黃細辛附子湯, 小靑龍湯, 射干麻黃湯, 厚朴麻黃湯 |

냉증과 오한을 동반하는 천식, 해수에 사용하는 기본배합

祛風濕鎭痛作用

| | + | **薏苡仁** (利水祛濕) 또는 **白朮** (利水祛濕) | → 麻黃杏仁薏苡甘草湯*, 麻黃加朮湯**, 越婢加朮湯** |

實證의 수종·부종·관절수종, 濕邪가 원인인 신경통·R.A.·관절염 등에 사용한다. 發汗藥+利水去濕藥의 배합이다.

| | + | **石膏** (淸熱消炎) | → 越婢加朮湯 |

근육·관절의 소염진통을 꾀한다.

*은 薏苡仁, **는 白朮을 사용하는 처방임.

配合處方: 烏頭湯, 越婢加朮湯, 越婢加半夏湯, 越婢湯, 葛根加半夏湯, 葛根湯, 甘草麻黃湯, 桂枝去芍藥加麻黃細辛附子湯, 桂枝芍藥知母湯(계작지모탕), 桂枝二越婢一湯, 桂枝二麻黃一湯, 桂枝麻黃各半湯(계마각반탕), 厚朴麻黃湯, 三黃湯, 小靑龍加石膏湯, 小靑龍湯, 續命湯, 大靑龍湯, 半夏麻黃丸, 文蛤湯, 牡蠣湯, 麻黃加朮湯, 麻黃杏仁甘草石膏湯(마행감석탕), 麻黃杏仁薏苡甘草湯(마행의감탕), 麻黃細辛附子湯(마황부자세신탕), 麻黃醇酒湯, 麻黃升麻湯, 麻黃湯, 麻黃附子甘草湯, 麻黃附子湯, 麻黃連軺赤小豆湯, 射干麻黃湯, 이상 32처방.

桂枝 傷金　桂 金　桂心 傷

[기원] 樟科(녹나무科) *Cinnamomum cassia* Blume의 樹皮 또는 周皮의 일부를 제외한 것.

[異名·別名] 桂皮, 肉桂, 牡桂, 紫桂, 玉桂.

[성분] 精油, 카테킨류, Tannin 등

[인용문헌] **神農本草經:** 上氣咳逆, 結氣, 喉痺, 吐吸을 主하고, 관절을 부드럽게 하고, 補中益氣한다(牡桂 項에서 引用).

重校藥徵: 上衝을 主治한다. 분돈, 두통, 冒悸를 치료한다. 발열, 오풍, 自汗, 身體疼煩, 骨節疼痛, 생리불순을 兼治한다(桂枝 항에서 인용).

氣血水藥徵: 氣逆하여 올라가는 것을 치료한다.

中藥學講義: 發汗解肌, 溫經通陽.

[性味] 辛甘, 溫.

[현대의 효능주치] 發汗發表한다. 상충한 기를 아래로 끌어내리고, 온보해서 경맥의 흐름을 좋게 한다. 感冒에 의한 두부·견배부·사지·관절의 동통, 胸痺, 생리불순을 치료한다.

《상한론》《금궤요략》의 운용법

◆效能主治◆

桂枝는 여러 가지 작용을 한다. 가벼운 발한작용이 있어서 虛證의 감기에 발표약으로 사용된다. 麻黃과 같은 강한 발한약과 배합하면 實證의 감기에 발표약으로 쓸 수 있다. 또 降氣作用이 있어서 기가 상충하는 질환을 치료한다. 또 다른 약과 배합하여 驅瘀血作用과 진통작용을 한다.

①**發汗發表作用**——가벼운 발한작용이 있어서 虛證의 감기에 사용된다. 발한법의 중심약물이다.

②**治筋肉關節痛作用**——감기와 같은 熱性病에 동반하는 관절통과 근육통을 치료한다. 마황을 중심으로 한 발한약을 배합해서 대응하지만, 溫邪와 水滯 또는 陰病이 되어 한사가 강하게 된 경우에는 발한약을 기본으로 하고 白朮과 薏苡仁 등의 이뇨약을 첨가하거나 附子 등의 온보진통약을 첨가하여 대응한다.

③**行氣治胸痺作用**——상초와 하초의 기의 균형이 깨져서 상초는 陽虛 상태가 되고 흉부에서 心下部에 걸쳐 氣結되어 아픈 것을 胸痺라고 한다. 이 흉부의 氣結을 치료한다.

④**降氣精神安定作用**——상충된 기를 내리고, 정신안정을 가져온다.

⑤**驅瘀血作用**——계지는 단독으로 驅瘀血作用을 발휘하는 경우는 많지 않지만, 桃仁, 牡丹

皮, 芍藥, 土瓜根, 水蛭, 䗪蟲, 蟅蟲 등과 배합하면 驅瘀血作用과 降氣作用을 동시에 하게 된다.

⑥治腹痛虛勞作用——강장해서 자한을 치료한다.

⑦水滯導引作用——이수약에 배합하면 水滯를 잘 치료한다.

◆대표적인 배합응용과 처방◆

계지

發汗解表作用

＋ **마황**(發汗發表) → **麻黃湯, 葛根湯**

실증인 병증으로 강한 발한발표작용을 기대하는 경우에 사용한다. 《상한론》에서 발한법의 기본배합

＋ **생강**(發汗發表) → **桂枝湯**

虛證의 病證으로 가벼운 발한발표작용을 기대하는 경우에 사용한다.

治筋肉關節痛作用

＋ **마황**(發汗止痛) ＋ **백출**(利水) → **麻黃加朮湯**

발한약이 강할수록 이수약을 점가하면 利濕鎭痛作用이 강하게 되기 때문에 이 배합을 쓰는 것이 많다.

＋ **炮附子**(溫補止痛) → **桂枝加附子湯, 桂枝附子湯**

陰病에 빠진 때나, 한사의 침습에 의해 양기부족이 된 경우에 사지가 경련하거나 아플 때 사용한다.

＋ **石膏**(淸熱) → **白虎加桂枝湯, 大靑龍湯**

진액부족으로 발열동통이 있는 경우나, 발한만으로는 해열이 안 되는 경우에 사용한다. 후자의 경우는 마황을 가하는 것이 많고 전자에는 가하지 않는다.

行氣治胸痺作用

＋ **枳實**(行氣緊張緩和) → **枳實薤白桂枝湯**

胸痺를 치료하는 主藥은 栝樓實과 薤白이지만, 이 배합은 보조작용으로 기의 긴장을 풀어주고 기가 상충하는 것을 내려주는 작용을 한다. 氣逆에 의한 흉부의 결림, 心懸痛에 효과가 있다.

防己
(利水) → **木防己湯**

흉부의 水滯를 하초로 끌어내리고 利水시킨다.

降氣精神安定作用

감초
(精神安定) → **桂枝去芍藥湯, 桂枝加桂湯**

降氣精神安定作用의 가장 基本的인 配合.

龍骨
(降氣精神安定) + **牡蠣**
(降氣精神安定) → **桂枝甘草龍骨牡蠣湯, 柴胡加龍骨牡蠣湯, 桂枝加龍骨牡蠣湯**

기의 상충이나 부조화에 의해 일어나는 煩躁 · 動悸 · 不眠을 치료한다.

茯苓
(精神安定) → **茯苓桂枝甘草大棗湯, 茯苓桂枝白朮甘草湯**

기의 상충에 동반하여 발생하는 어지럼증 · 복부의 動悸 · 두통 · 불안감을 치료한다.

大棗
(補氣精神安定) → **桂枝去芍藥湯, 茯苓桂枝甘草大棗湯**

降氣作用을 한다.

驅瘀血作用

桃仁
(驅瘀血) → **桂枝茯苓丸, 桃核承氣湯**

어혈에 의해 생기는 냉증 · 생리불순 · 생리통 · 血行不順을 치료한다. 驅瘀血을 목표로 하는 경우 변비를 동시에 치료한다. 이 경우에는 대황을 가미한다.

治腹痛虚勞作用

芍藥
(緊張緩和强壯) → **小建中湯**

복통과 虚勞를 치료한다.

계지

+ 黃芪 (强壯) → **黃芪建中湯, 黃芪芍藥桂枝苦酒湯**

表水를 이동시키고, 도한과 발한과다 및 虛勞를 치료한다.

水滯導引作用

+ 利水藥 → **五苓散, 茯苓甘草湯, 防己茯苓湯**

水滯를 잘 처리함.

配合處方: 茵蔯五苓散, 烏頭桂枝湯, 烏梅丸, 溫經湯, 黃芪桂枝五物湯, 黃芪建中湯, 黃芪芍藥桂枝苦酒湯, 外臺黃芩湯, 黃連湯, 葛根加半夏湯, 葛根湯, 栝樓桂枝湯, 甘草附子湯, 枳實薤白桂枝湯, 桂枝加黃芪湯, 桂枝加葛根湯, 桂枝加桂湯, 桂枝加厚朴杏子湯, 桂枝加芍藥生薑各一兩人蔘三兩新加湯, 桂枝加芍藥湯, 桂枝加大黃湯(계지가작약대황탕), 桂枝加附子湯, 桂枝加龍骨牡蠣湯, 桂枝甘草湯, 桂枝甘草龍骨牡蠣湯, 桂枝去芍藥加蜀漆牡蠣龍骨救逆湯, 桂枝去芍藥加皂莢湯, 桂枝去芍藥加附子湯, 桂枝去芍藥加麻黃細辛附子湯, 桂枝去芍藥湯, 桂枝芍藥知母湯(계작지모탕), 桂枝生薑枳實湯, 桂枝湯, 桂枝二越婢一湯, 桂枝二麻黃一湯, 桂枝人蔘湯, 桂枝茯苓丸, 桂枝附子湯, 桂枝麻黃各半湯(계마가반탕), 桂苓五味甘草湯, 侯氏黑散, 厚朴七物湯, 五苓散, 柴胡加龍骨牡蠣湯, 柴胡桂枝乾薑湯, 柴胡桂枝湯, 炙甘草湯, 小建中湯, 小靑龍加石膏湯, 小靑龍湯, 薯蕷丸, 續命湯, 大靑龍湯, 澤漆湯, 竹皮大丸, 竹葉湯, 蜘蛛散, 天雄散, 桃核承氣湯, 當歸四逆加吳茱萸生薑湯, 當歸四逆湯, 土瓜根散, 內補當歸建中湯(당귀건중탕), 八味腎氣丸(팔미지황환), 半夏散及湯, 白虎加桂枝湯, 風引湯, 茯苓甘草湯, 茯苓桂枝甘草大棗湯(영계감조탕), 茯苓桂枝白朮甘草湯(영계출감탕), 茯苓澤瀉湯, 鼈甲煎丸, 防己地黃湯, 防己茯苓湯, 麻黃加朮湯, 麻黃升麻湯, 麻黃湯, 木防己湯, 木防己湯去石膏加茯苓芒消湯. 이상 79처방.

防風㊎ 防丰㊎
(방풍) (방풍)

기 원 산형(미나리)科 *Saposhnikovia divaricata* Schischkin의 뿌리 및 根莖.

異名·別名 宇田防風, 種防風, 筆防風, 眞防風, 唐防風.

성 분 coumarin 유도체 등.

인용문헌 **神農本草經:** 大風, 頭眩痛, 오풍, 風邪目盲無所見, 風行周身, 骨節疼痺를 主한다.

藥能方法辨: 祛風勝濕의 要藥. 상부의 血症, 상초의 風邪, 目赤, 瘡瘍, 두통,

目眩, 척통, 項强, 周身盡痛을 치료함. 태양경의 主藥이 되고 효능이 갈근과 비슷하나 구별이 있다. 방법에 따라 상세한 것을 알아야 한다.

中藥學講義: 祛風勝濕

性 味 辛甘, 溫

현대의 효능주치 발한시켜 風邪를 없애고 除濕止痛한다. 感冒, 두통, 眩暈, 項强, 風寒濕痺, 관절동통, 사지인통 · 경련, 파상풍을 치료한다.

《상한론》《금궤요략》의 운용법

◆效能主治◆

발한시켜서 風邪를 제거하고 또 利水藥과 배합하여 체표의 濕을 제거하여 근육 · 관절의 통증 및 두통에 진통작용이 있다.

①**發汗發表作用**——風邪 등의 外感病의 두통과 관절통, 근육통을 치료한다. 대부분은 防風 +桂枝+生薑의 배합을 사용하고 있고, 發汗發表力은 桂枝+生薑과 桂枝+麻黃의 중간정도이다.

②**利濕鎭痛作用**——발한약인 防風에 白朮 등의 이뇨약을 배합해서 관절통과 근육통을 치료한다.

◆대표적인 배합응용과 처방◆

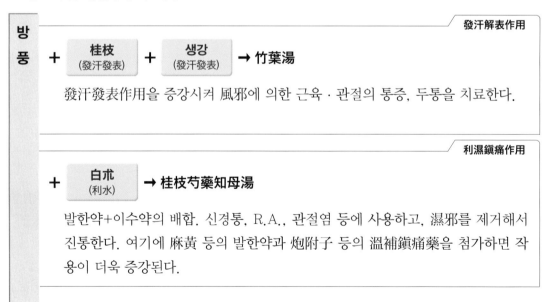

發汗解表作用

방풍 + 桂枝 (發汗發表) + 생강 (發汗發表) → 竹葉湯

發汗發表作用을 증강시켜 風邪에 의한 근육 · 관절의 통증, 두통을 치료한다.

利濕鎭痛作用

+ 白朮 (利水) → 桂枝芍藥知母湯

발한약+이수약의 배합. 신경통, R.A., 관절염 등에 사용하고, 濕邪를 제거해서 진통한다. 여기에 麻黃 등의 발한약과 炮附子 등의 溫補鎭痛藥을 첨가하면 작용이 더욱 증강된다.

配合處方: 桂枝芍藥知母湯(계작지모탕), 侯氏黑散, 薯蕷丸, 竹葉湯, 防己地黃湯. 이상 5처방.

升麻 ^{승 마}傷金

| 기   원 | 미나리아재비科 ①*Cimicifuga simplex* Wormskjord, ②*C.* dahurica(Trucz.) Maximmowicz, ③*C. foetida* Linne 또는 ④*C. heracleifolia* Komarov의 根莖. 중국에서는 ②③④가 기원식물이다. |

異名·別名 關升麻, 北升麻, 西升麻, 鷄骨升麻, 鬼瞼升麻, 綠升麻, 周升麻

성   분 triterpenoids(cimigenol, methylcimigenol) 및 그 배당체 등.

인용문헌 **神農本草經:** 解百毒하고 殺百精老物殃鬼하며, 溫疫, 瘴氣, 邪氣, 충독을 막는다.

藥能方法辨: 能散氣하고 發毒鬱한다. 더불어 時行邪氣, 溫疫, 吐膿, 寒熱下利, 久泄, 風腫, 赤眼, 口瘡, 斑疹, 諸惡瘡, 옹저, 諸失血 등을 치료하고 두창, 마진을 發越한다.

中藥學講義: 發表透疹, 해독, 昇陽擧陷

성   미 甘辛微苦, 凉.

현대의 효능주치 升提作用, 발한작용, 透疹을 용이하게 하고 해독한다. 급성 전염병, 두통발열, 喉痛, 口瘡, 斑疹不透, 熱感이 있는 화농성 腫脹, 복부의 氣虛에 의한 下痢持續, 탈항, 帶下持續, 자궁하수를 치료한다.

《상한론》·《금궤요략》의 운용법

◆效能主治◆
發表解熱하고 인후통, 斑疹을 치료한다.

참고: 升麻의 升提作用은 金元時代 이후로 등장한다.

◆대표적인 배합응용과 처방◆

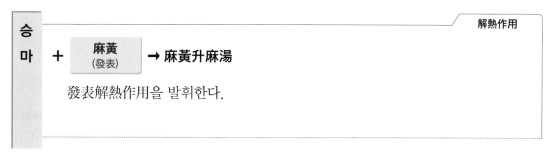

解熱作用

승마 + 麻黃 (發表) → 麻黃升麻湯

發表解熱作用을 발휘한다.

승마	+	鱉甲 (補津淸熱)	→ 升麻鱉甲湯, 升麻鱉甲湯去雄黃蜀椒

淸熱하고 斑疹, 인후통을 치료한다.

配合處方: 升麻鱉甲湯, 升麻鱉甲湯去雄黃蜀椒, 麻黃升麻湯. 이상 3처방

葛根 ⑱⑭ 生葛 ⑭

기　　원	콩科 칡 *Pueraria lobata* Ohwi의 周皮를 제거한 根.
異名·別名	板葛根, 角葛根, 甘葛
성　　분	전분, isoflavonoid 배당체(puerarin), isoflavonilds, triterpenoid saponin 등
인용문헌	**神農本草經:** 消渴, 身大熱, 구토, 諸痺症을 치료하고, 起陰氣, 解諸毒한다.

重校藥徵: 項背强急을 치료하고, 喘咳汗出을 兼治한다.

氣血水藥徵: 혈기를 막아서 상부에 凝滯되는 것을 치료한다.

中藥學講義: 升陽發表, 解肌透疹, 生津止渴

性　　味	甘辛, 平
현대의 효능주치	본품은 辛涼發表藥類에 속하고 輕度의 발한작용이 있으며, 透疹이 불충분한 상태에 사용하여 透疹을 촉진하고, 하리를 멈추며, 除煩하여 口渴을 멈춘다. 感冒로 두통, 項强이 있거나 煩熱로 口渴을 동반하는 것, 하리, 斑疹不透, 고혈압, 협심증, 난청 등을 치료한다.

《상한론》《금궤요략》의 운용법

◆效能主治◆
발한발표해서 두통, 項背强을 치료한다. 또 발한발표해서 하리를 치료한다.

①**發汗治頭項痛作用**──發汗作用이 아주 강한 것은 아니지만 두통, 肩痛을 치료하는 작용은 우수하다.

②**止瀉作用**──단독으로는 그렇게 강하지 않지만 다른 健胃止瀉藥인 黃連, 黃芩 및 발한약인 麻黃 등과 배합하면 현저해진다.

◆대표적인 배합응용과 처방◆

發汗治頭項痛作用

+ 桂枝
(發表) → **桂枝加葛根湯**

寒邪에 의한 項背 및 肩背部의 근육강직과 통증을 없애고 가벼운 발표작용을 兼한다.

+ 麻黃
(發汗發表) → **葛根湯**

발한을 촉진하고, 두통, 項背強直을 동반하는 感冒를 치료한다.

止瀉作用

+ 麻黃
(發汗發表) → **葛根湯**

체내의 수분을 발한되도록 유도하여 腸中의 수분균형을 이루고 하리를 치료한다.

+ 黃連
(淸熱止瀉) → **葛根黃芩黃連湯**

발표작용으로 체내의 수분균형을 이루고 黃連의 止瀉作用을 보조로 하여 하리를 치료한다. 여기에 健胃止瀉藥인 黃芩을 가미하면 그 작용이 더욱 강화된다.

配合處方: 葛根黃芩黃連湯(葛根黃連黃芩湯), 葛根加半夏湯, 葛根湯, 桂枝加葛根湯, 竹葉湯, 奔豚湯. 이상6처방.

생 강   강
生薑 ㉑㉘㉒ **薑**㉒

기　　원 生薑科 生薑 *Zingiber officinale* Roscoe의 根莖. *비고참조

異名·別名 生薑汁

성　　분 精油(α−Zingiberene), 辛味성분 등

인용문헌 神農本草經: 胸滿, 해역상기를 主하고 溫中하며 지혈하고 汗出한다.

名醫別錄: 傷寒, 두통, 鼻塞, 해역상기를 主하고, 구토를 멈춘다.

重校藥徵: 結滯水毒을 主治한다. 아울러 乾嘔, 吐下, 궐랭, 煩躁, 복통, 흉통, 요통, 小便不利, 小便自利, 咳唾涎沫을 치료한다(乾薑 항에서 인용). 생강은

37

嘔逆을 主治하고 乾薑은 水結을 主治한다(乾薑互考 항에서 인용).

藥徵續編: 嘔逆을 主治한다. 아울러 乾嘔, 噫, 噦逆을 兼治한다.

中藥學講義: 發汗解表, 溫中止嘔, 溫肺止咳

性　　味 辛, 溫

현대의 효능주치 발한해서 한기를 제거하고, 止嘔하며, 祛痰한다. 感冒, 구토, 痰飮, 천해, 腹脹과 팽만감, 下痢를 치료한다. 半夏·天南星·魚蟹·鳥獸의 肉毒을 없앤다.

附　　記 眼充血과 치질에 생강을 다량 복용하면 환부의 충혈을 촉진시킬 수 있으므로 사용량에 주의한다.

《상한론》《금궤요략》의 운용법

◆效能主治◆

《상한론》《금궤요략》의 중심을 이루는 止嘔藥으로 대부분이 半夏와 함께 사용된다. 가벼운 발한작용이 있어서 發表補助藥으로 사용한다. 또, 溫補健胃作用이 있어서 위장기능을 조절한다. 또 모든 약을 해독하는 작용을 한다.

①止嘔作用——《상한론》《금궤요략》에서 止嘔作用의 기본이 되는 생약. 구토를 동반하는 거의 모든 질환에 사용한다. 이 작용이 우수하다.

②發汗作用——麻黃과 桂枝에 비하여 그 작용이 약하지만 發汗補助藥으로 배합된다.

③溫補健胃作用——위장을 따뜻하게 하고 기능을 조절한다. 통상 生薑+甘草+大棗의 배합으로 사용되는 것이 많다.

④諸藥의 解毒作用——半夏의 催吐成分인 3,4-dihydroxy henzaldehyde glycosides와 구순점막을 자극하는 물질인 수산화칼슘의 작용을 억제해서 복용을 쉽게 해 준다.

◆대표적인 배합응용과 처방◆

止嘔作用

생강 + 반하(止嘔) → **小半夏湯, 小半夏加茯苓湯, 半夏厚朴湯**

《상한론》에서 止嘔 목적으로 쓰이는 가장 기본적인 배합법.

+ 반하(止嘔) + 복령(利水) → **小半夏加茯苓湯, 半夏厚朴湯**

胃內停水가 있어서 구토하는 경우에 사용한다. 茯苓을 가하는 것으로 胃內停水를 제거하는 작용이 증강된다.

橘皮
(止嘔·止噦逆) → 橘皮湯, 橘皮竹茹湯

止嘔 · 止噦逆의 기본배합. 흉부의 水滯 혹은 氣滯가 있어서 逆氣를 동반하는 噦逆, 乾嘔, 手足厥冷을 치료한다.

吳茱萸
(祛寒) → 吳茱萸湯

陰病에서 止嘔하는 名方이다. 소음병을 중심으로 하는 陰病에 위내의 寒飮이 원인이 되어 일어나는 구토 · 두통 · 下痢에 사용한다.

發汗作用

계지
(發表) → 桂枝湯

表虛自汗에 대해 가벼운 발표작용이 있다.

溫補健胃作用

감초
(補氣健胃) + **大棗**
(補氣健胃) → 桂枝湯, 生薑瀉心湯

위장의 기능을 조절하고 補氣한다. 《상한론》《금궤요략》 중의 많은 처방에 溫補健胃劑로 배합된다.

人蔘
(溫補健胃) → 生薑瀉心湯

위장을 따뜻하게 하고 胃氣를 보하며 止嘔하고 식욕을 증진한다.

配合處方: 烏頭桂枝湯, 溫經湯, 越婢加朮湯, 越婢加半夏湯, 越婢湯, 黃芪桂枝五物湯, 黃芪建中湯, 黃芩加半夏生薑湯, 葛根加半夏湯, 葛根湯, 栝樓桂枝湯, 乾薑人蔘半夏丸, 橘枳薑湯, 橘皮竹茹湯, 橘皮湯, 去桂加白朮湯, 桂枝加黃芪湯, 桂枝加葛根湯, 桂枝加桂湯, 桂枝加厚朴杏子湯, 桂枝加芍藥生薑各一兩人蔘三兩新加湯, 桂枝加芍藥湯, 桂枝加大黃湯(계지가작약대황탕), 桂枝加附子湯, 桂枝加龍骨牡蠣湯, 桂枝去桂加茯苓白朮湯, 桂枝去芍藥加蜀漆牡蠣龍骨救逆湯, 桂枝去芍藥加皂莢湯, 桂枝去芍藥加附子湯, 桂枝去芍藥加麻黃細辛附子湯, 桂枝去芍藥湯, 桂枝芍藥知母湯(계작지모탕), 桂枝生薑枳實湯, 桂枝湯, 桂枝二越婢一湯, 桂枝二麻黃一湯, 桂枝附子湯, 桂枝麻黃各半湯(계마각반탕), 厚朴七物湯, 厚朴生薑半夏甘草人蔘湯, 吳茱萸湯, 柴胡加芒消湯, 柴胡加龍骨牡蠣湯, 柴胡去半夏加栝樓湯, 柴胡桂枝湯, 梔子生薑豉湯, 炙甘草湯, 朮附子湯, 生薑甘草湯, 生薑瀉心湯, 生薑半夏湯, 小建中湯, 小柴胡湯, 小半夏加茯苓湯, 小半夏湯, 眞武湯, 旋覆代

赭湯, 大柴胡湯, 大靑龍湯, 澤漆湯, 竹葉湯, 當歸四逆加吳茱萸生薑湯, 當歸生薑羊肉湯, 內補當歸建中湯(당귀건중탕), 排膿湯, 半夏厚朴湯, 茯苓飮, 茯苓甘草湯, 茯苓澤瀉湯, 文蛤湯, 防己黃芪湯, 奔豚湯, 麻黃連軺赤小豆湯, 射干麻黃湯. 이상 74처방.

◆비고◆

《상한론》《금궤요략》에서 말하는 '生薑'은 말리지 않은 생강의 根莖이고, '乾薑'은 현재 일본에서 유통되고 있는 '生薑(생강의 根莖을 건조한 것)'이다. 다만 수나라와 당나라 시대 이후에는 건조시킨 것 뿐 아니라 가열하여 修治한 것도 '乾薑'이라는 명칭으로 기재되어 있을 가능성도 있고, '乾薑'이라는 단어는 시대에 따라 상당히 혼란스럽게 사용된다고 생각하는 것이 좋다. 아울러 '乾薑'은 생강의 根莖을 삶은 후 건조한 것이고, 가열해서 修治한 것에 해당한다.

獨活 ⦗金⦘
(독활)

| 기 원 | 두릅나무科 모독활 *Angelica pubescens* Maximowicz 또는 그 외의 近緣植物의 뿌리. *비고참조 |

異名·別名 唐獨活, 獨活, 獨滑, 長生草.

성 분 Coumarin 유도체(angelol, angelicon, osthol), 精油, 脂肪油 등.

인용문헌 **神農本草經:** 風寒所擊의 金瘡, 止痛, 賁豚, 癎痓, 그리고 여자의 疝瘕 등을 主治한다.

藥能方法辨: 두통, 頭旋, 目眩, 痙癎濕痺, 관절동통을 치료한다. (중략) 溫散水血하고 和疼痛한다.

中藥學講義: 祛風, 勝濕, 止痛.

性 味 辛苦, 溫.

현대의 효능주치 感冒를 치료하고 除濕, 溫體, 散寒, 止痛한다. 風寒濕痺, 腰膝重痛, 手足痙攣痛, 만성 기관지염, 두통, 치통을 치료한다.

《상한론》《금궤요략》의 운용법

◆效能主治◆

발한을 촉진하고 除濕하며 근관절의 통증을 치료한다.

◆대표적인 배합응용과 처방◆

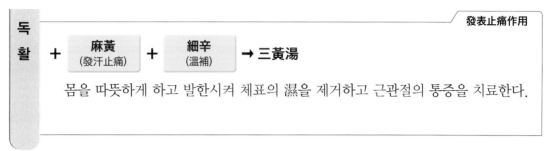

配合處方: 三黃湯. 이상 1처방.

◆비고◆

《상한론》《금궤요략》의 獨活은 唐獨活이라고 생각되지만 에도 시대 일본에는 唐獨活이 없었고, 오갈피科의 땅두릅 *Aralia cordata* Thunberg의 根莖으로 대용했기 때문에 일본산 獨活은 땅두릅이 되었다. 중국에서는 이 植物을 九眼獨活이라고 부른다. 현재 중국에서는 獨活로 모독활의 근연식물인 *Angelica pubescens* Maxim. f. *biserrata* Shan et Yuan을 사용하고 있지만, 일본의 局外生藥規格에서는 땅두릅을 獨活로, 모독활 및 그 近緣植物을 唐獨活로 인식하고 있다. 일본 시장에서는 이전에는 땅두릅의 유통량이 많았지만 현재는 唐獨活의 流通量이 증가하고 있다. 한방엑기스제는 제조사에 따라 다르지만 두 가지 모두 사용하고 있다.

菊花 (국화) 金

| 기　　원 | 국화科 ①菊花 *Chrysanthemum morifolium* Ramatulle 또는 ②野菊花 *C. indicum* Linne의 꽃. 중국에서는 ①이 기원식물이다. |

異名·別名 ①甘菊, 黃甘菊, 甘菊花, 杭菊花, ②野菊花

성　　분 精油, chrysanthemin, flavonoid 등.

인용문헌 **神農本草經:** 治諸風하는데, 頭眩 · 腫痛 · 目欲脫 · 淚出 · 皮膚死肌 · 惡風 · 濕痺를 치료한다.

藥能方法辨: 野菊花, (중략) 能上部頭目, 心胸의 水를 하강하고, 明目하고 瞖膜을 제거하고 利上竅하며 일체의 眼疾을 通治한다. 甘菊花는 除熱散風하고 養目血 祛瞖膜하고 頭目의 風熱, 眩暈, 濕痺, 遊風을 치료한다. 국화는 甘苦한데 베개로 쓰면 두통을 치료한다.

中藥學講義: 疎風除熱, 解疔毒, 養肝明目.

性　味 甘苦, 凉.

현대의 효능주치 除風邪하고 淸熱하며 明目하고 眼充血을 제거한다. 目痛, 두통, 眩暈, 흉부의 번민감, 疔瘡을 치료한다.

《상한론》《금궤요략》의 운용법

◆效能主治◆

外感風熱을 치료하고 頭痛, 眼痛 등의 炎症을 제거하고 痛症을 멎게 한다.

◆대표적인 배합응용과 처방◆

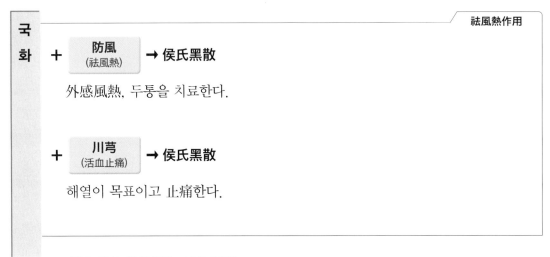

祛風熱作用

국화

+ **防風** (祛風熱) → **侯氏黑散**

外感風熱, 두통을 치료한다.

+ **川芎** (活血止痛) → **侯氏黑散**

해열이 목표이고 止痛한다.

配合處方: 侯氏黑散. 이상 1처방.

清熱藥 청열약

청열은 發汗藥으로 발한시켜 해열하는 것이 아니라, 한량한 성질을 가진 약물로 차갑게 하여 해열하는 것을 말한다. 청열약을 크게 구분하면 陽明病의 주요 방제인 白虎湯類의 主藥인 石膏, 知母와 少陽病의 주요 방제인 柴胡劑의 主藥인 柴胡가 있다. 그 외에 胃腸系를 중심으로 한 청열약에는 瀉心湯類의 主藥인 黃連, 黃芩이 있고 또 黃柏, 白頭翁도 있다. 그리고 이 네 가지는 止瀉藥도 겸한다. 다른 청열약으로는 消石, 苦參, 秦皮, 梓白皮가 있다. 또 淸熱作用과 煩熱을 치료하는 除煩作用을 겸한 청열약을 淸熱除煩藥이라고 하는데, 여기에는 山梔子, 香豉가 있다. 또, 大黃과 芒硝 등도 청열약이기는 하지만 그 주된 작용에 따라 瀉下藥으로 분류했다.

I 淸熱藥청열약

청열약으로 분류하는 약물로는 白虎湯을 구성하는 石膏, 知母를 중심으로, 寒水石, 柴胡, 白頭翁, 白薇, 竹茹, 竹葉, 葦莖, 白薇, 連軺, 鷄子白, 蜂窠, 黃連, 黃芩, 黃柏, 消石, 苦參, 秦皮, 梓白皮가 있다. 柴胡는 후세에 辛涼發表藥과 升提藥으로 분류하게 되지만《상한론》《금궤요략》에서는 청열약으로 사용한다. 특히 少陽病의 청열에 사용하는 柴胡劑의 主藥으로 사용한다.

石膏 석고 傷金

기　원 천연 함수유산칼슘으로 조성은 단순히 $CaSO_4 \cdot 2H_2O$이다.

異名·別名 細石, 細理石, 軟石膏, 白虎.

성　분 $CaSO_4 \cdot 2H_2O$

인용문헌 **神農本草經:** 중풍한열, 心下逆氣, 驚喘, 口乾舌焦, 不能息, 腹中堅痛을 치료한다. 除邪鬼하며 産乳하고 金瘡을 主한다.

重校藥徵: 煩渴을 主治하고 譫語, 煩躁, 신열, 두열, 喘을 兼治한다.

氣血水藥徵: 伏熱해서 혈기를 치료한다.

中藥學講義: 淸熱瀉火, 除煩止渴.

性　味 辛甘, 寒.

43

현대의 효능주치

피부의 열감이나 염증을 없애고 체내의 열을 내려주고 除煩止渴하며 강한 불로 볶아서 塗布하면 피부의 회복을 촉진하고 외상이나 종기를 치료함. 열병으로 고열이 내리지 않는 것, 心煩神昏, 譫語發狂, 口渴咽乾, 폐렴에 의한 喘咳, 더위 먹고 自汗하는 것, 胃熱頭痛, 치통, 發斑發疹, 口糜爛을 치료한다. 외용하여 화농성 종창, 궤양의 창구봉합이 안 되는 것, 화상 등을 치료한다.

《상한론》《금궤요략》의 운용법

◆效能主治◆

청열하여 염증을 제거하고 治煩, 止渴, 鎭痛, 鎭咳한다.

①淸熱鎭咳作用──폐부의 염증에 의한 喘咳에 대하여 염증을 가라앉히고 喘咳를 치료한다.

②淸熱鎭痛作用──근육·관절의 소염진통을 목표로 한다.

③淸熱除煩止渴作用──陽明病으로 고열이 있고 진액부족하며 구갈이 심한 경우 해열시키고 煩渴을 멈춘다.

◆대표적인 배합응용과 처방◆

淸熱鎭咳作用

석고 + **麻黃** (鎭咳祛痰) → **小靑龍加石膏湯**

咳, 痰, 喘息 등의 호흡기계의 증상이 있는 경우에는 鎭咳祛痰하고 천식증상을 진정시킨다.

+ **麻黃** (鎭咳祛痰) + **杏仁** (鎭咳) → **麻黃杏仁甘草石膏湯**

폐에 염증이 있고, 自汗이 있으며 심한 기침과 痰을 동반하는 경우에 사용한다. 단 舌紅하고 구갈, 口乾이 강하며 진액부족에 빠져있는 경우에는 사용하지 않는다.

淸熱鎭痛作用

+ **麻黃** (祛風濕鎭痛) → **越婢湯**

濕邪에 의한 관절종통, 관절수종이 있고, 환부에 염증이 있는 경우 淸熱鎭痛作用을 발휘한다.

+ **麻黃** (祛風濕鎭痛) + **白朮** (利水) → **越婢加朮湯**

利濕, 淸熱, 鎭痛作用을 한다. 염증성 류머티즘과 관절염, 부종 등에 사용한다.

석고

+ 知母 (清熱生津) → 白虎湯, 白虎加人蔘湯

腎炎 등 진액부족으로 口渴을 동반하는 陽明病의 고열이 있는 병증에 잘 듣는다. 응용면에서는, 고열은 없지만 심한 口渴을 동반하는 당뇨병과 피부의 염증이 심한 아토피성 피부염에도 효과가 있다.

+ 知母 (清熱生津) + 粳米 (生津) → 白虎湯, 白虎加人蔘湯

生津作用과 清熱作用을 겸한다. 白虎湯類의 기본배합.

配合處方: 越婢加朮湯, 越婢加半夏湯, 越婢湯, 桂枝二越婢一湯, 厚朴麻黃湯, 小靑龍加石膏湯, 續命湯, 大靑龍湯, 竹皮大丸, 竹葉石膏湯, 白虎加桂枝湯, 白虎加人蔘湯, 白虎湯, 風引湯, 文蛤湯, 麻黃杏仁甘草石膏湯(마행감석탕), 麻黃升麻湯, 木防己湯. 이상 18처방.

知母 ^{傷金}

지모

기　원	백합科 知母 *Anemarrhena asphodeloides* Bunge의 根莖.
異名·別名	蚔母, 蝭母, 地參, 毛知母, 知母肉, 連母
성　분	Steroid saponin(timosaponin A-I~Ⅳ, B-I,Ⅱ), 키산톤類(mangiferin, iso-mangiferin)등
인용문헌	**神農本草經:** 消渴, 熱中을 主하고 邪氣, 지체의 부종을 제거하며 水氣를 하강시키고 부족을 보하며 益氣한다. **藥徵續編:** 煩熱을 主治한다. **藥能方法辨:** 清熱潤燥, 滋陰消痰, 定嗽止渴, 安胎하고 傷寒煩熱, 骨蒸虛勞, 燥渴虛煩, 久瘧, 下痢를 치료하며 通利二便, 消浮腫, 和胃熱, 滑腸하고 救匡羸, 消脚腫한다. **中藥學講義:** 清熱除煩, 瀉肺滋腎.
性　味	苦, 寒.
현대의 효능주치	진액을 보하여 清熱하고 除煩躁하며 장의 진액을 보하여 通便시킨다. 발열에 의한 번조불쾌감, 당뇨병 등 구갈이 심한 병, 骨蒸勞熱, 폐의 염증에 의한 해수, 건조성 변비, 소변불리를 치료한다.

《상한론》《금궤요략》의 운용법

◆效能主治◆

淸熱作用 및 生津作用이 우수하고, 진액부족에 의한 煩悶과 불면을 치료한다. 또 발표약과 함께 써서 관절의 염증과 통증을 치료한다.

① **淸熱作用**──淸熱作用뿐만 아니라 生津作用도 한다. 다만, 淸熱作用은 석고에 미치지 못한다.

② **治虛煩作用**──淸熱作用과 生津作用이 복합되어 진액부족에 의한 번민감과 불면을 치료한다. 百合과 酸棗仁을 배합한다.

③ **鎭痛消炎作用**──淸熱生津作用은 관절통 등의 염증에도 효과가 있다. 대부분 桂枝, 防風, 麻黃 등의 發汗發表藥과 같이 사용한다.

◆대표적인 배합응용과 처방◆

**지
모**

清熱作用

+ **石膏**
(清熱) → **白虎湯, 白虎加人蔘湯, 白虎加桂枝湯**

지모는 石膏의 청열작용을 보좌해서 고열을 치료하고, 또 生津作用을 하여 진액의 손상을 막는다. 심한 구갈을 동반하는 당뇨병과 피부의 염증이 심한 아토피성 피부염에도 응용한다.

治虛煩作用

+ **百合**
(滋陰清熱) → **百合知母湯**

진액부족에 의한 여열을 치료하고 번민감을 제거한다.

+ **酸棗仁**
(除煩·治不眠) → **酸棗湯**

허로에 의한 번민감을 제거하고 아울러 불면을 치료한다.

鎭痛消炎作用

+ **桂枝**
(發汗發表) → **桂枝芍藥知母湯**

관절 환부의 염증종통을 치료한다. 이 경우의 관절종통은 일반적인 관절종통과는 달리 마치 鶴의 관절과 같이 관절이 紅腫하는 특징이 있다(鶴膝風).

| 지모 | + | 桂枝 (發表) | + | 麻黃 (發表) | → 麻黃升麻湯 |

폐의 염증에 의한 제증상을 치료한다.

配合處方: 桂枝芍藥知母湯(계작지모탕), 酸棗湯(산조인탕), 百合知母湯, 白虎加桂枝湯, 白虎加人蔘湯, 白虎湯, 麻黃升麻湯. 이상 7처방

寒水石 ⾦
한 수 석

기　　원	고대의 寒水石은 천연 石灰芒硝 Glauberite다. *비고참조
異名·別名	凝水石, 白水石, 凌水石.
성　　분	石灰芒硝 Glauberite: $Na_2Ca(SO_4)_2$
인용문헌	**神農本草經:** 신열, 腹中積聚, 邪氣, 피부를 불로 달군 것 같은 느낌, 煩滿을 主한다(寒水石 항에서 인용).
	藥能方法辨: 外感內發 모두에서 오는 열기가 강한 것과 口渴水腫을 치료하고, 일체의 열기가 그득한 것을 부드럽게 하며 또 痘序熱이 심해서 直視攦瘲 難開한 것을 치료한다.
	中藥學講義: 淸熱瀉火, 除煩止渴.
性　　味	辛鹹, 寒.
현대의 효능주치	淸熱消炎作用이 있고 通脈한다. 염증에 동반한 부종을 치료한다. 유행성 열병, 만성 염증상태, 吐瀉, 水腫, 尿閉, 齒齦出血, 丹毒, 화상을 치료한다.

《상한론》《금궤요략》의 운용법

◆效能主治◆

청열하고 기혈의 순환을 좋게 한다.

47

◆대표적인 배합응용과 처방◆

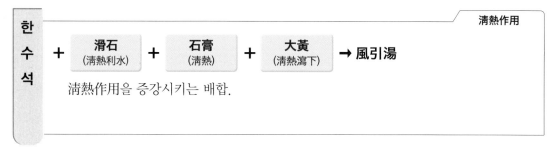

清熱作用을 증강시키는 배합.

配合處方: 風引湯. 이상 1처방.

◆비고◆

옛날부터 寒水石의 기원은 혼란이 있었지만, 〈正倉院 藥物을 중심으로 한 고대 石藥의 연구〉에서는 한수석의 기원이 석회망초 Glauberite(Na₂Ca(SO₄)₂)라고 결론을 내리고 있다. 그 근거는 《명의별록》《신농본초경집주》의 기술과 石灰芒硝의 화학적 · 물리적 성질이 일치하는 것이다. 본서에서도 이 설이 옳다고 판단하여 한수석의 기원을 천연 석회망초로 보았다. 또 〈正倉院 藥物을 중심으로 한 고대 石藥의 연구〉에 의하면, 한수석의 기원에 대하여 일찍이 당나라에는 혼란이 있었고, 그 이후로 方解石 Calcite(CaCO₃)과 석고 Gypsum (CaSO₄ · 2H₂O)와 硬石膏 Anhydrite(CaSO₄)를 한수석이라 하고 있다. 이것은 당나라에서 일본에 전해졌다고 생각되는 정창원의 한수석이 방해석Calcite일 것으로 추측하는 것이다. 요즘 시장에서도 이러한 혼란이 꼬리를 물고 있으며, 방해석Calcite, 석고Gypsum, 경석고 Anhydrite 3종이 한수석으로 유통되고 있다.

柴胡 시 호 傷金

기 원 산형과의 柴胡 *Bupleurum falcatum* Linne의 根. 중국에서는 *B. chinense* DC. 및 *B. scorzonerifolium* Willd가 기원식물이고, *B. falcatum* Linne는 지역변종으로 간주하고 있다.

異名·別名 茈胡, 茈葫, 미시마(三島)柴胡, 이즈(伊豆)柴胡, 카마쿠라(鎌倉)柴胡, 植柴胡, 北柴胡, 天津柴胡.

성 분 Triterpenoid saponin(saikosaponin A~F), sterol류 등

인용문헌 **神農本草經:** 心腹을 主하고 腸胃의 結氣, 飮食積聚, 한열사기를 제거하며, 推陳致新을 主한다(柴胡 항에서 인용).

重校藥徵: 胸脇苦滿을 主治하고 한열왕래, 腹中痛, 황달을 兼治한다.

氣血水藥徵: 水氣外襲한 것을 치료한다.

中藥學講義: 和解退熱, 疏肝解鬱, 升擧陽氣.

性　味 苦, 凉.

현대의 효능주치 少陽病의 열증상을 치료하고 疏肝하며 침체된 기를 상승시킨다. 한열왕래, 胸脇苦滿, 口苦, 청력장해, 頭痛, 眩暈, 말라리아, 하리, 탈항, 생리불순, 자궁하수를 치료한다.

《상한론》《금궤요략》의 운용법

◆效能主治◆

少陽病의 淸熱에 要藥이 되고, 미열, 한열왕래를 치료하며, 胸背部의 긴장을 완화시키고, 胸脇苦滿, 腹痛을 치료한다.

①**少陽病淸熱作用**——少陽病의 미열, 한열왕래 등의 열증상을 치료한다. 고열에는 별로 사용하지 않는다.

②**緊張緩和作用**——芍藥, 枳實과 함께 사용되어 胸脇苦滿과 背部緊張痛을 치료한다.

◆대표적인 배합응용과 처방◆

少陽病淸熱作用

시호 + 黃芩 (淸熱) → 小柴胡湯, 大柴胡湯, 柴胡桂枝乾薑湯, 柴胡加龍骨牡蠣湯

만성화한 감기와 폐렴 · 간염 등에 少陽病의 증을 보이고 미열과 한열왕래가 있는 경우에는 반드시 사용하는 배합이다.

+ 芍藥 (緊張緩和) + 枳實 (行氣緊張緩和) → 大柴胡湯, 四逆散

환부의 긴장완화가 목적이고 기의 소통을 촉진시키며, 통증과 응결과 胸腹部의 팽만감을 치료한다. 더불어 감초를 가하면 四逆散이 되고 少陰病의 사지궐랭을 치료한다.

配合處方: 柴胡加芒消湯, 柴胡加龍骨牡蠣湯, 柴胡去半夏加栝樓湯, 柴胡桂枝乾薑湯, 柴胡桂枝湯, 四逆散, 小柴胡湯, 薯蕷丸, 大柴胡湯, 鱉甲煎丸. 이상 10처방.

◆비고◆

1)《상한론》에서 柴胡는 少陽病의 淸熱藥으로서 특징적으로 사용하고 있지만, 金元時代 이후에는 약효인식에도 변화가 있어서 升提藥으로도 많이 사용하게 되었다. 예를 들면 補中益氣湯과 같이 黃芪, 升麻와 함께 升提作用(침체된 기를 상승시키는 작용)을 목적으로 사용한 것이 그것이다. 더불어 淸代로부터 현대에 이르기까지 溫病學說이 왕성하게 되자 辛

49

凉發表藥으로 사용하기도 하였다. 현대의 일본 한의학에서는《상한론》의 용법을 중심으로 하면서 후세의 용법도 취하고 있다.

2) 柴胡를 사용하는 대표적인 방제에는 小柴胡湯이 있다. 근년, 간장해 환자에게 투여하여 간질성 폐렴을 일으킨다고 하여 후생노동성에서 의약품등안전성정보를 발표한 바 있지만, 이것이 무엇 때문이지는 명확하게 밝혀진 바 없다. 또, 柴胡에 대하여는 부작용의 원인으로 보이는 것이 아직까지 확인되지 않았다.

白頭翁 傷金

기　　원 미나리아재비科 할미꽃 *Pulsatilla chinensis* (Bge.) Regel의 뿌리

異名·別名 野丈人, 胡王使者, 白頭公.

성　　분 protoanemonin 및 그 축합물 anemonin.

인용문헌 **神農本草經**: 溫瘧, 狂易, 한열, 癥瘕, 積聚, 癭氣를 주치하고 逐血, 止痛하며 金瘡을 치료한다.

　　　　　重校藥徵: 熱痢下重을 主治한다.

　　　　　氣血水藥徵: 內熱이 있어서 逐水하는 것을 치료한다.

　　　　　藥能方法辨: 能行血하고 堅下焦하며 入腸胃하여 和血分하므로 熱毒血痢를 치료한다.

　　　　　中藥學講義: 淸熱解毒, 凉血治痢.

性　　味 苦, 寒.

현대의 효능주치 淸熱凉血作用에 의해서 염증을 가라앉히고 血便下痢를 치료한다. 말라리아狀의 오한발열, 鼻出血, 痔出血을 치료한다.

《상한론》《금궤요략》의 운용법

◆效能主治◆

대장·항문부의 염증을 가라앉히고 下痢·血便을 치료하며 止痛한다.

①**淸熱止瀉作用**——장내의 염증을 가라앉히고 下痢를 멈추고 진통한다.

②**鎭靜鎭痛作用**——대장·항문부의 염증을 가라앉히고 진통시키며 통증에 동반하는 정신불안을 치료한다.

◆대표적인 배합응용과 처방◆

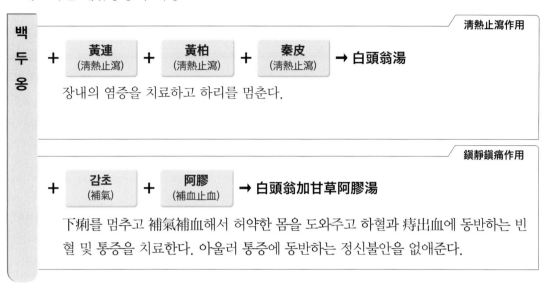

백두옹

淸熱止瀉作用

黃連 (淸熱止瀉) + 黃柏 (淸熱止瀉) + 秦皮 (淸熱止瀉) → 白頭翁湯

장내의 염증을 치료하고 하리를 멈춘다.

鎭靜鎭痛作用

+ 감초 (補氣) + 阿膠 (補血止血) → 白頭翁加甘草阿膠湯

下痢를 멈추고 補氣補血해서 허약한 몸을 도와주고 하혈과 痔出血에 동반하는 빈혈 및 통증을 치료한다. 아울러 통증에 동반하는 정신불안을 없애준다.

配合處方: 白頭翁加甘草阿膠湯, 白頭翁湯. 이상 2처방.

白薇 백미 ⦿

기　　원 박주가리(蘿摩)科 白薇 *Cynanchum atratum* Bunge 또는 *C. versicolor* Bunge 의 뿌리와 根莖.

異名·別名 白微.

성　　분 cynanchol, 강심배당체, 精油 등.

인용문헌 **神農本草經:** 暴中風, 身熱肢滿, 忽忽不知人, 狂惑, 邪氣寒熱, 酸痛, 溫瘧洗洗, 發作有時를 主한다.

藥能方法辨: 주로 瀉血熱, 利陰氣, 下水氣, 生乳, 止痛한다.

中藥學講義: 淸熱凉血.

性　　味 苦鹹, 寒.

현대의 효능주치 청열하고 除血熱한다. 陰虛內熱, 風濕高熱, 嗜眠, 폐에 염증이 있어서 해수·혈담이 있는 것, 溫病으로 학질과 유사한 발열이 있는 것, 癉瘧, 산후의 혈액부족에 의한 虛煩, 방광염 등에서의 小便不利, 혈뇨, 류머티즘성 통증, 나력을 치료한다.

《상한론》《금궤요략》의 운용법

◆**效能主治**◆

청열하고 除血熱한다.

◆**대표적인 배합응용과 처방**◆

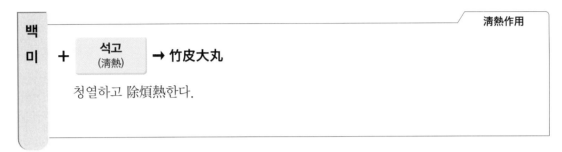

清熱作用

백미 + 석고 (淸熱) → 竹皮大丸

청열하고 除煩熱한다.

配合處方: 竹皮大丸. 이상 1처방

竹茹㊎ 生竹茹㊎
(죽여) (생죽여)

| 기 원 | 벼(禾本)科 ①靑秆侃 *Bambusa tuldoides* Munro, ②淡竹 *Phyllostachys nigra* Munro var. *henonis* Stapf ex Rendle 또는 ③왕대 *P. bambusoides* Siebold et Zuccarini의 줄기의 내층(注: 외피를 긁어 없앤 피하의 중간층에 있는 것). 중국에서는 ①② 및 大頭典竹 *Sinocalamus beecheyanus* (Munro) McClure var. *pubescens* P.F.Li가 기원식물이다. |

異名·別名 竹茹, 靑竹茹, 淡竹茹, 淡竹皮茹.

성 분 triterpenoid, phentosan, rignin, cellulose 등

인용문헌 **名醫別錄:** 嘔唳, 溫氣, 한열, 토혈, 崩中溢筋을 담당한다(淡竹 항에서 皮茹 부분을 인용함).

藥能方法辨: 能히 凉血 除熱해서 상초의 煩熱을 제거하고 기를 따뜻하게 하는 효능이 있고, 아울러 한열, 噎膈, 嘔唳, 驚癎, 肺痿, 토혈, 衄血, 崩中, 胎動, 乳房痛, 乳癰을 치료한다.

中藥學講義: 淸熱止嘔, 滌痰開鬱.

性 味 甘, 凉.

현대의 효능주치 청열하고 血熱을 가라앉히고 痰을 제거하며 止嘔한다. 열 때문에 煩悶하는 것, 구토, 噦逆, 熱痰, 喘咳, 토혈, 鼻出血, 不正子宮出血, 惡阻, 胎動不安, 驚癎을 치료한다.

◆**效能主治**◆

위의 염증을 가라앉히고 噦逆과 구토를 치료한다.

◆**대표적인 배합응용과 처방**◆

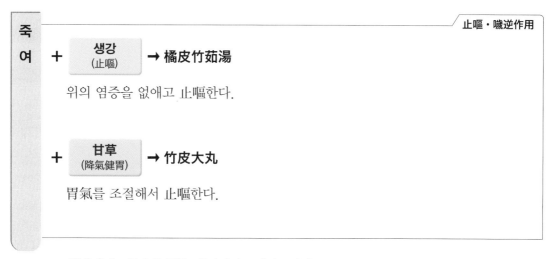

止嘔·噦逆作用

죽여

+ 생강 (止嘔) → **橘皮竹茹湯**

위의 염증을 없애고 止嘔한다.

+ 甘草 (降氣健胃) → **竹皮大丸**

胃氣를 조절해서 止嘔한다.

配合處方: 橘皮竹茹湯, 竹皮大丸. 이상 2처방.

청열약

I
清
熱
藥

竹葉 [傷][金]

(죽엽)

기 원	벼(禾本)科 淡竹 *Phyllostachys nigra*의 잎.

異名·別名 淡竹葉, 竹葉.

성 분 triterpenoid, phentosan, rignin.

인용문헌 **神農本草經:** 해역상기, 筋急, 惡瘍을 치료하고 小蟲을 제거한다.

名醫別錄: 煩熱, 風痙, 喉痺, 구토를 제거하고 消毒한다.

藥能方法辨: 能히 凉心胸, 緩胃氣, 消痰, 止渴, 除上焦煩熱하여 咳逆, 喘促, 嘔噦, 토혈, 失音, 小兒驚癇을 치료한다.

中藥學講義: 淸熱除煩(竹葉 항에서 인용).

성 미 甘, 淡, 寒.

현대의 효능주치 補津液, 淸熱, 除煩한다. 이뇨작용을 한다. 열병으로 인한 煩熱, 소아의 경풍, 해역으로 인한 토혈, 비출혈, 현훈, 소변불리, 혈뇨, 口中糜爛을 치료한다.

《상한론》《금궤요략》의 운용법

◆效能主治◆

淸熱하고 咳逆上氣를 치료한다.

①淸熱作用——淸熱作用으로 상초부의 煩熱을 제거하고 기의 상충을 가라앉힌다.

②鎭咳作用——호흡기계의 진액을 보충해서 염증을 가라앉히는 작용을 하여 해수를 멈춘다.

※참고: 후세의 용법인 소변불리 · 혈뇨 및 小兒夜啼에 대한 용법은 아직 보이지 않는다.

◆대표적인 배합응용과 처방◆

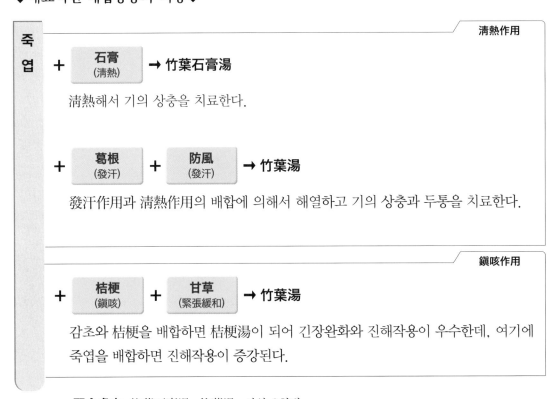

죽엽

清熱作用

石膏 (淸熱) + → 竹葉石膏湯

清熱해서 기의 상충을 치료한다.

葛根 (發汗) + 防風 (發汗) → 竹葉湯

發汗作用과 淸熱作用의 배합에 의해서 해열하고 기의 상충과 두통을 치료한다.

鎭咳作用

桔梗 (鎭咳) + 甘草 (緊張緩和) → 竹葉湯

감초와 桔梗을 배합하면 桔梗湯이 되어 긴장완화와 진해작용이 우수한데, 여기에 죽엽을 배합하면 진해작용이 증강된다.

配合處方: 竹葉石膏湯, 竹葉湯. 이상 2처방.

葦莖 (위경) 金

기　　원 벼(禾本)科 蘆葦 *Phragmites communis* Trin.(갈대)의 줄기.

異名·別名 芦莖, 蘆莖.

성　　분 Phentosan, lignin

인용문헌 **本草綱目:** 霍亂嘔逆, 肺癰煩熱. 癰疽에는 태워서 灰로 만들고 물을 뿌려 膏가

되게 달여서 사용한다. 惡肉을 없애고 黑子를 제거한다(蘆의 葦莖 항에서 인용).

藥能方法辨: 蘆根과 主治가 같다. (중략) 능히 心肺上焦의 열을 식히고, 구역, 反胃, 消渴, 客熱, 內熱, 鬱血을 치료하며 利水하여 소변삭을 치료한다.

 甘, 寒.

 소염 · 배농 · 이수작용이 있다. 구역, 吐瀉, 肺癰, 煩熱을 치료한다.

《상한론》《금궤요략》의 운용법

◆效能主治◆

淸熱하고 배농을 촉진하며 肺癰을 치료한다.

◆대표적인 배합응용과 처방◆

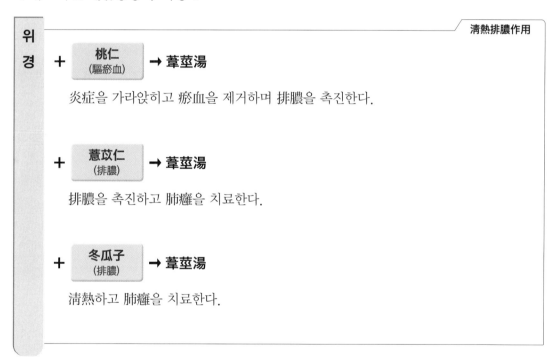

清熱排膿作用

위
경

桃仁 (驅瘀血) → **葦莖湯**

炎症을 가라앉히고 瘀血을 제거하며 排膿을 촉진한다.

薏苡仁 (排膿) → **葦莖湯**

排膿을 촉진하고 肺癰을 치료한다.

冬瓜子 (排膿) → **葦莖湯**

淸熱하고 肺癰을 치료한다.

配合處方: 葦莖湯. 이상 1처방.

◆비고◆

葦莖의 유사생약으로 蘆根(갈대의 根莖)이 있다. 역대 본초서에서는 주로 蘆根을 이야기하고 있고 葦莖은 별로 보이지 않는다. 《명의별록》에 의하면 蘆根은 '消渴의 客熱을 담당하고 小便利를 멈춘다'고 되어 있고, 현대에는 해열 · 지갈 · 이뇨작용이 알려져 있다. 최근까지 양자가 혼용되어 왔지만 식품과 약물의 구분에 대한 새로운 견해가 등장하며 현재는 일반적

55

청열약

I
淸熱藥

으로 葦莖만 유통되고 있다. 양자의 효능은 유사하지만 葦莖은 배농, 蘆根은 生津止渴作用이 우수하다.

白薟 白斂(金)

기　원	포도科 白薟 *Ampelopsis japonic*(Thunb.) Makino의 뿌리.
異名·別名	白斂, 白根, 昆侖, 免核, 白草.
성　분	점액질, 전분(상세불명).
인용문헌	**神農本草經:** 主癰腫疽瘡, 散結氣, 止痛, 除熱, 主目中積, 小兒驚癎, 溫瘧, 女子陰中腫痛한다.
	藥能方法辨: 예로부터 除熱, 解火毒, 散結氣, 生肌, 止痛한다는 말이 전해진다.
	中藥學講義: 淸熱解毒, 消癰腫.
性　味	苦甘辛, 凉.
현대의 효능주치	淸熱解毒, 散結, 美肌, 止痛作用이 있다. 화농성 종창, 疔瘡, 나력, 화상, 말라리아狀의 한열왕래에서 열증상이 강한 것, 痙攣, 혈변, 下痢, 腸風, 치질을 치료한다.

《상한론》《금궤요략》의 운용법

◆效能主治◆
淸熱해서 散結氣하고 止痛한다.

◆대표적인 배합응용과 처방◆

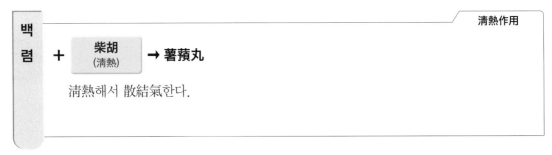

配合處方: 薯蕷丸. 이상 1처방.

連軺 連초傷

기　　원	목서科의 연교 *Forsythia suspensa*(Thunb.) Vahl의 뿌리. *비고참조
異名·別名	連翹根.
성　　분	미상.
인용문헌	**神農本草經**: 열기를 내려주고 陰精을 더해주며 눈을 밝게 한다(翹根의 항에서 인용).
	藥能方法辨: 連軺는 連翹의 뿌리이며 그 主治는 대동소이한데 利水하는 功이 뛰어나서 어열로 인해 생긴 수습을 通利하고, 같은 물건이지만 뿌리와 열매의 차이가 있는 것을 알아야 한다(連軺 항에서 인용).
性　　味	苦, 寒.
현대의 효능주치	급성 열성병으로 황달을 일으키는 것을 치료한다.

《상한론》《금궤요략》의 운용법

◆效能主治◆
清熱作用을 한다.

◆대표적인 배합응용과 처방◆

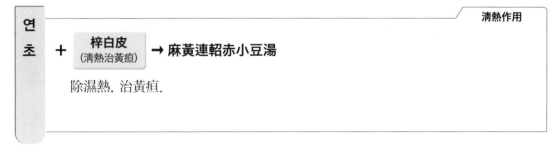

清熱作用

연초 + 梓白皮 (清熱治黃疸) → 麻黃連軺赤小豆湯

除濕熱, 治黃疸.

配合處方: 麻黃連軺赤小豆湯. 이상 1처방.

◆비고◆
連軺에 대해서는 역사적으로 명확하지 않은 부분이 많으며 확실한 것은 다음 사항들이다.

1) 連軺는 역대 본초서를 볼 때 《신농본초경》에 처음 기재되었고, 송나라 이전의 본초서에는 기재가 없다. 또, 원나라 王好古의 《湯液本草》 및 명나라 李時珍의 《본초강목》에 連軺라는 명칭이 보이지만 모두 《상한론》의 注에 있는 連翹根是를 인용, '連軺는 連翹根을 이른다'고 말한 의미를 기술한 것에 지나지 않는다.

결국 《상한론》에서 인용한 것 이외에는 連軺라는 명칭이 보이지 않는다.

2) 翹根은, 《신농본초경》에 기재가 있지만, 連翹와는 다른 항목에 있고, 또 《신농본초경집주》의 注에는 '方藥不復用, 俗人無識者'라고 하여 약으로 쓴 것이 없고, 아는 사람도 없다고 했다. 또 당나라의 《新修本草》에는 翹根을 〈有名無用(이름은 있지만 쓰임새가 없음)〉의 部에 넣었고, '陶弘景不識今醫博識人亦不識(도홍경은 알지 못했고, 오늘날의 의사나 박식한 사람도 알지 못한다)'라고 되어 있다.

명나라의 李時珍은 《본초강목》에서 連翹根을 翹根이라 하여 連翹의 항목에 합했다.

3) 宋版 《상한론》에는 連軺에 '連翹根是'라는 注가 있는데, 이 注가 송나라 이전의 어느 시점에 부기되었는지는 불명확하다. 또, 당나라 《千金翼方》의 〈卷九陽明病狀〉에는 麻黃連軺赤小豆湯과 동일한 조문이 있으나 거기에는 《상한론》에서 連軺라고 기재된 부분 전부가 連翹라고 기재되어 있다.

이상으로 다음과 같은 가능성을 고려할 수 있다.

① 《상한론》 《금궤요략》의 시대에는 連軺라는 명칭의 약물이 있었지만 후대에 連翹라는 명칭으로 바뀜.

② 《상한론》 《금궤요략》의 시대에는 連軺라는 것이 존재했지만 이후에는 전혀 사용하지 않아 약물 그 자체도 불명확하게 되어 당나라에 連翹(根)이라고 생각하게 된 것.

따라서 엄밀하게 말하자면 《상한론》 《금궤요략》에서 쓰인 連軺가 《신농본초경》에서 말하는 翹根인지 아니면 현재의 連翹根인지는 명확하지 않다고 할 수 있다. 다만 현재는 連軺가 連翹根이라는 것이 통설이다.

鷄子白 鷄子傷
(계자백) (계자)

기　　원 꿩科 닭 *Gallus domestics* Briss.의 알의 흰자위.

異名·別名 鷄卵白, 鷄子淸

성　　분 수분, 단백질(obalbumin, obmucoid, obmucin, conalbumin, lysozime 등).

인용문헌 **名醫別錄:** 目熱赤痛을 치료하고 心下伏熱을 없애며 煩滿咳逆, 小兒下洩을 그치고 婦人難産, 胞衣不下를 치료한다. 식초에 담가서 一宿하면 황달을 치료하고 大煩熱을 깨뜨린다(鷄子 항 卵白에서 인용).

　　藥能方法辨: 능히 피부의 짓무름을 치료하므로 湯火傷에 바르면 피부가 짓무르는 것을 건조시키고 만약 빨리 바르면 和血시켜서 수포가 생기고 짓무르는 것을 미리 막을 수 있다(鷄子白의 항에서 인용).

性　　味 甘, 凉.

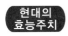 폐의 진액을 부드럽게 하고 인후를 通利시키며, 청열해서 종기를 해독한다. 인두통, 안충혈, 해역, 하리, 말라리아, 화상, 염증이 심한 종기를 치료한다.

《상한론》《금궤요략》의 운용법

◆效能主治◆
인후부의 청열작용을 한다.

◆대표적인 배합응용과 처방◆

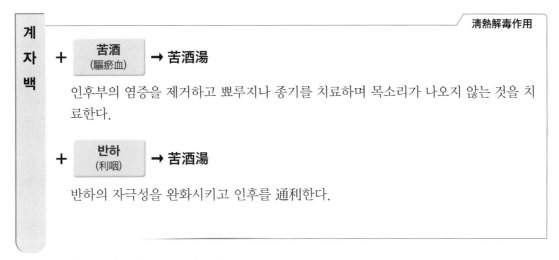

清熱解毒作用

계자백

+ 苦酒 (驅瘀血) → 苦酒湯

인후부의 염증을 제거하고 뾰루지나 종기를 치료하며 목소리가 나오지 않는 것을 치료한다.

+ 반하 (利咽) → 苦酒湯

반하의 자극성을 완화시키고 인후를 通利한다.

配合處方: 苦酒湯. 이상 1처방.

蜂窠 봉 과 (金)

기　원 말벌科 大黃蜂 *Polistes mandarinus*, 또는 근연곤충이 만드는 벌집.

異名·別名 蜂窩, 蜂窠, 蜂巢, 露蜂房, 蜂腸, 百穿.

성　분 밀랍, 칼슘, 철, 단백질, 휘발유.

인용문헌 **神農本草經:** 驚癎瘈瘲, 한열사기, 癲疾, 鬼精, 고독, 腸痔를 치료한다(露蜂房 항에서 인용).

藥能方法辨: 內伏한 毒血을 흩어버리고 驚癎, 瘈瘲, 癰疽가 뼛속 깊이 장부에 있는 것을 치료하며 나력에 瘻가 형성되어 있는 것을 막고, 충치로 인한 통증을 그치고 소아의 重舌을 완화하는 효과가 있다.

中藥學講義: 攻毒殺蟲(露蜂房 항에서 인용).

性味 甘, 平.

현대의 효능주치 祛風, 殺菌作用을 함. 含漱劑(가글제)로 충치통에 사용한다. 경련, 풍비, 蕁麻疹, 급성 유선염, 疗毒, 瘰癧, 痔, 頭皮白癬, 벌에 쏘인 후의 부종과 통증을 치료한다.

《상한론》《금궤요략》의 운용법

◆效能主治◆
瘧疾에 대하여 淸熱補助作用을 한다.

◆대표적인 배합응용과 처방◆

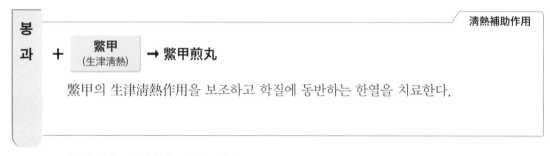

清熱補助作用

봉과 + 鱉甲 (生津淸熱) → 鱉甲煎丸

鱉甲의 生津淸熱作用을 보조하고 학질에 동반하는 한열을 치료한다.

配合處方: 鱉甲煎丸. 이상 1처방.

黃連 (황련) 傷金

기원 미나리아재비科 黃連 ①*Coptis japonica* Makino, ②*C. chinensis* Franchet, ③*C. deltoidea* C. Y. Cheng et Hsiao 또는 ④*C. teeta* Wallich 의 뿌리를 거의 제거한 根莖. 중국에서는 ②③④가 기원식물이다.

異名·別名 川連, 川黃連, 雲連.

성분 alkaloid(berberine, palmatine), 페루라산 등.

인용문헌 **神農本草經:** 熱氣로 인한 目痛, 眥傷으로 인한 淚出을 치료하고, 明目하며 腸澼에서의 복통하리와 부인의 陰中腫痛을 다스린다.

重校藥徵: 心中煩悸를 主治하고 心下痞, 吐下, 腹中痛을 겸하여 치료한다.

氣血水藥徵: 心中의 氣鬱을 치료한다.

中藥學講義: 淸熱燥濕, 淸心除煩, 瀉火解毒.

性味 苦, 寒.

청열하고 염증을 치료하며 除濕하고 기생충을 구제한다. 장티푸스 등의 고열을 동반하는 유행성 열병, 각종 하리, 구토, 복통, 안충혈·토혈·하혈·비출혈 등 출혈성 질환, 습진, 구내염, 인통을 고친다. 외용하여 관절염, 타박상을 치료한다.

《상한론》《금궤요략》의 운용법

◆效能主治◆

淸熱作用을 중심으로 止瀉 또는 通便을 목표로 하고 止嘔한다. 또 지혈작용이 있다.

①**淸熱作用**——위장염 위궤양 등 위장계통의 염증을 치료하고 염증성 하리에 사용한다. 또, 위의 염증에 기인한 구토와 구내염도 치료한다.

②**止嘔作用**——胃熱이 있어 토하는 것을 치료한다.

③**止血作用**——淸熱止血作用이 있다. 배합되는 생약에 따라 효능이 증강된다.

◆대표적인 배합응용과 처방◆

清熱作用

황련 +

黃芩 (淸熱止瀉) → **半夏瀉心湯, 葛根黃芩黃連湯**

지사작용을 하는 瀉心湯類의 기본배합이다. 心下痞에 下痢, 구토, 식욕부진, 위궤양, 십이지장궤양 등을 동반하는 것을 치료한다.

+ **黃柏** (淸熱止瀉) → **白頭翁湯**

내복하여 위장의 염증을 제거하고 軟便, 복통, 殘便感, 복팽만 등을 동반한 下痢를 치료한다. 《상한론》《금궤요략》에 있는 용법은 아니지만 이 배합은 외용습포약으로 사용하기도 한다.

+ **葛根** (發表止瀉) → **葛根黃芩黃連湯**

發表作用으로 체내 수분의 균형을 조절하고 황련의 지사작용을 돕는다.

+ **大黃** (瀉下淸熱) → **大黃黃連瀉心湯, 瀉心湯, 附子瀉心湯**

淸熱通便作用을 보인다. 心下痞에 변비를 겸하는 것, 토혈, 衄血, 혈변을 동반하는 때에 사용한다.

황련

栝樓實
(祛痰飮) → **小陷胸湯**

흉부에서 心下部에 걸쳐서 열과 痰飮이 있고 結胸을 일으키는 것을 치료한다.

止嘔作用

+ **乾薑**
(溫補止嘔) → **乾薑黃芩黃連人蔘湯**

위의 염증을 가라앉히면서 전체적으로는 몸을 따뜻하게 하고 양기를 회복시키며 止嘔한다.

+ **乾薑**
(止嘔) + **半夏**
(止嘔) → **黃連湯, 半夏瀉心湯, 甘草瀉心湯, 生薑瀉心湯**

止嘔作用이 증강된다.

止血作用

+ **阿膠**
(補血止血) → **黃連阿膠湯, 白頭翁加甘草阿膠湯**

단지 지혈하는 것 뿐 아니라 동시에 보혈작용도 겸한다.

配合處方: 烏梅丸, 黃連阿膠湯, 黃連湯, 葛根黃芩黃連湯(갈근황련황금탕), 乾薑黃芩黃連人蔘湯, 甘草瀉心湯, 瀉心湯(삼황사심탕), 小陷胸湯, 生薑瀉心湯, 大黃黃連瀉心湯, 白頭翁加甘草阿膠湯, 白頭翁湯, 半夏瀉心湯, 附子瀉心湯. 이상 14처방.

黃芩 傷金

기　　원 꿀풀科 황금 *Scutellaria baicalensis* Georgi 의 周皮를 제외한 뿌리.

異名·別名 條芩, 枯芩, 片芩, 尖芩.

성　　분 Flavonoid(wogonin, baicalin, baicalein) 등

인용문헌 **神農本草經:** 除熱黃疸, 腸澼泄痢를 치료하고 逐水, 下血廢하며 惡瘡, 疽蝕, 화상을 다스린다.

重校藥徵: 心下痞를 主治한다. 胸脇苦滿, 心煩, 煩熱下痢를 겸하여 치료한다.

氣血水藥徵: 氣鬱하여 하달하지 못하는 것을 치료한다.

中藥學講義: 淸熱燥濕, 止血, 安胎.

性　味 苦, 寒.

**현대의
효능주치** 淸熱, 除濕熱, 止血, 安胎하는 작용을 한다. 고열로 인한 煩渴, 폐렴으로 인한 해수, 濕熱로 인한 下痢, 황달, 열 또는 結石 등으로 인한 배뇨장애, 嘔氣, 비출혈, 자궁출혈, 遺精, 안충혈이 있는 종통, 유산하려는 것, 종기, 화농성 종기를 치료한다.

《상한론》《금궤요략》의 운용법

◆效能主治◆

淸熱作用으로 少陽病의 열증상을 개선하고 위장의 염증에 의한 下痢를 치료한다.

①**淸熱作用**──위장·간장·폐의 염증을 치료하고 少陽病의 발열에 해열작용을 발휘한다.

②**止瀉作用**──위장의 염증에 의한 下痢에 유효하다.

③**安胎作用**──임산부의 유산방지에 쓰인다. 특히 염증과 발열을 동반하는 경우에 유효하다.

④**止血作用**──발열을 동반하는 출혈성 질환(비출혈, 토혈, 혈변, 자궁출혈)에 유효하다.

⑤**止痒作用**──血熱性 피부질환에 쓰인다.

◆대표적인 배합응용과 처방◆

황금		

淸熱作用

황금 + **柴胡** (淸熱) → **小柴胡湯**

少陽病의 왕래한열, 胸脇苦滿, 해수, 口苦咽乾, 식욕부진, 嘔氣를 치료한다.

止瀉作用

+ **黃連** (淸熱止瀉) → **葛根黃芩黃連湯, 半夏瀉心湯, 甘草瀉心湯, 生薑瀉心湯**

少陽病의 胃熱, 口苦, 白苔가 있는 병증에 사용되고, 위장의 염증에 의한 下痢, 心下痞의 병증을 치료한다. 위궤양, 십이지장궤양 등 충혈성·출혈성 질환에도 효과가 있다.

+ **芍藥** (緊張緩和) → **黃芩湯**

장의 염증에서 유래한 下痢로 복통과 하복부 重脹感이 있고 변이 점착성이며 殘便感을 동반하는 경우에 쓰인다. 발열성 질환에 동반하는 것이 많다.

황
금

安胎作用

+ 白朮
(安胎) → 當歸散

후세에 安胎의 聖藥이라고 일컬어지는 배합이다. 특히 염증과 발열을 동반하는 경우에 유효하다.

+ 當歸
(安胎) → 當歸散

자궁기능을 조절하고 安胎를 목표로 한다.

止血作用

+ 阿膠
(止血) → 黃連阿膠湯, 黃土湯

체력이 약한 자의 출혈성 질환(비출혈 · 치출혈 · 자궁출혈 · 혈변 · 혈뇨 등)에 쓴다.

止痒作用

+ 苦參
(清熱止痒) → 三物黃芩湯

피부의 환부에 염증 또는 열감이 있고 몹시 가려운 때에 사용한다.

配合處方: 黃芩加半夏生薑湯, 黃芩湯, 外臺黃芩湯, 黃土湯, 王不留行散, 黃連阿膠湯, 葛根黃芩黃連湯(갈근황련황금탕), 乾薑黃芩黃連人蔘湯, 甘草瀉心湯, 侯氏黑散, 柴胡加芒消湯, 柴胡加龍骨牡蠣湯, 柴胡去半夏加栝樓湯, 柴胡桂枝乾薑湯, 柴胡桂枝湯, 三黃湯, 三物黃芩湯, 瀉心湯(삼황사심탕), 生薑瀉心湯, 小柴胡湯, 大黃䗪蟲丸, 大柴胡湯, 澤漆湯, 當歸散, 半夏瀉心湯, 附子瀉心湯, 鱉甲煎丸, 奔豚湯, 麻黃升麻湯. 이상 29처방.

黃柏 黃蘗傷金 蘗皮金 黃栢金

(황백) (황벽) (벽피) (황백)

기　　원 운향科 ①황백나무 *Phellodendron amurense* Ruprecht 또는 ②*P. chinense* Schneider 의 周皮를 제외한 樹皮. 중국에서는 ②를 기원식물로 하는 것을 黃柏, ①을 기원식물로 하는 것을 關黃柏이라고 칭한다.

異名·別名 蘗皮, 蘗木.

64

성분 alkaloid(berberine, palmatine), 苦味質(obacunone, limonene) 등.

인용문헌 **神農本草經:** 오장 腸胃中의 結熱, 황달, 腸痔를 치료하고 泄痢, 여자의 적백대하, 傷陰蝕瘡을 그친다(蘗木 항에서 인용).

藥能方法辨: 發黃하고 瀉血瘀, 通胸膈하며 目赤, 이명, 소변불리, 황달을 치료하고 殺蟲, 安蚘한다(黃蘗 항에서 인용).

中藥學講義: 清熱燥濕, 瀉火解毒.

性味 苦, 寒.

현대의 효능주치 청열하고 除濕하며 염증을 가라앉힌다. 외용하여 소염습포약으로 쓴다. 下痢, 당뇨병, 황달, 下半身麻痺, 몽정, 유정, 배뇨곤란, 치질, 혈변, 출혈을 동반하는 대하, 骨蒸勞熱, 안충혈성 종통, 구내염, 종기를 치료한다.

《상한론》《금궤요략》의 운용법

◆效能主治◆

清熱止瀉作用으로 열성 질환의 下痢를 치료한다. 또 黃疸을 치료하는 작용도 있다.

①**清熱止瀉作用**──위장염 및 염증성 下痢에 쓴다.

②**黃疸治療作用**──황달을 치료하는 작용이 있다. 山梔子와 배합해서 사용한다.

◆대표적인 배합응용과 처방◆

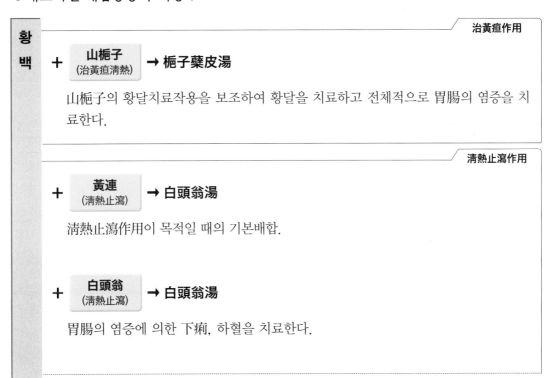

황백

治黃疸作用

山梔子 (治黃疸清熱) → **梔子蘗皮湯**

山梔子의 황달치료작용을 보조하여 황달을 치료하고 전체적으로 胃腸의 염증을 치료한다.

清熱止瀉作用

黃連 (清熱止瀉) → **白頭翁湯**

清熱止瀉作用이 목적일 때의 기본배합.

白頭翁 (清熱止瀉) → **白頭翁湯**

胃腸의 염증에 의한 下痢, 하혈을 치료한다.

配合處方: 烏梅丸, 栀子蘗皮湯, 大黃消石湯, 白頭翁加甘草阿膠湯, 白頭翁湯. 이상 5처방.

消石_金 赤消_金

<small>소 석　적 소</small>

기　원	Niter를 정제하여 생긴 결정. *비고참조
異名·別名	芒消, 赤消, 苦消, 火消.
성　분	화학구조식 KNO₃로 표시하는 칼륨의 초산염.
인용문헌	**神農本草經:** 五臟積熱, 胃脹閉를 담당하고 鬱結된 음식을 제거하고 사기를 제거한다.
性　味	苦鹹, 溫.
현대의 효능주치	結氣積聚를 제거하고 利尿瀉下作用을 한다. 淸熱, 消腫한다. 痧脹, 흉복부동통, 吐瀉, 황달, 小便澁, 변비, 안충혈, 咽喉腫, 疔毒, 화농성 종기를 치료한다.

《상한론》《금궤요략》의 운용법

◆效能主治◆

濕熱을 제거하고 대소변을 通利하며 황달을 치료하고 癥瘕를 치료한다.

①**黃疸治療作用**——大黃, 礬石, 黃柏, 山栀子 등을 배합해서 濕熱을 제거하고 황달을 치료한다.

②**淸熱作用**——淸熱하고 아울러 濕을 없앤다.

◆대표적인 배합응용과 처방◆

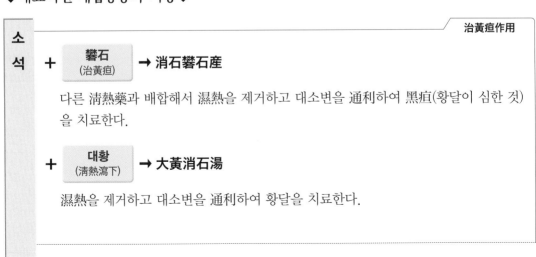

治黃疸作用

소 석 + **礬石** (治黃疸) → **消石礬石産**

다른 淸熱藥과 배합해서 濕熱을 제거하고 대소변을 通利하여 黑疸(황달이 심한 것)을 치료한다.

+ **대황** (淸熱瀉下) → **大黃消石湯**

濕熱을 제거하고 대소변을 通利하여 황달을 치료한다.

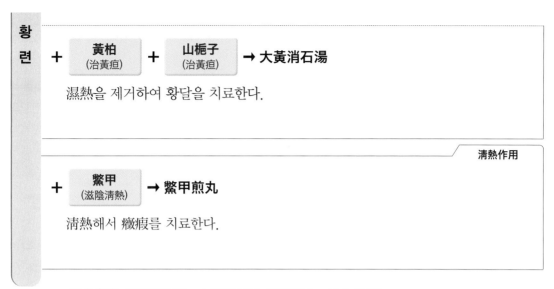

황련
+ 黃柏 (治黃疸) + 山梔子 (治黃疸) → 大黃消石湯

濕熱을 제거하여 황달을 치료한다.

清熱作用

+ 鱉甲 (滋陰清熱) → 鱉甲煎丸

清熱해서 癥瘕를 치료한다.

配合處方: 消石礬石散, 大黃消石湯, 鱉甲煎丸. 이상 3처방.

◆비고◆

현재 消石은 초산칼륨이라고 되어 있으나, 《상한론》《금궤요략》이 쓰인 시대에는 芒硝와 동일한 것을 가리켰고 따라서 유산마그네슘일 가능성이 높다. *망초의 비고란 참조

苦參 金

기 원 콩科 고삼 *Sophora flavescens* Aiton의 뿌리이며, 종종 周皮를 제거한 것.

異名·別名 地槐, 水槐, 大槐, 苦骨, 川參.

성 분 alkaloid(matrine, oxymatrine), flavonoid(kurarinol), triterpenoid saponin 등.

인용문헌 **神農本草經:** 心腹의 結氣, 癥瘕積聚, 황달, 淋瀝을 치료하고 逐水, 除癰腫, 補中, 明目止淚한다(苦參 항에서 인용).

藥能方法辨: 능히 瀉血하고 祛風하며 逐水하고 殺蟲하여 大風, 疥癩, 溫病, 血痢, 腸風, 溺赤, 황달, 주독을 치료한다. 또 生津止渴, 明目止淚한다.

中藥學講義: 清熱除濕, 祛風殺蟲, 利水.

性 味 苦, 寒.

현대의 효능주치 清熱하고 除濕해서 살균·구충한다. 외용하여 세정약으로 음부소양 등에 사용한다. 열성인 혈변·하리, 위장계의 感冒에 의한 하혈, 황달, 출혈을 동반하는 대하, 소아폐렴, 소아의 만성 소화불량, 급성 편도선염, 치루, 탈항, 피부소양, 화농하여 궤파된 종기, 음부소양, 나력, 화상을 치료한다.

《상한론》《금궤요략》의 운용법

◆效能主治◆

淸熱作用으로 사지의 煩熱을 치료하고, 皮膚의 염증, 소양감을 치료한다. 또 이뇨작용을 하여 임신시의 배뇨곤란을 치료한다. 또 외용법으로 음부의 궤양과 소양에는 煎汁으로 씻어서 치료한다.

①淸熱作用──淸熱해서 피부염 또는 소양감을 치료한다. 소변불리에 사용하고 이뇨를 촉진한다. 또 황달을 치료한다. 외용, 내복 모두 여성의 음부염증, 소양을 치료한다.

②外用法──煎汁으로 세정하면 피부의 염증을 가라앉히고 가려움증을 치료한다(苦參湯).

◆대표적인 배합응용과 처방◆

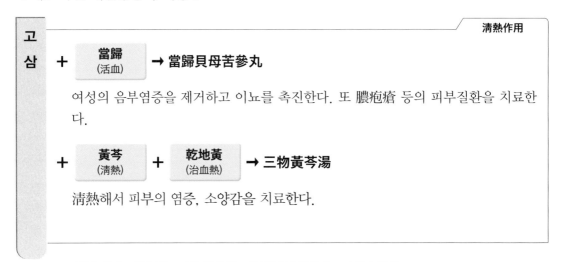

清熱作用

고삼 + 當歸 (活血) → 當歸貝母苦參丸

여성의 음부염증을 제거하고 이뇨를 촉진한다. 또 膿疱瘡 등의 피부질환을 치료한다.

+ 黃芩 (淸熱) + 乾地黃 (治血熱) → 三物黃芩湯

清熱해서 피부의 염증, 소양감을 치료한다.

配合處方: 苦參湯, 三物黃芩湯, 當歸貝母苦參丸. 이상 3처방.

秦皮 진피 傷金

| 기 원 | 목서과 물푸레나무 *Fraxinus japonica* 등의 樹皮. 중국에서는 *F. rhyn-chophylla*, *F. chinensis*, *F. szaboana*, *F. stylosa*가 기원식물이다. |

異名·別名 梣皮, 岑皮, 蠟樹皮.

성 분 coumarine류(esculin, aesculatin), tanin 등.

인용문헌 **神農本草經:** 風寒濕痺, 洗洗寒氣를 치료하고, 除熱하며, 目中靑瞖白膜을 치료한다.

名醫別錄: 男子少精, 부인대하, 小兒癎癎, 신열을 치료한다.

藥能方法辨: 血分을 收澁하고 하초를 行하게 하여 目疾, 驚癇, 下痢, 崩帶를 치료한다.

中藥學講義: 淸熱燥濕, 淸肝明目.

性　味 苦, 寒.

현대의 효능주치 淸熱祛濕하고 천해를 그치며 세균성 下痢, 장염, 白帶下, 만성 기관지염, 안충혈, 안종통, 누액분비과다증, 魚鱗癬을 치료한다.

《상한론》《금궤요략》의 운용법

◆效能主治◆

腸의 염증을 가라앉히고 열성 下痢를 치료한다.

참고: 본초서인《신농본초경》과《명의별록》에는 열성 下痢의 용법이 없고, 秦皮를 열성 下痢에 사용하는 것은 元代 王好古의《湯液本草》이후이다. 또 안질환에 대한 용법은《상한론》《금궤요략》에는 없다.

◆대표적인 배합응용과 처방◆

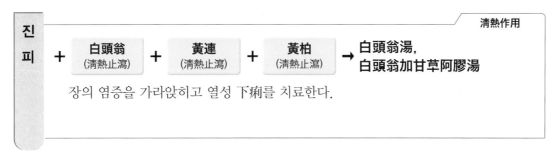

配合處方: 白頭翁加甘草阿膠湯, 白頭翁湯. 이상 2처방.

梓白皮 生梓白皮 傷

기　원 능소화科 개오동나무 *Catalpa ovata*의 根皮 또는 樹皮의 靭皮部.

異名·別名 木王, 花楸, 雷電木.

성　분 iridoid(catalposide, catalpol, catalpine 등), *p*-hydroxybenzoic acid, phthalide(catalpalactone) 등

인용문헌 **神農本草經:** 열을 다스리고 三蟲을 제거한다.

藥能方法辨: 血中의 수기를 순조롭게 하고 소변을 통하며 瘀熱을 제거한다(生梓白皮 항에서 인용).

性　味 苦, 寒.

**현대의
효능주치** 청열해독·구충작용을 한다. 황달, 反胃, 피부소양, 종기를 치료한다.

《상한론》《금궤요략》의 운용법

◆效能主治◆
淸熱祛濕하여 황달을 치료한다.

◆대표적인 배합응용과 처방◆

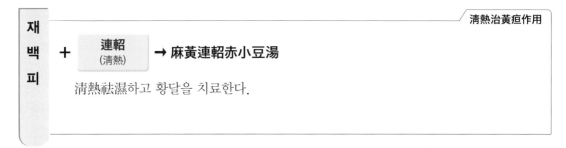

재
백
피
　+　 **連翹**
(淸熱) → **麻黃連翹赤小豆湯**

淸熱治黃疸作用

淸熱祛濕하고 황달을 치료한다.

配合處方: 麻黃連翹赤小豆湯. 이상 1처방.

II 淸熱除煩藥청열제번약

　청열작용에 除煩作用을 겸한 약물이다. 방제로는 梔子豉湯類가 있고, 梔子豉湯을 구성하는 山梔子, 香豉가 포함된다. 香豉는 현재 新凉發表藥으로 분류하지만 《상한론》《금궤요략》에서는 梔子豉湯類와 瓜蔕散에만 사용하고 發表藥으로서의 용도는 없다.

山梔子 梔子 肥梔子
산치자 치자 비치자

기　원 꼭두서니科 치자 *Gardenia jasminoides* Ellis의 果實.

異名·別名 肥厄子, 厄子, 小厄子, 黃鷄子, 黃梔子.

성　분 iridoid 배당체(geniposide, genipin), carotinoid系 색소(crocin) 등.

인용문헌 **神農本草經:** 五內邪氣, 胃中熱氣, 面赤, 酒皰鼻齇, 白癩, 赤癩, 瘡瘍을 다스린다.

重校藥徵: 心煩을 主治하고 身熱, 發黃을 兼하여 치료한다.

氣血水藥徵: 瘀熱이 心을 공격하는 것을 다스린다.

中藥學講義: 瀉火除煩, 泄熱利濕.

 苦, 寒.

현대의 효능주치 청열하고 충혈성 염증을 가라앉히며 외용하여 소염습포약으로 쓴다. 열병, 흉중의 번민감, 불면, 황달, 淋病, 消渴, 결막염, 토혈, 비출혈, 혈변하리, 혈뇨, 염증성 종기, 궤양상 종기를 치료한다. 외용해서 염좌, 좌상, 타박을 치료한다.

《상한론》《금궤요략》의 운용법

◆效能主治◆

청열해서 煩躁를 없애고 정신을 안정시킨다. 모두 황달을 치료한다.

①**淸熱精神安定作用**——강력한 淸熱除煩作用이 있어서 흉부의 煩熱을 치료하고 상충하는 기를 가라앉혀 정신안정을 도모하며 번민감을 없앤다.

②**治黃疸作用**——발열성 황달에 대하여 열을 없애고 황달을 치료한다. 《상한론》《금궤요략》에서는 황달병이 濕熱의 邪氣와 과음으로 인하여 발생하는 것으로 본다.

◆대표적인 배합응용과 처방◆

清熱精神安定作用

산치자 + 香豉 (淸熱除煩) → 梔子豉湯

香豉의 淸熱除煩作用과 山梔子의 강한 淸熱除煩作用이 협력해서 한층 강한 淸熱精神安定作用을 한다. 흉부의 열과 心中懊憹를 목표로 한다.

+ 香豉 (淸熱除煩) + 甘草 (補氣) → 梔子甘草豉湯

梔子豉湯證에 少氣하고 언어에 힘이 없으며 기허증으로 숨이 가쁜 경우에는 補氣作用이 있는 감초를 가한다.

+ 香豉 (淸熱除煩) + 生薑 (止嘔) → 梔子生薑豉湯

梔子豉湯證에 구역질이 나는 경우에는 止嘔作用이 있는 생강을 가한다.

+ 厚朴 (行氣緊張緩和) → 梔子厚朴湯

瀉下시킨 후 氣虛가 되어 心煩·복부팽만감이 있고 자고난 후에 불안감이 있을 때는 厚朴을 가한다.

乾薑
(溫補) → **栀子乾薑湯**

瀉下한 후 하초가 차갑고 신열이 남아있어서 가벼운 번민이 있는 때에는 溫補作用
이 있는 乾薑을 가한다.

治黃疸作用

茵蔯蒿
(淸濕熱利膽) → **茵蔯蒿湯**

利膽作用을 증강하는 배합이다. 더욱이 상용하는 생약 가운데 가장 利膽作用이 강
한 것이 茵蔯蒿이고 大黃이 다음이며 金錢草와 山栀子가 그 다음이다.

茵蔯蒿
(淸濕熱利膽) + **大黃**
(瀉下利膽) → **茵蔯蒿湯**

利膽作用이 가장 강한 배합법이다. 일반적으로 濕熱이 강한 때에는 大黃, 黃柏,
枳實, 消石 등을 배합한다.

配合處方: 茵蔯蒿湯, 枳實栀子湯, 栀子乾薑湯, 栀子甘草豉湯, 栀子·厚朴湯, 栀子豉湯,
栀子生薑豉湯, 栀子大黃湯, 栀子蘗皮湯, 大黃消石湯. 이상 10처방.

香豉 [傷][金] 豉 [傷][金]

기　원 콩科 대두 *Glycine max* (L.) Merr. 의 種子를 쪄서 醱酵시킨 것.

異名·別名 豆豉, 淡豆豉, 淡豉.

성　분 지방, 단백질, 효소 등.

인용문헌 **名醫別錄:** 상한, 頭痛寒熱, 瘴氣, 惡毒, 煩躁, 滿悶, 虛勞, 喘息, 兩下肢疼冷
을 다스린다. 六畜胎子의 諸毒을 없앤다(豉 항에서 인용).

重校藥徵: 心中懊憹를 主治하고 心中結痛 및 心中滿悶과 煩躁를 겸하여 치
료한다.

氣血水藥徵: 기가 心中에서 치받는 것을 치료한다.

中藥學講義: 解表, 除煩(淡豆豉 항에서 인용).

性　味 苦, 寒.

**현대의
효능주치** 발표하고 除煩하며 鬱症을 제거하며 급성 열성병, 오한, 발열, 두통, 번조, 흉중
의 불쾌김을 치료힌다.

《상한론》《금궤요략》의 운용법

◆**效能主治**◆

흉부의 번민감을 제거한다. 또, 催吐藥의 보조작용을 한다.

①**治鬱除煩作用**——흉부의 鬱熱에 의한 번민감을 제거하고 心中懊憹 및 불면을 치료하지만 香豉 單味로는 약하고 반드시 山梔子와 배합하여 쓴다.

②**催吐補助作用**——瓜蒂 등의 催吐作用을 가진 약물과 배합하여 催吐作用 증강을 목표로 쓴다.

◆**대표적인 배합응용과 처방**◆

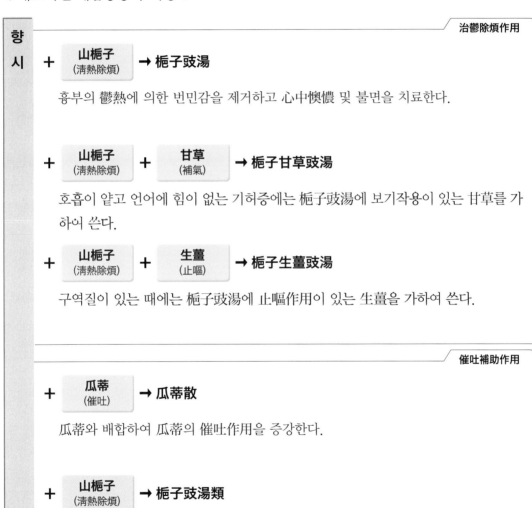

향
시

治鬱除煩作用

+ 山梔子 (清熱除煩) → 梔子豉湯

흉부의 鬱熱에 의한 번민감을 제거하고 心中懊憹 및 불면을 치료한다.

+ 山梔子 (清熱除煩) + 甘草 (補氣) → 梔子甘草豉湯

호흡이 얕고 언어에 힘이 없는 기허증에는 梔子豉湯에 보기작용이 있는 甘草를 가하여 쓴다.

+ 山梔子 (清熱除煩) + 生薑 (止嘔) → 梔子生薑豉湯

구역질이 있는 때에는 梔子豉湯에 止嘔作用이 있는 生薑을 가하여 쓴다.

催吐補助作用

+ 瓜蒂 (催吐) → 瓜蒂散

瓜蒂와 배합하여 瓜蒂의 催吐作用을 증강한다.

+ 山梔子 (清熱除煩) → 梔子豉湯類

香豉는 본래 催吐藥은 아니지만 환자의 상태에 따라 혹은 山梔子와 배합하면 催吐作用을 증강한다. 또 梔子豉湯類에서는 '토하는 것'이 치료의 시발점이 된다.

配合處方: 瓜蒂散, 枳實梔子湯, 梔子甘草豉湯, 梔子豉湯, 梔子生薑豉湯, 梔子大黃湯. 이상 6처방

止瀉藥 지사약

지사약은 下痢를 그치게 하는 약물을 말하는데 이 항목으로는 赤石脂禹餘糧湯을 구성하는 赤石脂, 禹餘糧을 들 수 있다. 그 외 淸熱藥으로 분류하는 黃連, 黃芩, 黃柏, 白頭翁과 補益强壯藥으로 분류하는 인삼 등도 모두 止瀉作用을 하는 약물이다. 《상한론》《금궤요략》에는 중초부의 하리에는 瀉心湯類와 인삼탕류를 중심으로 쓰고, 하초부의 하리에는 赤石脂禹餘糧湯을 쓰고 있다. 또 五苓散과 같은 이수제를 써서 지사하는 경우도 있다.

赤石脂 傷金 (附)白石脂
적 석 지 　　 백 석 지

기　　원 雲母에서 기원한 점토(다량의 미분해된 雲母의 고운 가루와 이것을 분해할 때 생성되는 카올리나이트(kaolinite)의 혼합물을 기초성분으로 하고 이 혼합물에 산화제2철을 다량으로 함유한 적갈색의 매끄러운 느낌이 있는 치밀한 점토).

異名·別名 赤符, 紅高嶺, 喫油脂, 紅土.

성　　분 함수규산알루미늄 $Al_2O_3 \cdot 2SiO_2 \cdot 4H_2O$(kaolinite)가 위주가 되고 여기에 Fe_2O_3, Cr_2O_3, MgO, FeO 등의 협잡물을 함유.

인용문헌 **神農本草經:** 黃疸洩痢, 腸澼, 膿血, 陰蝕, 下痢赤白, 邪氣癰腫, 疽痔惡瘡, 頭瘍疥瘙를 다스린다(靑石赤石黃石白石黑石脂 등의 항에서 인용).

名醫別錄: 養心氣, 明目, 益精하고 복통, 洩澼, 下痢赤白, 小便自利를 치료하고 癰疽瘡痔, 女子崩中漏下, 난산, 胞衣不下를 다스린다.

藥徵續編: 水毒下痢를 주치하고 便膿血을 겸하여 치료한다.

藥能方法辨: 능히 收濕, 지혈, 固下하므로 益氣, 生肌, 調胃하여 腸澼, 泄痢, 崩帶, 유정, 癰痔를 치료하고 궤양의 상처를 닫고 살을 자라게 하며 胞衣를 배출한다. (중략) 붉은 것은 血分에 들어가고 흰 것은 氣分에 들어가는데, 이 적백으로 기혈을 구분하는 이치는 있는 듯하나 어느 것이나 石脂의 功으로 모두 收斂苦澁한다. 따라서 적백 모두 혈분에 들어가는 것이 주가 되고 겸하여 氣分을 조화하는 것이다(赤石脂, 白石脂 항에서 인용).

中藥學講義: 止瀉, 止血.

성　　미 甘澁, 溫.

현대의 효능주치 지사, 지혈, 祛濕하고 肌肉의 회복력을 높인다. 만성 下痢, 혈변, 탈항, 유정, 부정자궁출혈, 대하, 궤양을 치료한다.

《상한론》《금궤요략》의 운용법

◆效能主治◆

하초의 냉기가 강하고 下痢와 하혈하는 것에 쓴다.

◆대표적인 배합응용과 처방◆

止瀉止血作用

적석지

+ **禹餘糧** (收斂止瀉) → **赤石脂禹餘糧湯**

人蔘湯보다 한층 냉기가 강하고 특히 하초의 냉기가 심한 경우의 지사지혈에 쓴다.

+ **乾薑** (溫補回陽) → **桃花湯**

강한 냉기를 동반하는 下痢, 농혈변의 지사지혈에 쓰지만 赤石脂禹餘糧湯보다 중초·하초의 양기가 虛冷한 경우에 쓴다.

配合處方: 赤石脂禹餘糧湯, 赤石脂丸, 桃花湯, 風引湯. 이상 4처방.

白石脂㊎

기 원 알칼리 雲母가 기원인 알칼리성 카올린으로 이루어진 점토(赤石脂에서 산화제 2철을 제거한 성분의 것을 이름).

異名·別名 白符, 隨, 白陶土.

성 분 할로이사이트(halloysite) 외 철, 마그네슘, 칼슘 등

인용문헌 **神農本草經:** 앞의 적석지 항 참조.

名醫別錄: 養肺氣, 厚腸, 補骨髓하여 五臟驚悸不足과 心下煩을 치료하고 복통을 그치며 小腸水를 내리고 澼熱, 溏便, 膿血, 女子崩中漏下·赤白帶下를 치료하고 癰疽瘡痔를 없앤다.

藥能方法辨: 앞의 적석지 항 참조.

| 性 味 | 甘酸, 平. |
| 현대의 효능주치 | 지사지혈한다. 만성 下痢, 부정자궁출혈, 대하, 유정을 치료한다. |

《상한론》《금궤요략》의 운용법

◆效能主治◆

적석지와 거의 비슷한 효능이 있다고 생각되나 사용방제는 風引湯 한 처방뿐이어서 상세한 것은 명확하지 않다.

◆대표적인 배합응용과 처방◆

배합응용 미상.

配合處方: 風引湯. 이상 1처방.

禹餘糧 太一禹餘糧 ⑱

기 원	여러 색의 점토를 포함한 내부에 공포가 있는 철광물. 여러 색이 있는 것 모두 禹餘糧이라 하고 그 가운데 적철광을 많이 함유해서 적자색을 띠는 것을 太一餘糧이라 한다. *비고참조
異名·別名	禹余糧, 禹餘粮, 禹余粮, 太一餘粮, 太一余粮, 禹粮石, 石腦.
성 분	주요성분은 갈철광(2Fe₂O₃·3H₂O), 적철광(Fe₂O₃), 加水하로사이트(Al₂O₃·SiO₂·2H₂O·2H₂O)이지만 그 가운데 적철광을 많이 함유한 것이 太一餘糧이다.
인용문헌	**神農本草經**: 해역상기, 癥瘕, 血閉, 漏下를 다스리고, 사기를 없앤다(太一餘糧 항에서 인용). 해역, 한열, 煩滿을 다스리고 赤白帶下를 없애고 血閉, 癥瘕, 대열을 다스린다(禹餘糧 항에서 인용). **藥能方法辨**: 血分의 重劑로 固下한다. 해역, 下痢, 血閉, 血崩을 치료하고, 催産하며 下焦病이 있는 자는 모름지기 禹餘糧, 赤石脂를 사용해야 하는데 禹餘糧이 하초를 든든하게 하는 것 외에도 소변을 통하게 하는 효능이 있어 이것이 重劑로써 하강시키는 까닭이다(禹餘糧의 항에서 인용). **中藥學講義**: 지사, 지혈(禹餘糧의 항에서 인용).
性 味	甘澁, 平.

腸出血, 慢性 下痢, 子宮不正出血, 帶下, 痔疾을 치료한다.

《상한론》《금궤요략》의 운용법

◆效能主治◆
장을 수렴해서 설사를 그친다.

◆대표적인 배합응용과 처방◆

止瀉作用

| 우여량 | + | 赤石脂
(止瀉止血) | → 赤石脂禹餘糧湯 |

장의 기능부전에 의한 下痢를 치료한다. 人蔘湯보다 한층 냉감이 심하고 특히 하초의 냉증이 심한 경우 설사를 그칠 목적으로 쓴다.

配合處方: 赤石脂禹餘糧湯. 이상 1처방.

◆비고◆
禹餘糧과 太一餘糧의 기원은 옛날부터 혼란스럽다. 그 혼란은 禹餘糧과 太一餘糧이 완전히 동일한 것인지, 산지에 따라 區別되는 것인지, 총칭과 특징한 것의 구별인가에 대한 것이다. 더욱이 太一禹餘糧이라는 명칭도 있기 때문에 혼란이 가중된다.

〈正倉院 藥物을 中心으로 한 古代 石藥의 硏究〉에 의하면 도홍경 이후의 본초가 중에 禹餘糧과 太一餘糧의 구별에 대하여 자신의 의견을 확실히 가진 학자도 적었고, 일찍이 唐代부터 두 종에 대한 구별이 확실하지 않아 혼란스러웠다. 이것은 太一禹餘糧이라고 부른 合稱이 있는 것을 봐도 알 수 있다. 게다가 그 기원에 대하여 《新修本草》의 注에 있는 '自赤及紫, 俱名太一[*1], 其諸色通謂餘糧[*2](적색 및 자색을 띠는 것의 명칭은 太一이고, 여러 색이 있는 것의 통칭은 禹餘糧이다).'을 정당한 정의이라고 결론짓고 있다. 본서에서도 이 설이 타당하다고 생각해서 禹餘糧을 총칭으로 보고 그 가운데 적자색인 것을 太一餘糧으로 하였다. 그러나 《상한론》의 赤石脂禹餘糧湯에는 太一禹餘糧이라는 합칭으로 수재되어 그 기원이 총칭인가 太一餘糧을 가리키는가는 확정할 수 없다.

또한 현재 중국에서는 禹餘糧, 太一餘糧, 太一禹餘糧의 구별은 하지 않고, 禹餘糧의 별칭으로 太一餘糧, 太一禹餘糧을 쓴다. 《중약대사전》에 의하면 그 기원은 '산화물류의 광물, 갈철광 Limonite의 일종'이고, 적갈색인 것을 良品으로 친다.

[*1] 이 설은 도교사상에서 太一이 紫微宮(北極新界)을 의미하고 자색을 상징하고 있는 것에서부터 시작되었다.
[*2] 〈正倉院 藥物을 中心으로 한 古代 石藥의 硏究〉의 注에는 '여기 餘糧은 禹餘糧을 말하는 것이다'라고 되어 있다.

瀉下藥 사하약

사하약은 배변을 촉진하는 下劑로 쓰는 약물을 말한다. 《상한론》《금궤요략》에 있는 방제에는 陽明病의 主劑인 承氣湯類가 중심이 된다. 그 主藥은 大黃이고 다음으로는 芒硝가 있다. 이 2종은 청열작용도 겸한다. 大黃과 芒硝는 달이는 방법도 특별히 지시하고 있어서 다른 약을 먼저 달이고 大黃과 芒硝는 나중에 달이는 경우가 많다. 이것은 大黃과 芒硝를 너무 오래 달여서 사하효과가 손실되는 것을 막도록 배려한 것이다. 또 承氣湯類에서 사하작용의 力價는 大黃의 양을 증감시켜서가 아니라 甘草 등의 緩和藥을 가감하여 조정한다. 사하약 가운데서도 특히 사하작용이 강한 것을 峻下藥이라 하는데 甘遂, 莞花, 大戟, 巴豆가 여기에 해당한다. 이러한 峻下藥은 대량의 수분을 배출하는 逐水作用도 있다. 또, 기름 성분을 많이 포함한 하제로 麻子仁丸이 있다. 이것은 麻子仁의 기름 성분으로 腸中의 乾燥便을 미끄럽게 하고 배변을 촉진하는 것이다. 또 鎭咳藥으로 구분된 杏仁도 비슷한 작용을 한다. 그 외 商陸根과 猪膏가 있다.

大黃 대황 傷 金

기　원 여뀌科 ①*Rheum palmatum* Linne, ②*R. tanuticum* Maximowicz, ③*R. officinale* Baillon, ④*R. coreanum* Nakai 또는 이것들이 종간 잡종교배된 것의 根莖. 중국에서는 ①②③이 기원식물이다.

異名·別名 錦紋大黃, 將軍, 川軍, 雅黃, 唐大黃, 馬蹄大黃.

성　분 Anthraquinone(chrysophanol, emodin, rhein), Dianthronone(sennoside A~F), tannin, Rhatannin, stilbene 유도체, Lindleyin 등

인용문헌 **神農本草經:** 어혈, 血閉의 한열을 내리고 癥瘕, 적취, 留飮, 宿食을 없애고 胃腸을 씻어내며 오래된 것을 밀어내고 새것을 오게 하며 水穀을 소통시키고 중초를 조절하며 소화시키고 오장을 편안하게 하는 것을 담당한다.

重校藥徵: 結毒을 通利한다. 따라서 흉만, 복만, 복통, 대변불통, 宿食, 어혈, 腫膿을 능히 치료하고 발황, 譫語, 潮熱, 소변불리를 겸하여 치료한다.

氣血水藥徵: 혈기가 실한 것을 치료한다.

中藥學講義: 攻積導滯, 瀉火凉血, 逐瘀通經.

性　　味	苦, 寒.

현대의 효능주치　위장계통의 염증을 제거하고 통변시키며 어혈을 제거한다. 實熱便秘, 정신착란으로 헛소리를 하는 것, 飮食停滯로 인한 복부팽만감, 세균성 하리 및 식중독의 초기증상, 복부가 무지근한 것, 腹中硬結, 급성 결막염, 토혈, 비출혈, 황달, 수종, 소변혼탁, 혈뇨, 각종 종기, 화상을 치료한다.

《상한론》《금궤요략》의 운용법

◆效能主治◆

사하·청열작용이 있어 胃腸의 염증을 제거하고 배변시킬 목적으로 사용한다. 황달을 치료하고 혈열을 진정시켜서 어혈을 제거한다.

①瀉下作用——사하에 쓰이는 기본약이다. 腸中의 음식물 적체 및 변비를 치료한다. 또 다른 약과 배합하면 작용이 변화한다.

②治黃疸作用——濕熱을 제거하고 황달을 치료한다.

③淸熱作用——통변을 목적으로 하고 胃腸의 염증을 가라앉힌다.

④驅瘀血作用——통변을 목적으로 하고 혈열을 가라앉히고 어혈을 제거한다.

◆대표적인 배합응용과 처방◆

瀉下作用

대황 + 枳實(瀉下緩和) + 厚朴(瀉下緩和) → 小承氣湯, 大承氣湯, 厚朴大黃湯, 麻子仁丸

변비에 흉복부팽만감, 복통, 구토 등의 염증을 동반하는 경우에 쓴다. 복부의 긴장을 완화시켜 배변을 용이하게 한다.

+ 甘草(瀉下緩和) 및 芍藥(瀉下緩和) → 大黃甘草湯*, 桂枝加大黃湯**

대황의 사하작용을 완화시키고 복통을 달래는 작용이 있다. 甘草, 芍藥과 함께 배합하면 그 효과가 한층 높아진다. 대부분은 陰病의 변비에 쓴다.

+ 炮附子(補陽) → 大黃附子湯

陰病인데 일반적으로 사하제를 쓰면 陽虛證이 한층 심해지게 되고 下痢가 그치지 않게 될 위험이 있을 때 양기를 보하면서 사하시킨다.

79

+ 麻子仁
(潤腸通便) **+** 杏仁
(潤腸通便) **→** 麻子仁丸

건조성 변비 이른바 토끼똥 형태의 동글동글한 변이 있을 때 쓴다.

[※]는 감초, ^{※※}는 감초와 작약을 쓰는 처방임.

治黃疸作用

+ 茵蔯蒿
(清熱治黃疸) **+** 山梔子
(治黃疸) **→** 茵蔯蒿湯

황달을 치료하는 경우의 기본배합.

+ 山梔子
(治黃疸) **→** 梔子大黃湯, 大黃消石湯

이 배합도 황달을 치료하는 경우의 기본배합이다.

清熱作用

+ 芒硝
(清熱瀉下) **→** 調胃承氣湯, 桃核承氣湯, 大黃牡丹湯, 大陷胸湯

陽明病 사하제의 기본배합. 두 약재의 강력한 사하작용과 찬 성질로 통변시킬 목적으로 사용하며 胃腸의 염증을 가라앉힌다.

驅瘀血作用

+ 桃仁
(潤腸驅瘀血) **→** 桃核承氣湯, 大黃牡丹湯

통변과 驅瘀血作用을 겸한 경우의 기본배합.

配合處方: 茵蔯蒿湯, 桂枝加大黃湯(계지가작약대황탕), 下瘀血湯, 厚朴三物湯, 厚朴七物湯, 厚朴大黃湯, 柴胡加龍骨牡蠣湯, 梔子大黃湯, 瀉心湯(삼황사심탕), 小承氣湯, 大黃黃連瀉心湯, 大黃甘草湯, 大黃甘遂湯, 大黃䗪蟲丸, 大黃消石湯, 大黃附子湯, 大黃牡丹湯(대황목단피탕), 大陷胸丸, 大陷胸湯, 大柴胡湯, 大承氣湯, 調胃承氣湯, 抵當丸, 抵當湯, 桃核承氣湯, 風引湯, 茯甘五味加薑辛半杏大黃湯(영감강미신하인황탕), 附子瀉心湯, 鱉甲煎丸, 防己椒目葶藶大黃丸, 麻子仁丸. 이상 31처방.

芒硝⒮ 芒消⒮
망초 망소

기　원	유조석 Mirabite(主成分 Na2SO4 · 10H2O). *비고참조
異名·別名	消石, 馬牙消, 瀉利鹽, 硫苦, 朴消, 朴硝.
성　분	Na2SO4 · 10H2, MgSO4, CaSO4 등.

인용문헌　**神農本草經**: 오장의 적열, 위의 팽창과 폐색을 담당하고 음식물의 적체를 씻어 없애며 오래된 것을 밀어내고 새것을 올 수 있게 하고 사기를 제거한다(消石 항에서 인용). 한열사기를 제거하고 육부의 積聚를 물리치고 結固留癖을 치료한다(朴消 항에서 인용).

名醫別錄: 오장의 積聚久熱, 胃閉, 사기를 제거하고 留血, 腹中의 痰이 심하게 결박되어 있는 것을 깨뜨리며 경맥을 통하게 하고 대소변 및 생리를 순조롭게 하며 五淋을 치료하고 祛瘀生新하고 朴消에서 생긴다(芒硝 항에서 인용).

重校藥徵: 奘堅한다. 따라서 結胸, 心下石鞭, 鞭滿, 燥屎, 大便鞭, 宿食, 복만, 소복급결, 긴통, 종비 등 제반 해결하기 어려운 독을 치료하고 潮熱, 譫語, 어혈, 황달, 소변불리를 겸하여 치료한다.

氣血水藥徵: 氣實과 熱實을 치료한다.

中藥學講義: 瀉熱導滯, 潤燥軟堅.

性　味	辛苦鹹, 寒.
현대의 효능주치	청열하고 장내의 진액을 보하며 軟便한다. 陽明病의 열 및 변비, 변비로 인한 복부팽만감, 안충혈, 단독, 화농성 종기를 치료한다.

사하약

《상한론》《금궤요략》의 운용법

◆效能主治◆
淸熱瀉下作用에 의하여 胃腸의 염증을 가라앉히고 통변시키는 것을 목적으로 한다. 또 이수작용이 있다. 청열사하작용의 경우에는 대개 大黃과 배합되고 이수작용의 경우에는 다른 이수약과 배합된다.

①**淸熱瀉下作用**——胃腸의 염증을 가라앉히고 통변하는 것을 목적으로 한다. 사하작용의 기본이 되는 약물이다. 大黃이 가장 먼저이고 다음이 芒硝이다.

②**利水作用**——다른 이수약과 배합하고 체내의 수습정체에 의한 각종 병증을 제거한다.

◆대표적인 배합응용과 처방◆

망초 + **大黃** (瀉下) → **承氣湯類, 大陷胸湯, 大黃牡丹湯**

瀉下作用의 기본적인 조합이다. 陽明病의 열증상 및 胃腸의 염증에 의한 건조성 변비를 치료한다. 아울러 흉복부의 번민, 헛소리를 동반하는 고열, 구갈을 치료한다.

+ **大黃** (瀉下) + **桃仁** (緩下驅瘀血) → **桃核承氣湯, 大黃牡丹湯**

桃仁은 기름성분에 緩下作用이 있어서 사하작용을 보조한다. 여기에 大黃을 배합하여 清熱驅瘀血作用을 한다.

+ **甘草** (瀉下緩和) → **調胃承氣湯, 桃核承氣湯, 柴胡加芒消湯**

瀉下作用을 완화한다.

+ **甘遂** (逐水瀉下) → **大陷胸丸, 大陷胸湯**

이수작용이 있어 結胸과 腹水를 瀉下시켜 제거할 수 있다. 다만 甘遂는 극약이므로 虛證에 사용하는 것은 금기이다.

+ **葶藶子** (强心利水) → **大陷胸丸**

이수작용이 있어 實證의 부종과 복수에 사용하여 치료한다. 진해작용도 있어서 특히 폐수종에 효과가 있다.

+ **木防己** (利水) → **木防己湯去石膏加茯苓芒消湯**

각종 부종과 소변불리에 사용한다. 心臟性의 부종을 위시하여 각종 부종에 효과가 있다.

配合處方: 柴胡加芒消湯, 大黃牡丹湯(대황목단피탕), 大陷胸丸, 大陷胸湯, 大承氣湯, 調胃承氣湯, 桃核承氣湯, 木防己湯去石膏加茯苓芒消湯. 이상 8처방.

◆비고◆

1) 종래 芒硝는 Na2SO4라고 여겨져 왔으나 1948년 正倉院 御物 중의 약물연구에 의하여 芒硝는 MgSO4임이 확인되었다. 이로부터 적어도 《상한론》 《금궤요략》의 시대를 포함하

여 唐代 이전의 芒硝는 MgSO4였을 것으로 생각된다. 더욱이 현재 일본시장에서는 공업적으로 정제된 건조유산나트륨(Na2SO4)과 유산마그네슘(MgSO4 · 7H2O) 두 가지가 유통되고 있고 여러 임상가들은 다르게 사용하고 있다. 더욱이 유산마그네슘(MgSO4 · 7H2O)은 日局15收載品이다.

2) 芒硝(芒消)[*1]는 역대 본초서에 기재되어 있는 명칭과 현재 사용하고 있는 명칭에 혼란이 있어서 주의가 필요하다. 《신농본초경》에는 朴消, 消石 두 종류의 기재가 있고, 芒硝는 消石의 별명으로 기재되어 있다. 《상한론》에는 芒消만 보이고 消石은 존재하지 않고 여러 문헌을 인용해서 편집했다고 생각되는 《金匱要略》에는 芒硝, 消石(赤消) 두 가지가 존재하지만 芒消는 消石의 별명이라고 된 것으로 보아 《상한론》《금궤요략》의 시대에는 이 두 가지가 동일한 것(MgSO4)을 지칭했을 가능성이 농후하다.

芒消와 消石은 옛날에 그것들이 동일한 것을 가리키는지 아닌지, 또 그 기원이 무엇인지에 대하여 많은 논의가 있었지만 당나라부터 송나라에 걸쳐서 消石의 기원에 오류가 있었을 가능성이 높다는 설이 있다.[*2] 또한 송나라 이후 消石은 KNO3를 가리키는 것으로 되어 消石이 芒消와는 다른 것으로 인식되었고, 현재 양자는 명확히 구별되고 있다.

[*1] 각 본초서에서는 芒消로 표기되어 있기 때문에 본문 중에는 芒消로 표기했다.
[*2] 이 경위에 관해서는 《經史證類大觀本草》 복각판에 의한 木村康一 박사의 논문에 상세하게 기록되어 있다.

麻子仁 傷金 麻仁 傷金
(마자인) (마인)

기　　원 삼科 대마 *Cannabis sativa* Linne의 과실.

異名·別名 麻子, 火麻仁, 大麻仁, 大麻子.

성　　분 coumarine 유도체 등.

인용문헌 **神農本草經**: 보중익기를 담당한다(麻子 항에서 인용).

　　　　　藥能方法辨: 능히 장위를 滑利하고 緩脾하며 潤燥하고 陽明病에 汗出이 과다하여 변비가 된 것을 치료한다. 또 破積血하고 利小便한다.

　　　　　中藥學講義: 潤燥滑腸, 滋養補虛(大麻仁 항에서 인용).

性　　味 甘, 平.

현대의 효능주치 장의 진액을 보하고 건조변의 배출을 용이하게 하며 보혈한다. 건조성 변비, 월경불순을 치료한다.

《상한론》《금궤요략》의 운용법

◆效能主治◆

장의 진액을 보하고 건조변의 배설을 촉진한다. 또 滋潤補血作用을 한다.

①滋潤緩下作用──麻子仁의 기름성분으로 건조변을 부드럽게 하고 배설을 촉진한다.

②滋潤補血作用──진액과 혈을 보하고 益氣한다.

◆대표적인 배합응용과 처방◆

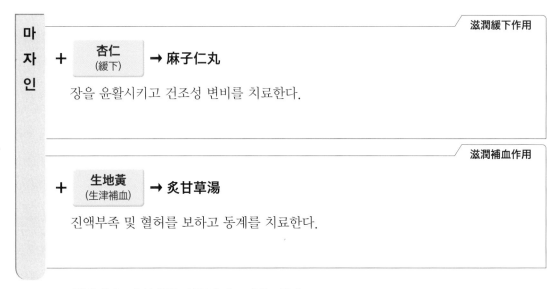

配合處方: 炙甘草湯, 麻子仁丸. 이상 2처방.

商陸根 傷

상 륙 근

기　　원 자리공科 자리공 *Phytolacca esculenta* Van Houtt. 의 뿌리. 중국에서는 *P. acinasa* Roxb. 및 *P. americana* L.이 기원식물이다.

異名·別名 商陸, 蔏根, 夜呼, 當陸, 春牛頭.

성　　분 초산칼륨, triterpenoid saponin (phytolaccatoxin), oxymyristinic acid.

인용문헌 **神農本草經:** 水脹, 疝瘕, 痺를 다스리고, 熨除癰腫, 殺鬼精物한다(商陸 항에서 인용).

藥能方法辨: 능히 通水消腫하고 성질이 沈陰하여 下行하므로 수종, 창만, 瘕疝, 癰腫, 喉痺 등 습열의 병을 치료한다. 과용하면 진액이 갈진되어 痿躄筋攣의 병을 얻게 된다.

中藥學講義: 通便行水, 消腫毒(商陸 항에서 인용).

性　味 甘苦, 寒.

현대의 효능주치 대소변을 통리시키고 水滯를 제거하며 散結作用을 한다. 수종, 복수, 복부의 창만·팽만, 각기, 咽喉腫痛, 화농성 종기, 악성 종기를 치료한다.

《상한론》《금궤요략》의 운용법

◆效能主治◆
대소변을 통리시키고 이뇨시켜 수종을 치료한다.

◆대표적인 배합응용과 처방◆

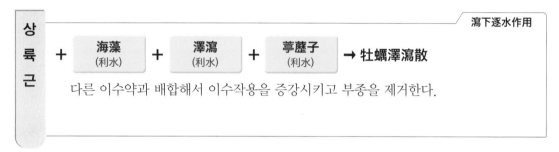

配合處方: 牡蠣澤瀉散. 이상 1처방.

猪膏(金)　猪脂(金)
(저고)　(저지)

기　원 멧돼지科 돼지 *Sus scrofa* Linne var. *domesticus* Gray의 지방. 중국에서는 *S. scrofa domestica* Brisson이 기원동물이다.

異名·別名 豚脂, 猪脂膏, 猪肪膏, 猪脂肪.

성　분 oleic acid, palmitic acid, 스테아린산, linoleic acid 등.

인용문헌 **名醫別錄:** 여러 고약을 달여서 斑猫, 芫靑의 독 해독을 담당한다(豚卵 항에 있는 肪膏 부분에서 인용).

藥能方法辨: 이것은 猪膚가 없을 때 대용하는 것이 가하다. 猪膏는 猪脂를 말한다(猪脂 항에서 인용).

性　味 甘, 凉.

현대의 효능주치 補虛, 補津作用을 한다. 장부의 기가 부족한 것, 변비, 건조성 해수, 피부 각질화, 피부가 트는 것을 치료한다.

《상한론》《금궤요략》의 운용법

◆效能主治◆

장부의 진액을 보하고 통변하여 장의 기능을 조절하며 방귀를 치료하며 황달을 치료한다.

참고: 猪膏와 亂髮 두 가지로 구성된 猪膏髮煎은《금궤요략》중 두 군데에 등장하고 하나는 黃疸病篇에 '諸病黃家, 但利小便. (중략) 諸黃, 猪膏髮煎主之(여러 가지 병으로 황달이 발생한 것은 단지 이뇨시킨다. (중략) 각종 황달을 일으키는 것은 猪膏髮煎이 치료한다)'라고 되어있고, 또 婦人雜病篇에 '胃氣下泄, 陰吹而正喧, 此穀氣實也, 猪膏髮煎導之(胃氣가 下泄하여 방귀가 시끄러울 정도로 나오는 것은 穀氣가 실한 것(食物의 積滯)으로 猪膏髮煎이 이것을 배출한다)'라고 되어있다. 일견 方意는 다른 것처럼 보이지만 대소변을 통하게 한다는 方意는 같다고 생각된다. 또 小兒疳蟲蝕齒方에서 猪膏는 외용약의 연고기재로 쓰고 있다.

◆대표적인 배합응용과 처방◆

通便治黃疸作用

| 저고 | + | 亂髮
(通便利尿) | → 猪膏髮煎 |

장의 진액을 보하고 대소변을 이롭게 하며 방귀를 제거하고 복부팽만을 치료한다. 또 황달을 치료한다.

配合處方: 小兒疳蟲蝕齒, 猪膏髮煎. 이상 2처방.

감수 甘遂 傷金

기　원	대극科 감수 *Euphorbia kansui*의 뿌리.
異名·別名	主田, 重澤, 苦澤.
성　분	유독성분(Kansuinine A,B), triterpenoid(tirucallol, α-euphol, α-euphorbol)
인용문헌	**神農本草經:** 大腹疝瘕, 복만, 면목부종, 留飮, 宿食을 담당하고, 징견적취를 없애며 利水穀道 한다.
	重校藥徵: 水道의 통리를 담당한다. 따라서 결흉, 심하경만, 硬痛, 小腹滿, 小便難을 치료한다.
	氣血水藥徵: 心下 및 小腹의 水結이 실한 것을 치료한다.
	中藥學講義: 瀉水逐飮, 消腫散結.

性　　味	苦甘, 寒.
현대의 효능주치	체내의 水滯를 사하하고 적취를 제거하며 대소변을 통리한다. 腸의 水滯, 留飮, 結胸, 전간, 噎膈, 癥瘕, 변비, 소변불리를 치료한다.
附　　記	사하작용이 강력하므로 사용에 주의해야 한다.

《상한론》《금궤요략》의 운용법

◆效能主治◆

瀉下逐水하는 작용으로 흉복부의 水滯를 제거하고 結胸, 心下痞硬, 복수, 胃內停水 등을 치료한다.

참고: 甘遂의 주성분은 물에 용출되지 않기 때문에 《상한론》의 十棗湯에서는 '분말을 大棗 달인 물에 복용'하는 방법을 제시하고 있다.

◆대표적인 배합응용과 처방◆

瀉下逐水作用

감
수 + **大戟**(瀉下逐水) + **芫花**(瀉下逐水) → **十棗湯**

모두 瀉下逐水作用이 주약효인 약물의 배합이다. 흉복부의 水滯를 사하시켜 없애는 작용이 강화된다.

+ **大黃**(瀉下) → **大黃甘遂湯, 大陷胸湯, 大陷胸丸**

사하작용을 증강하고 흉복부의 水滯를 제거하며 結胸을 치료한다. 여기에 瀉下逐水作用을 증강시키기 위해서는 芒硝를, 이수작용을 증강시키기 위해서는 葶藶子를 첨가하고 작용을 완화시키기 위해서는 芍藥, 甘草, 꿀을 첨가한다.

配合處方: 甘遂半夏湯, 十棗湯, 大黃甘遂湯, 大陷胸丸, 大陷胸湯. 이상 5처방.

芫花 원화 傷金

기　　원	서향科 팥꽃나무 *Daphne genkwa*의 꽃봉오리.
異名·別名	芫, 去水, 毒魚, 頭痛花.
성　　분	Flavonoid(genkwanin, apigenin), sitosterol, benzoic acid, 자극성 유상물질

인용문헌 **神農本草經**: 해역상기, 喉鳴, 喘, 咽腫, 短氣, 고독, 鬼瘧, 疝瘕, 癰腫을 치료하고 魚蟲毒을 없앤다.

重校藥徵: 通利水道한다.

氣血水藥徵: 心水를 치료한다.

中藥學講義: 瀉水逐飮, 殺蟲하고 瘡毒을 치료한다.

性　味 辛苦, 溫.

**현대의
효능주치** 瀉下逐水하고 祛痰한다. 痰飮癖積, 천해, 수종, 脇痛, 명치에서 복부에 걸친 경결 및 팽만감, 식중독, 瘧母, 화농성 종기를 치료한다.

附　記 사하작용이 강력하므로 사용에 주의해야 한다.

《상한론》《금궤요략》의 운용법

◆效能主治◆
강한 逐水作用에 의하여 흉복부의 水滯를 제거한다.

◆대표적인 배합응용과 처방◆

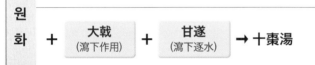

瀉下逐水作用을 주효과로 하는 약재들의 배합이다. 흉복부의 水滯를 사하시켜 제거하는 작용이 강화된다.

配合處方: 十棗湯. 이상 1처방.

大戟 傷金

기　원 ①대극科 京大戟 *Euphorbia pekinensis* 또는 ②꼭두서니科 홍대극 *Knoxia valerianoides* 의 뿌리. 중국에서는 ①을 京大戟, ②를 紅大戟이라고 부른다.
*비고참조

異名·別名 大戟, 下馬仙, 邛鉅, 龍虎草.

성　분 안트라킨 유도체(②의 성분), euphorbon(①의 성분).

인용문헌 **神農本草經**: 고독, 十二水, 복만급통, 적취, 중풍, 피부동통, 토역을 치료한다 (大戟 항에서 인용).

重校藥徵: 通利水道한다.

氣血水藥徵: 水病을 치료한다.

中藥學講義: 瀉水逐飮, 消腫散結.

性　　味 苦辛, 寒.

현대의 효능주치 水滯를 사하하고 대소변을 통리한다. 수종, 담음, 나력, 화농성 종양을 고친다.

附　　記 사하작용이 강력하므로 사용에 주의해야 한다.

《상한론》《금궤요략》의 운용법

◆效能主治◆

사하시켜서 체내의 水滯를 제거한다.

◆대표적인 배합응용과 처방◆

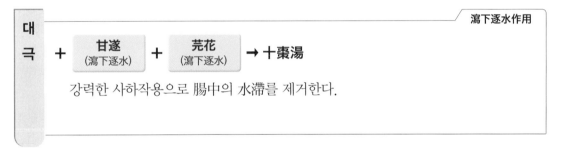

配合處方: 十棗湯. 이상 1처방.

◆비고◆

《상한론》《금궤요략》에서의 大戟은 京大戟이라고 생각되지만 일본에 수입되는 것은 紅大戟이다. 단 최근 일본에서는 峻下藥인 大戟, 巴豆는 거의 유통되지 않는다.

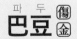

기　　원 대극科 파두 *Croton tiglium Linne*의 종자.

異名·別名 巴菽, 老陽子, 毒魚子.

성　　분 지방유, 수지, tiglic acid, crotonic acid, 독성단백(ricin, crotin).

인용문헌 **神農本草經:** 傷寒溫瘧寒熱을 담당하고 癥瘕結聚堅積을 없애며 留飮痰癖, 大腹水腸을 치료하고 오장육부를 씻으며 폐색된 것을 개통시키고 水穀道를 통리하며 惡肉을 없애고 鬼毒, 蠱疰, 邪物을 제거하고 蟲魚毒을 없앤다.

사하약

藥徵續編: 心腹胸膈의 毒을 主治하여 心腹卒痛, 脹滿吐膿을 겸하여 치료한다.

中藥學講義: 瀉下祛積, 逐水退腫.

性　　味 辛, 熱.

**현대의
효능주치** 한사의 적체를 제거하고 장을 통하게 하며 逐水하며 거담하고 구충한다. 한사로 인한 복통, 흉복부의 창만에 의한 급격한 통증, 癥瘕, 多痰, 하리, 수종을 치료한다. 외용하여 인후의 종통, 악성 종기, 疥癬을 치료한다.

附　　記 瀉下作用이 강력하므로 사용에 주의해야 한다.

《상한론》《금궤요략》의 운용법

◆效能主治◆

열성 峻下逐水藥으로 몸을 따뜻하게 하고 한사에 의한 結胸, 腹脹, 변비를 치료한다. 또 해독작용에 의하여 肺癰을 치료한다. 사하약의 대부분은 淸熱作用이 있고, 巴豆와 같이 몸을 따뜻하게 하면서 사하시키는 것은 적다. 그렇지만 그 작용은 강력하다. 巴豆가 배합된 白散에는 방제를 복용한 후에 熱粥을 복용하면 瀉下逐水作用을 강화하게 되고 冷粥으로는 그 작용을 억제하는 특수한 용법이 있다.

①瀉下作用──강력한 사하작용에 의해 장내의 수분을 변과 함께 배설한다.

②治結胸 · 肺癰作用──逐水作用에 의해 結胸의 水滯를 제거하고 또 다른 排膿藥을 보조로 하여 肺癰을 치료한다.

◆대표적인 배합응용과 처방◆

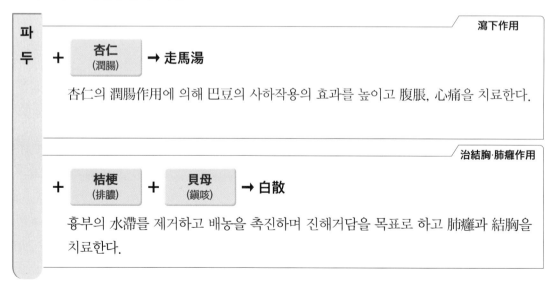

파두 + 杏仁(潤腸) → 走馬湯　　瀉下作用

杏仁의 潤腸作用에 의해 巴豆의 사하작용의 효과를 높이고 腹脹, 心痛을 치료한다.

파두 + 桔梗(排膿) + 貝母(鎭咳) → 白散　　治結胸·肺癰作用

흉부의 水滯를 제거하고 배농을 촉진하며 진해거담을 목표로 하고 肺癰과 結胸을 치료한다.

配合處方: 九痛丸, 走馬湯, 白散. 이상 3처방.

溫補藥 _{온보약}

온보약은 양기를 보하고 몸을 溫補하는 작용을 하는 약물을 말한다. 처방으로는 陰病에 쓰는 附子와 乾薑을 쓰는 처방이 주가 된다. 그 主藥에 生附子, 炮附子, 烏頭, 天雄 등의 附子類가 쓰이는데, 《상한론》《금궤요략》에서는 3단계로 안전성을 고려해서 이 극약을 사용하고 있다. 우선 첫 번째로는 附子類를 사용하는 것은 陰病일 것. 두 번째는 厥陰病과 같이 위독한 경우를 제외하고는 대개 減毒시킨 炮附子를 사용할 것. 세 번째로 生附子를 사용하는 경우에는 반드시 附子를 해독하는 작용이 있는 乾薑과 같이 사용할 것. 세 번째의 경우에는 대부분 감초를 같이 배합하여 해독작용을 높인다. 《금궤요략》에서는 烏頭를 해독하기 위해 꿀을 많이 쓰고 있다.

다른 온보약으로는 乾薑, 細辛, 吳茱萸, 蜀椒, 葱白, 羊肉이 있다. 細辛, 葱白은 후세에는 발표약으로 분류되지만, 《상한론》《금궤요략》에서는 아직 발표약으로의 용도는 보이지 않는다. 또, 補益强壯藥인 인삼, 補血藥인 당귀 등도 모두 온보작용이 있다.

附子類 _{부 자 류} （生附子 _{생 부 자} / 炮附子 _{포 부 자}）　　附子 _{부 자} 傷金　烏頭 _{오 두} 金　川烏 _{천 오} 金　天雄 _{천 웅} 金

기　원　毛茛科 ①오두 *Aconitum carmichaeli* Debeaux, ②*A. japonicum* Thunberg 또는 그 외 근연식물의 塊根. 炮附子는 그 塊根을 제독하여 가공한 것. 중국에서는 ①이 기원식물이고 재배종인 川烏頭와 *A. kusnezoffi* Reichb.가 기원식물인 야생종의 草烏頭가 있고, ①의 독을 감소시킨 것을 附子라고 칭한다. * 비고1)참조

異名·別名　(《상한론》《금궤요략》에 있는 附子類의 명칭)

附子: 투구꽃의 塊根의 子根(子根이 생장한 후 겨울에 채집한 것)을 말함.

烏頭: 투구꽃의 塊根의 母根(子根이 생장하기 이전 봄에 채집한 것)을 말함.

天雄: 투구꽃의 塊根으로 가늘고 길며 子根이 없는 것을 말함.

《名醫別錄》에는 당시 附子와 烏頭는 채집시기에 따라 구별되어 있다. 그러나 후에 채집시기의 根의 상태와 형상으로부터 子根·母根으로 구별하게 되었다.

91

또 附子 가운데도 減毒처리하지 않은 것을 生附子, 減毒처리한 것을 炮附子라고 통칭한다.

그 외의 異名 · 別名: 修治附子, 加工附子, 白河附子, 川烏頭, 草烏頭, 射罔.

성 분 alkaloid: aconitine계 맹독성 물질(aconitine), 아치신계 저독성 물질(아치신), 그 외(하이게나민, 고리네인) 등.

인용문헌 **神農本草經**: 附子: 풍한, 咳逆邪氣, 溫中, 金瘡을 치료하고 癥堅積聚, 血瘕를 없애며, 寒濕踒躄, 拘攣膝痛, 行步不利를 치료한다.

烏頭: 중풍, 오풍, 洗洗然汗出을 치료하고, 寒濕痺, 해역상기, 積聚寒熱을 없앤다.

天雄: 大風, 寒濕痺, 歷節痛, 拘攣을 치료하고, 緩急하며, 積聚邪氣, 金瘡을 없애며, 强筋骨, 輕身하여 걸음걸이를 강하게 한다.

重校藥徵: 喘水를 없애는 것을 주로 한다. 따라서 오한, 복통, 궐랭, 失精, 不仁, 身體骨節疼痛, 四肢沈重痛을 치료하고 下痢, 소변불리, 胸痺, 癰膿을 겸하여 치료한다(附子 항에서 인용).

氣血水藥徵: 기혈의 순환불리를 치료한다(附子 항에서 인용).

中藥學講義: 附子: 回陽補火, 溫中止痛, 散寒燥濕.

烏頭: 祛風濕, 溫經止痛.

天雄: 적응증은 附子와 烏頭와 거의 비슷하다. 風寒濕痺, 역절통을 치료하는 데 가장 우수하다.

性 味 辛甘, 熱.

현대의 효능주치 心 · 腎의 양기를 돕고, 양기를 회복시켜 한사 · 습사를 제거한다. 陽虛로 오한이 심한 것, 발한과다로 인한 양기부족, 하초에 냉기가 심해서 토사하는 것, 腹部冷痛, 수종, 한랭성 하리, 각기부종, 소아의 慢驚風, 風寒濕痺, 하반신 경련 · 마비, 일체의 냉기에 의한 질병을 치료한다.

附 記 한 번에 다량을 복용하면 동계 · 怔忡이 발생하고, 이어서 구순과 수족에 마비감이 생긴다. 또한 양이 많으면 경풍 · 경련 등을 일으키는 경우가 있다. 구순과 수족의 마비감이 있는 것은 용량이 과다한 탓이라고 생각된다. 또 중독을 일으킨 경우에는 바로 응급처치를 하면 대개 금방 회복된다.

《상한론》《금궤요략》의 운용법

◆效能主治◆

附子類는 《상한론》에 生附子(8처방), 炮附子(12처방)만 쓰여서 합계 20처방이 있다. 《금궤요략》에는 生附子(2처방), 炮附子(19처방), 烏頭(5처방), 天雄(1처방)이 쓰이고 있어서 합계 26^{*1}처방이 된다^{*2}. 《상한론》《금궤요략》에서는 附子를 사용한 처방은 陰病에 쓰는 것을 원칙으로 하고, 生附子는 특히 厥陰病에 심기능이 쇠약해서 궐역이 심한, 위중한 경우에만 乾薑과 배합해서 쓰고 있다. 통상적으로 陰病에는 炮附子를 쓰고, 양기부족·냉증의 복통·下痢·관절통 등에 쓴다. 烏頭, 天雄도 기본적으로는 附子와 同種의 생약이므로 용법은 生으로 쓸 때에는 生附子에, 修治한 것은 炮附子의 용법에 준한다.

*1 炮附子와 烏頭 두 가지가 배합된 처방은 한 개가 있다.
*2 《상한론》20처방, 《금궤요략》26처방이라고 하는 처방수는 두 책에 중복되어 있는 처방도 각각 계수한 숫자이다. 더욱이 薏苡附子敗醬散에 관해서는, 《금궤요략》에 기재되어 있는 것은 修治했는지 여부가 명확하지 않으나 處方의 증으로 볼 때 厥陰病은 아니기 때문에 炮附子가 배합되어 있는 것으로 해서 계수하였다.

◆附子의 사용원칙◆

①원칙적으로 附子는 陰病에 쓴다. 陽病의 段階에서 附子를 쓰면 보통 중독을 일으키기 때문에 陰病의 판정이 중요하다.

②陰病이라도 太陰病과 少陰病의 단계에서는 안전성을 배려해서 炮附子를 쓴다. 양기부족과 냉증의 관절염 및 근육통, 류머티즘 등은 炮附子로 충분히 효과를 높일 수 있다.

③厥陰病의 단계에 이른 때에는 生附子를 사용한다. 그러나 이 경우에도 안전성과 양기부족을 돕는 의미로 附子를 해독하는 작용이 있고 동시에 熱藥인 乾薑을 같이 쓰는 것이 원칙이다.

◆대표적인 배합응용과 처방◆

A. 생부자

陰病의 양기부족이 심한 경우에 溫補回陽하여 심기능을 강화시키고 厥逆을 치료한다.

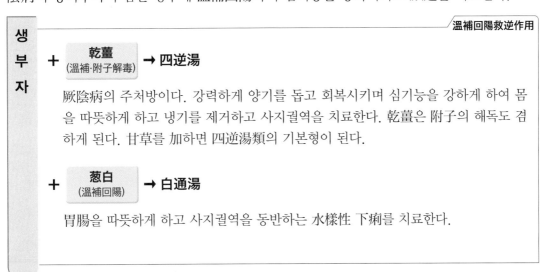

溫補回陽救逆作用

생부자 + 乾薑 (溫補·附子解毒) → 四逆湯

厥陰病의 주처방이다. 강력하게 양기를 돕고 회복시키며 심기능을 강하게 하여 몸을 따뜻하게 하고 냉기를 제거하고 사지궐역을 치료한다. 乾薑은 附子의 해독도 겸하게 된다. 甘草를 加하면 四逆湯類의 기본형이 된다.

+ 葱白 (溫補回陽) → 白通湯

胃腸을 따뜻하게 하고 사지궐역을 동반하는 水樣性 下痢를 치료한다.

B. 포부자

①溫補回陽作用－ 陰病의 양기부족인 모든 경우에 쓸 수 있다.

②祛寒止痛作用——냉기에 의한 모든 관절통·요통·근육통을 치료한다.

③陰病에 대한 溫補發表作用──少陰病의 양기부족의 경우에 양기를 보하면서 발표한다.

④溫補利水作用──신체내부의 냉기와 水滯를 제거하여 陰病에 의한 기의 상충(동계, 眩暈, 頭重感 등)과 야간배뇨를 동반하는 빈뇨·잔뇨감 및 냉기에 의한 요통 등을 치료한다.

温補回陽作用

포
부
자

+ **芍藥** (止汗緊張緩和) + **甘草** (緊張緩和) → **桂枝加附子湯**

表虛의 상태로 땀이 그치지 않고 사지경련으로 伸展하지 못하는 경우에 쓴다.

+ **大黃** (瀉下) → **大黃附子湯**

陰病의 변비인 경우에 대개 사하제를 쓰면 陽虛證이 한층 더 심해지게 되고, 下痢가 그치지 않게 될 위험이 있을 때에 양기를 보하면서 사하시킨다.

+ **粳米** (補益) → **附子粳米湯**

溫補補益作用에 의하여 냉한에 의한 복통을 치료한다.

祛寒止痛作用

+ **桂枝** (止痛) → **桂枝附子湯, 桂枝加附子湯, 桂枝去芍藥加附子湯, 八味腎氣丸**

냉증의 관절통·요통·근육통을 치료하는 경우의 기본배합이 된다.

+ **桂枝** (止痛) + **麻黃** (發表利濕) → **桂枝芍藥知母湯**

냉증에 의한 관절과 근육의 각종 통증에 奏效하다.

+ **甘草** (緊張緩和) → **芍藥甘草附子湯**

냉증에 의한 관절통과 근육통을 치료한다. 다만 水滯를 동반하는 때에는 잘 사용하지 않는다.

溫補發表作用(陰病)

+ 麻黃 (發汗發表) **→ 麻黃細辛附子湯, 麻黃附子甘草湯**

양기를 도우면서 약간 발한시켜서 음병을 제거한다.

溫補利水作用

+ 白朮 (利水) **+** 茯苓 (利水) **→ 眞武湯**

냉증이 심해서 체내의 水滯를 제거하지 못하는 경우에 온보하여 이수작용을 활발하게 하고 냉증과 水滯를 함께 제거한다.

+ 茯苓 (利水) **+** 澤瀉 (利水) **→ 八味腎氣丸**

하초의 냉증과 水滯를 제거하고 陰病의 빈뇨 · 야간배뇨 · 잔뇨감 · 요통 등을 치료한다.

配合處方

- 生附子/ 乾薑附子湯, 四逆加人蔘湯, 四逆湯, 通脈四逆加猪膽湯, 通脈四逆湯, 白通加猪膽汁湯, 白通湯, 茯苓四逆湯. 이상 8처방.
- 炮附子/ 烏梅丸, 黃土湯, 栝樓瞿麥丸, 甘草附子湯, 九痛丸, 去桂加白朮湯, 桂枝加附子湯, 桂枝去芍藥加附子湯, 桂枝去芍藥加麻黃細辛附子湯, 桂枝芍藥知母湯(계작지모탕), 桂枝附子湯, 赤石脂丸, 芍藥甘草附子湯, 朮附子湯, 眞武湯, 頭風摩散, 大黃附子湯, 竹葉湯, 八味腎氣丸(팔미지황환), 附子粳米湯, 附子瀉心湯, 附子湯, 麻黃細辛附子湯(마황부자세신탕), 麻黃附子甘草湯, 麻黃附子湯, 薏苡附子散. 이상 26처방.
- 附子의 修治不明/ 薏苡附子敗醬散. 이상 1처방
- 烏頭(蜜煎)/ 烏頭湯(藥味는 川烏라고 기재), 烏頭桂枝湯. 이상 2처방.
- 烏頭(炮)/ 赤石脂丸, 赤丸. 이상 2처방.
- 烏頭(熬)/ 烏頭煎. 이상 1처방.
- 天雄(炮)/ 天雄散. 이상 1처방.

◆비고◆

1) 《中華人民共和國藥典》(2005년판)에는 부위와 관련하여 '附子: 子根' '川烏頭: 母根' '草烏頭: 塊根'이라고 기재되어 있지만, 중국의 시장에서 유통되고 있는 子根 · 母根은 혼란이 있다. 또 草烏頭는 야생종이므로 근연종이 혼입되는 경우도 있다.

2) 중국에서 附子類를 처음으로 재배한 것은 謝靈運(400년경)으로, 《상한론》《금궤요략》당시의 附子類는 모두 야생품이었다고 생각된다. 또 《금궤요략》에 있는 '川烏'라는 명칭은 四川省에서 생산되는 烏頭를 말하며, 《名醫別錄》에 '犍爲의 山谷 및 廣漢에서 난다(犍爲, 廣漢은 현재 四川省의 한 지방)'라고 되어 있는 것처럼 당시부터 烏頭를 포함한 附

子類는 四川省에서 생산되는 것이 꽤 유통되었으라 짐작된다. 또, 본격적인 재배의 기록은 송나라의《本草圖經》에 처음 나오지만, 이것도 四川省의 彭明이라는 한 지방에서 행한 것이다. 川烏頭 草烏頭의 명확한 구별은 명나라 이전에는 없었지만 李時珍은《본초강목》에 四川省에서 생산된 재배품을 川烏頭, 江左, 山南 등 다른 지방의 생산품을 草烏頭로 했다. 현재 중국에서 재배품을 川烏頭라 부르는 것은 여기에서 유래되었다고 생각된다.

乾薑^{건강}⦿ 乾姜^{건강}㊙

기　원　생강科 생강 *Zingiber officinale* Roscoe의 根莖을 건조한 것. *生薑의 비고를 참조

異名·別名　干姜.

성　분　生薑 항 참조.

인용문헌　**神農本草經:** 흉만, 해역상기를 다스리고, 溫中止血하며, 땀을 나게 하고 風濕痺를 없애고 腸澼下痢를 다스린다.

　　重校藥徵: 水毒이 結滯된 것을 주치한다. 따라서 乾嘔, 吐下, 궐랭, 번조, 복통, 흉통, 요통, 소변불리, 小便自利, 咳唾涎沫을 치료한다. 生薑은 구토를 주치한다. 乾薑은 結滯된 수습을 주치한다(乾薑互考 항에서 인용).

　　氣血水藥徵: 기역해서 혈기가 순환하지 않는 것을 치료한다.

　　中藥學講義: 回陽, 溫中, 溫肺化痰, 溫經止血.

性　味　辛, 熱.

현대의 효능주치　위장계통을 따뜻하게 하여 한기를 제거하고 回陽하여 냉기를 없앤다. 심장부위에서부터 복부에 걸쳐 통증, 구토, 下痢, 사지냉증이 있고 맥이 微한 것, 水滯와 냉증에 의한 喘咳, 風寒濕痺, 陽虛로 인한 구토, 비출혈, 하혈을 치료한다.

附　記　안충혈과 치질에 乾薑을 다량으로 복용하면 환부의 충혈이 악화되므로 사용량에 주의한다.

《상한론》《금궤요략》의 운용법

◆效能主治◆

위장의 기능을 왕성하게 하여 양기를 회복시키고, 사지를 따뜻하게 하여 궐역을 치료한다. 폐부를 溫補시켜 폐부위에 정체된 한사와 水滯를 제거하고 진해거담한다. 또, 지혈작용에

의하여 虛寒性의 토혈·혈변 등을 그치게 한다. 止嘔作用이 우수하고 胃內의 寒飮을 제거하며 止嘔한다. 生附子를 해독시키고 중독을 예방한다.

①溫補回陽作用──양기를 회복시켜 신체의 사지말단을 따뜻하게 하며 궐역을 치료한다.

②溫肺除寒陰作用──脾胃의 기능을 높이고 回陽하며 溫肺하여 폐부에 정체된 한사와 水滯를 제거하고 진해거담한다.

③溫經止血作用──신체를 따뜻하게 하고 回陽시켜 虛寒性의 구토·혈변·不正出血 등을 치료한다. 단, 溫病血分의 열증상에 동반하는 출혈에는 적절하지 않다.

④止嘔作用──胃部에 정체한 寒飮을 제거하고 구토기운을 그친다. 대개 半夏와 배합하여 쓴다.

⑤溫補脾胃作用──위장을 따뜻하게 하고 기능회복을 목표로 한다. 대개 인삼과 배합하여 쓴다.

⑥生附子의 해독──많은 경우 감초와 배합하고 生附子를 해독한다.

◆대표적인 배합응용과 처방◆

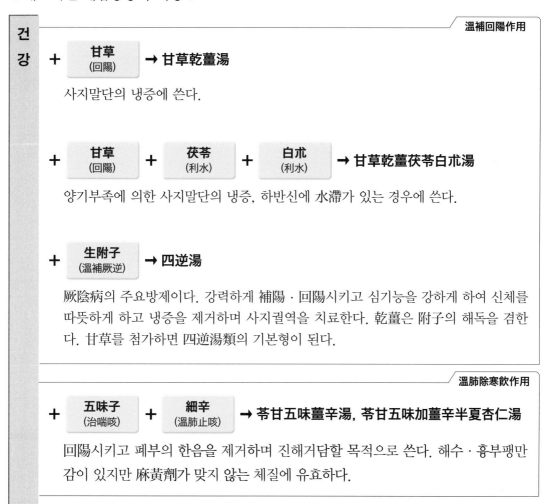

건
강

溫補回陽作用

+ 甘草 (回陽) → 甘草乾薑湯

사지말단의 냉증에 쓴다.

+ 甘草 (回陽) + 茯苓 (利水) + 白朮 (利水) → 甘草乾薑茯苓白朮湯

양기부족에 의한 사지말단의 냉증, 하반신에 水滯가 있는 경우에 쓴다.

+ 生附子 (溫補厥逆) → 四逆湯

厥陰病의 주요방제이다. 강력하게 補陽·回陽시키고 심기능을 강하게 하여 신체를 따뜻하게 하고 냉증을 제거하며 사지궐역을 치료한다. 乾薑은 附子의 해독을 겸한다. 甘草를 첨가하면 四逆湯類의 기본형이 된다.

溫肺除寒飮作用

+ 五味子 (治喘咳) + 細辛 (溫肺止咳) → 苓甘五味薑辛湯, 苓甘五味加薑辛半夏杏仁湯

回陽시키고 폐부의 한음을 제거하며 진해거담할 목적으로 쓴다. 해수·흉부팽만감이 있지만 麻黃劑가 맞지 않는 체질에 유효하다.

温經止血作用

+ 赤石脂
(止血止瀉) → 桃花湯

이 배합은 少陰病으로 농혈변이 있는 下痢를 치료하는 때의 기본이 된다.

止嘔作用

+ 半夏
(止嘔) → 乾薑人蔘半夏丸, 半夏乾薑散, 茯甘五味加薑辛半杏大黃湯, 半夏瀉心湯

강한 止嘔作用이 있다. 특히 胃內 한음의 정체를 동반하는 嘔吐에는 잘 듣는다.

温補脾胃作用

+ 人蔘
(温補脾胃) → 乾薑人蔘半夏丸, 人蔘湯, 理中丸

위장계통이 냉해서 기능이 약하기 때문에 발생하는 구토 · 下痢 · 복부팽만감 · 복통 · 장폐색 등의 제반 증상에 쓰고, 위장계통을 따뜻하게 하여 기능을 회복시킨다.

生附子 解毒

+ 甘草
(回陽解毒) + 生附子
(温補厥逆) → 四逆湯, 四逆加人蔘湯, 茯苓四逆湯, 通脈四逆湯, 通脈四逆加猪膽湯

乾薑과 甘草는 함께 生附子의 해독작용을 한다. 四逆湯類의 기본배합이다.

配合處方: 烏梅丸, 外臺黃芩湯, 王不留行散, 黃連湯, 乾薑黃芩黃連人蔘湯, 乾薑人蔘半夏丸, 乾薑附子湯, 甘草乾薑湯, 甘草乾薑茯苓白朮湯(영강출감탕), 甘草瀉心湯, 九痛丸, 桂枝人蔘湯, 桂苓五味甘草去桂加乾薑細辛半夏湯, 侯氏黑散, 厚朴麻黃湯, 柴胡桂枝乾薑湯, 四逆加人蔘湯, 四逆湯, 梔子乾薑湯, 赤石脂丸, 生薑瀉心湯, 小靑龍加石膏湯, 小靑龍湯, 薯蕷丸, 續命湯, 大建中湯, 通脈四逆加猪膽湯, 通脈四逆湯, 桃花湯, 人蔘湯, 白通加猪膽汁湯, 白通湯, 栢葉湯(백엽탕), 半夏乾薑散, 半夏瀉心湯, 風引湯, 茯甘五味加薑辛半杏大黃湯(영감강미신하인황탕), 茯苓四逆湯, 鱉甲煎丸, 麻黃升麻湯, 理中丸, 苓甘五味加薑辛半夏杏仁湯(영감강미신하인탕), 苓甘五味薑辛湯. 이상 43처방.

◆비고◆
《상한론》《금궤요략》에서의 生薑과 乾薑에 대하여는 生薑의 비고 참조.

細辛 ^{세 신} 傷金

기　　원	마두령科 족도리풀 *Aiasarum sieboldii* F. Maekawa 또는 민족도리풀 *A. het-erotropoides* F. Maekawa var. *mandshuricum* F. Maekawa의 뿌리 또는 根莖.
異名·別名	小辛, 少辛, 細草, 眞細辛, 毒葉草.
성　　분	精油 2~3%(methyl-eugenol), 辛味성분, alkaloid(higenamine) 등.
인용문헌	**神農本草經:** 해역, 頭痛腦疼, 百節拘攣, 風濕痺痛, 死肌를 담당한다. 오랫동안 복용하면 明目, 利九竅한다.
	重校藥徵: 宿飮停水를 主治한다. 따라서 水氣心下하면서 발열, 咳嗽胸滿을 치료한다.
	氣血水藥徵: 宿食停水하여 氣外發하는 것을 치료한다.
	中藥學講義: 發表散寒, 溫肺祛痰, 祛風止痛.
성　　미	辛, 溫.
현대의 효능주치	오한을 제거하여 感冒를 치료한다. 水滯한 것을 통하게 하며 이·비·인후 등의 폐색을 치료하여 인사불성을 회복시킨다. 냉증에 의한 두통, 비염, 축농증, 齒痛, 咳, 痰, 류머티즘에 의한 통증·마비감을 치료한다.
附　　記	마두령科의 식물에서 신장해를 일으킬 수 있는 아리스톨로킥산이 발견되어 細辛에 대해서도 조사했는데 아리스톨로킥산은 지상부의 엽병에 소량 있는 것이 확인되었다. 중국에서는 이전에는 全草를 사용했었지만《中華人民共和國藥典》(2005년판)에서는 부위를 뿌리 및 根莖으로 규정하고 지상부는 제거하는 것으로 바뀌었다. 다만 지방에 따라서는 아리스콜로킥산을 함유한 엽병을 포함한 것이 유통될 가능성도 있으므로 주의가 필요하다.

온보약

《상한론》《금궤요략》의 운용법

◆效能主治◆

大熱藥으로 분류된다. 溫補해서 궐역을 잘 없앤다. 또 온보진해 및 발표작용을 한다.

①溫補(發表)作用——細辛은 乾薑과 함께 附子類 다음가는 大熱藥이다. 이것들을 배합하면 온보작용이 한층 더 강해진다. 또, 발표약과 배합하여 발표작용을 증강시킨다.

②溫補鎭咳作用——細辛 자체에 이 효능이 있지만, 麻黃, 五味子, 乾薑, 半夏 등 진해작용 또는 온보작용을 하는 약물들과 배합하면 이 작용은 한층 증강된다.

③溫補嘔逆作用——細辛은 當歸, 桂枝 등 다른 溫藥과 배합하면 사지말단의 혈류를 촉진하여 사지를 따뜻하게 하고 궐역을 치료한다.

◆대표적인 배합응용과 처방◆

세신

溫補(發表)作用

炮附子(溫補) 또는 **烏頭(炮)**(溫補) → 麻黃細辛附子湯, 大黃附子湯, 赤丸, 桂枝巨芍藥加麻黃細辛附子湯

이 배합은 온보작용이 대단히 강력하므로 陽症에는 거의 쓰지 않고, 少陰病에 쓰이는 溫補劑의 기본배합이 된다.

炮附子(溫補) + **麻黃**(發表鎭咳) → 麻黃細辛附子湯

少陰에 直中한 少陰病에서 시작하는 오한이 강한 감기에 특효가 있다. 細辛+炮附子로 양기를 보하고 麻黃의 발표작용을 도와준다. 또 오한이 강한 해수에도 좋다.

炮附子(溫補) + **大黃**(寫下) → 大黃附子湯

냉기가 복부에 들어가 滯하여 脇腹과 머리에 통증이 있고 대변불통을 일으킨 것을 치료한다.

*은 炮附子, **은 烏頭를 사용한 처방

溫補鎭咳作用

+ **五味子**(鎭咳) → 小靑龍湯

폐를 온보해서 진해거담작용을 촉진한다.

+ **五味子**(鎭咳) + **乾薑**(溫胃) + **半夏**(祛痰利咽) → 小靑龍湯, 厚朴麻黃湯, 茯甘五味加薑辛半杏大黃湯

乾薑을 가하여 온보작용을 증강하고 半夏를 가하여 거담을 촉진하며 인후를 통리한다. 乾薑+半夏는 胃中을 따뜻하게 하고 위내정수를 없애며 止嘔하고 細辛+五味子의 溫補鎭咳作用을 보조한다.

溫補嘔逆作用

+ **當歸**(補血散寒) → 當歸四逆湯, 當歸四逆加吳茱萸生薑湯

사지말단의 혈류를 개선하고 궐역을 치료한다. 桂枝와 芍藥을 배합하면 효과는 증강된다.

配合處方: 烏梅丸, 桂枝去芍藥加麻黃細辛附子湯, 桂苓五味甘草去桂加乾薑細辛半夏湯, 侯氏黑散, 厚朴麻黃湯, 三黃湯, 小靑龍加石膏湯, 小靑龍湯, 赤丸, 大黃附子湯, 當歸四逆加吳茱萸生薑湯, 當歸四逆湯, 茯甘五味加薑辛半杏大黃湯(영감강미신하인황탕), 麻黃

細辛附子湯(마황부자세신탕), 射干麻黃湯, 苓甘五味加薑辛半夏杏仁湯(영감강미신하인탕), 苓甘五味薑辛湯. 이상 17처방.

吳茱萸 ㉑㉟

기　원 운향科 오수유 *Evodia rutaecarpa* Bentham, *E. officinalis* Dode 또는 *E. bo-dinieri* Dode의 과실.

異名·別名 吳萸, 左力, 淡吳萸.

성　분 精油, triterpenoid(limonin), alkaloid(evodiamine, hydroxyevodiamin, de-hydroevodiamine), 지방산 등

인용문헌 **神農本草經**: 溫中, 下氣, 止痛하며 咳逆寒熱을 치료하고, 濕痺와 血痺를 제거하며 逐風邪, 開腠理를 담당한다.

　　　　重校藥徵: 구역질과 胸滿 및 吐利하는 것을 치료한다.

　　　　中藥學講義: 溫中止痛, 理氣止嘔.

성　미 辛苦, 溫.

현대의 효능주치 위장계를 따뜻하게 하고 통증을 멈추고 습사를 제거한다. 분출하는 듯한 구토, 위산의 역류, 두통, 냉증에 의한 토사, 上腹部脹痛, 각기, 疝氣, 구내염, 齒痛, 濕疹, 黃水瘡을 치료한다.

《상한론》《금궤요략》의 운용법

◆效能主治◆
溫補해서 내부의 한음을 제거한다. 특히 위부에 정체한 寒飮에 의해 일어나는 구토 및 두통을 치료한다. 또 한음에 의한 궐역과 下痢, 복통도 치료한다.

◆대표적인 배합응용과 처방◆

祛寒作用

오수유 + 生薑 (溫胃止嘔) → 吳茱萸湯, 當歸四逆加吳茱萸生薑湯

위부에 정체한 한음에 의해 일어나는 嘔吐, 두통 및 사지궐역을 치료한다. 溫補脾胃作用을 하는 人蔘을 첨가하면 작용이 더욱 증강된다.

配合處方: 溫經湯, 九痛丸, 吳茱萸湯, 當歸四逆加吳茱萸生薑湯. 이상 4처방.

蜀椒^{촉초}傷金 川椒^{천초}金

기 원	운향科 천초 *Zanthoxylum bungeanum* Maxim.의 果皮인데, 果皮에서 씨를 최대한 제거한 것. *비고참조

異名·別名 花椒, 大椒.

성 분 精油(*d*-limonen, *β*-mirusen)

인용문헌 **神農本草經:** 사기, 해역을 담당한다. 溫中하고 骨節, 피부의 사기와 寒濕痺痛을 몰아내고, 下氣한다.

藥能方法辨: 능히 發汗散寒하여 해수를 치료하고, 暖胃除濕하여 음식을 소화하고 창만을 제거하며, 心腹冷痛, 吐瀉, 澼痢, 담음, 수종을 치료하고 하초의 허한을 따뜻하게 하며 통경, 安蚘, 殺鬼蛀하고 魚蟲毒과 輕粉의 독을 없앤다.

中藥學講義: 溫中, 止痛, 殺蟲.

性 味 辛, 溫.

현대의 효능주치 위장계를 따뜻하게 하여 기능을 촉진시키고 습을 제거하며 止痛驅蟲하고 고기나 생선으로 인한 식중독을 치료한다. 소화불량, 위내정수, 胸腹冷痛, 구토, 하품, 해수, 風寒濕痺, 下痢, 이질, 疝痛, 齒痛, 회충증, 蟯蟲症, 婦人陰部搔痒을 치료한다.

《상한론》《금궤요략》의 운용법

◆效能主治◆

溫補除寒하고 胃腸 및 부인과 계통의 복통을 치료하며 安胎하는데, 종합하면 냉증에 의한 근·관절통을 치료한다. 또, 陰陽毒의 치료에 쓰인다. 아울러 구충작용과 金瘡을 치료하는 작용이 있다.

①溫補祛寒止痛作用──근육·관절, 위장계, 부인과계 등의 냉증을 제거하고 止痛한다.

②驅蟲作用──기생충을 구충한다. 마찬가지로 구충작용이 있는 오매를 배합하면 그 작용이 강화된다. 대부분 건위약인 黃連, 黃柏, 人蔘 등과 같이 배합한다. 구충작용은 《상한론》에 최초로 나타나고 있다.

③治金瘡作用──칼과 같은 날카로운 물체에 의한 외상을 치료한다. 동일하게 금창치료효과가 있는 王不留行 등과 배합하면 효과가 증강되는데, 治金瘡作用은 《신농본초경》의 '피부의 死肌를 없애는' 약효와 일치한다.

④陰陽毒治療作用──陰陽毒이 어떠한 질병인지에 대하여는 오래 전부터 여러 설이 분분하여 아직 의미가 명확하지는 않지만, 陽毒이라고 하여 반드시 강한 발열을 의미하지 않고

陰毒 역시 강한 한기를 의미하지는 않는다. 病邪가 존재하는 위치에 따른 분류이고 양자 모두 인후통이 있고 발병 초기가 아니면 치료하기 어려운 것으로 보아 온병계통의 疫毒發斑이란 뜻으로 생각된다.

◆대표적인 배합응용과 처방◆

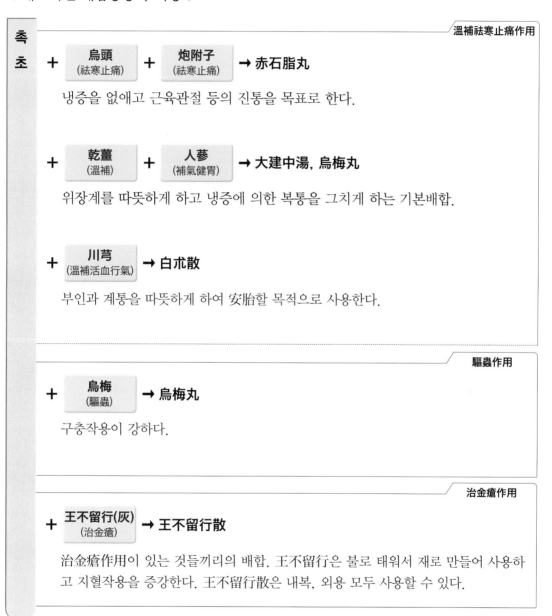

촉초

溫補祛寒止痛作用

烏頭 (祛寒止痛) + 炮附子 (祛寒止痛) → 赤石脂丸

냉증을 없애고 근육관절 등의 진통을 목표로 한다.

乾薑 (溫補) + 人蔘 (補氣健胃) → 大建中湯, 烏梅丸

위장계를 따뜻하게 하고 냉증에 의한 복통을 그치게 하는 기본배합.

川芎 (溫補活血行氣) → 白朮散

부인과 계통을 따뜻하게 하여 安胎할 목적으로 사용한다.

驅蟲作用

烏梅 (驅蟲) → 烏梅丸

구충작용이 강하다.

治金瘡作用

王不留行(灰) (治金瘡) → 王不留行散

治金瘡作用이 있는 것들끼리의 배합. 王不留行은 불로 태워서 재로 만들어 사용하고 지혈작용을 증강한다. 王不留行散은 내복, 외용 모두 사용할 수 있다.

配合處方: 烏梅丸, 王不留行散, 赤石脂丸, 升麻鱉甲湯, 大建中湯, 白朮散. 이상 6처방.

온보약

◆비고◆

1) 蜀椒와 유사한 생약으로 산초가 있다. 蜀椒(Z. bungeanum Max.)는 중국에서는 花椒라고 하고 일본에서는 에도시대부터 蜀椒 대신에 山椒(Z. piperitum (L.) DC)가 사용되어 현재도 효과가 우수한 山椒로 대용하고 있다.

2) 蜀椒의 기원식물 川椒의 종자가 椒目이다. *椒目의 항 참조

葱白^{총백}傷 葱^총金

기　　원　백합科 파 *Allium fistulosum* Linne 의 僞莖.

異名·別名　葱, 葱頭, 葱白頭, 葱莖白.

성　　분　精油(allicin), diallyl monosulfide, 비타민류 등.

인용문헌　**神農本草經**: 湯으로 만든다. 상한한열, 汗出로 중풍, 面目腫을 담당한다(葱實 항 가운데 줄기 부분에서 인용).

藥能方法辨: 능히 양기를 통하게 하여 下行시키고, 또 능히 發汗解肌시키며, 筋痿, 遺尿, 泄精, 尿血을 치료하고 煖腰膝, 利關節하며 또 능히 약독이나 魚肉毒을 해독한다.

中藥學講義: 發表散寒, 通陽.

性　　味　辛, 溫.

현대의 효능주치　발한작용이 있고 양기를 돌려준다. 발열성 질환에 동반한 두통, 냉증에 의한 복통, 소변불리, 변비, 세균성 下痢, 化膿性 종창을 치료하고 구충한다.

《상한론》《금궤요략》의 운용법

◆效能主治◆

辛溫한 약성이 강하여 陰病으로 냉증이 강한 때 사용하고, 복부를 따뜻하게 하고 下痢를 그친다.

참고: 《상한론》《금궤요략》에는 발한작용을 목적으로 사용한 예가 없다.

◆대표적인 배합응용과 처방◆

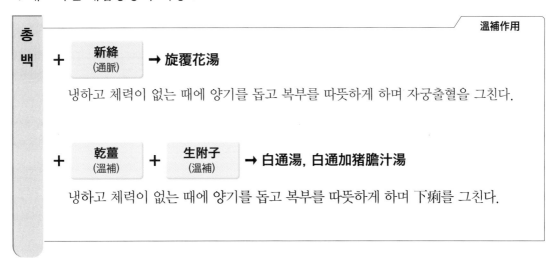

配合處方: 旋覆花湯, 白通加猪膽汁湯, 白通湯. 이상 3처방.

羊肉 (金)

기　원　소科 양 *Ovis aries*의 고기

성　분　수분, 단백질, 지방, 탄수화물, 회분, 칼륨, 인, 철, Vit. B1・B2, nicotinetks, cholesterol.

인용문헌　**名醫別錄:** 緩中, 字乳余疾 및 頭腦大風汗出로 虛勞寒冷한 것을 담당하고 補中益氣, 安心止驚한다(羚羊角 항 중 羊肉 부분에서 인용).

藥能方法辨: 능히 허한을 따뜻하게 하고 益氣穴, 壯陽道하며 開胃健力, 通氣發瘡한다.

性　味　甘, 溫.

현대의 효능주치　益氣補虛作用을 하고 胃腸을 따뜻하게 하며 하반신을 따뜻하게 한다. 마르고 쉽게 피로하거나 腰膝萎弱, 산후허약 및 냉증, 복통, 寒疝, 胃腸이 허해서 구토하는 것을 치료한다.

《상한론》《금궤요략》의 운용법

◆效能主治◆
胃腸을 따뜻하게 하고 寒冷을 제거하며 寒疝, 腹痛을 치료하고 虛勞로 인한 원기부족을 돕는다.

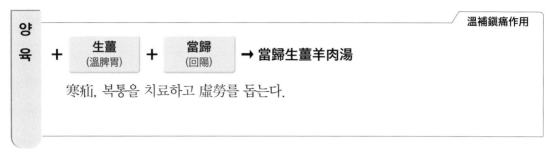

◆대표적인 배합응용과 처방◆

溫補鎭痛作用

양육 + **生薑** (溫脾胃) + **當歸** (回陽) → **當歸生薑羊肉湯**

寒疝, 복통을 치료하고 虛勞를 돕는다.

配合處方: 當歸生薑羊肉湯. 이상 1처방.

氣藥 기약

《상한론》《금궤요략》에서는 병이 생겼을 때의 기의 변동에 대하여 자세히 주의하여 관찰한다. 통상 기의 근원은 배꼽 아래 단전에 있어서 안정되어 있다고 여겨지지만 질병이 생기거나 잘못 치료하면 기는 단전에 머물지 않고 치솟아 오르는 것 같이 상부로 올라간다. 이것을 기의 상충이라고 한다. 기의 병증은 이렇게 '기의 상충'과 '기의 부족'으로 크게 나뉜다. 기가 상충하면 위로 치솟아 오르는 것 같이 기침을 하는 해역상기와 흉부에 기가 結滯해서 흉부팽만감과 흉통을 보이는 胸痺 등의 증상을 일으키기도 한다. 또, 기가 부족한 경우에는 心氣不足 등으로 불리는 숨이 차는 증상이 발생하기 쉽다. 또, 기가 움직이는 상태를 보기 위해 흉부대동맥의 고동을 관찰하는데, 하복부에서 동계가 심한 것을 臍下悸, 心下部까지 동계가 파급되는 것을 心下悸, 기의 상충이 심해서 히스테리증상을 일으키는 경우를 奔豚이라고 한다. 이러한 기의 변동에 쓰이는 약이 氣藥이고, 그 작용에 따라 行氣藥, 降氣精神安定藥, 補氣精神安定藥 등으로 나눈다. 또 淸熱除煩藥으로 분류되는 山梔子, 香豉 등도 氣藥으로 작용한다.

1 行氣藥 행기약

인후나 흉부 등 인체의 일부분에 정체되어 있는 기를 움직이게 하고 개선시키는 작용을 한다. 인후부의 氣滯에 대한 처방으로는 半夏厚朴湯, 胸痺 등에 대한 처방으로는 栝樓薤白白酒湯, 枳實薤白桂枝湯, 橘枳薑湯 등이 있고 行氣藥으로는 厚朴, 枳實, 橘皮, 薤白, 木通, 眞朱, 酒類 등이 있다. 또, 木通은 현재 利水藥으로 분류되어 있지만, 《상한론》《금궤요략》에서는 利水를 목적으로 사용하지 않는다.

기약

Ⅰ 行氣藥

厚朴 후박 傷金

기 원 목련科 후박 ①*Magnolia obovata* Thunberg, ②*M. officinalis* Rehber et Wilson 또는 ③*M. officinalis* Rehder et Wilson var. *biloba* Rehder et Wilson의 樹皮. 중국에서는 ②와 ③의 樹皮, 根皮 및 枝皮가 기원이다.

異名·別名 赤朴, 厚皮, 和厚朴, 唐厚朴.

성 분 alkaloid(magnocurarine, magnoflorine), 精油(β-eudesmol), lignan(magnolol, honokiol) 등.

인용문헌 **神農本草經:** 중풍상한의 두통, 한열, 경계, 氣血痺, 死肌 등을 담당하고 三蟲을 제거한다.

重校藥徵: 胸腹脹滿을 주치하고 복통과 喘을 겸하여 치료한다.

氣血水藥徵: 水氣在裏를 치료한다.

性 味 苦辛, 溫.

현대의 효능주치 위장계의 대사를 좋게 하고, 降氣하며, 위장의 습을 제거하고 喘·痰을 치료한다. 흉복부의 痞滿脹痛, 반위, 구토, 宿食, 痰과 喘咳, 한사와 습사에 의한 下痢를 치료한다.

《상한론》《금궤요략》의 운용법

◆效能主治◆

行氣시켜서 긴장완화를 목표하고, 흉복부의 번민감과 팽만감을 제거한다. 기가 상충한 것을 하강시켜 진해거담을 도모하며, 전체적으로 위장을 따뜻하게 하고 止痛한다.

①**行氣緊張緩和作用**——行氣시키는 것에 능하고, 흉복부의 긴장을 완화시키며, 脹滿과 팽만감을 치료한다. 또 신경계의 긴장을 완화시킨다.

②**降氣鎭咳祛痰作用**——기의 상충을 하강시키고 진해거담을 목표로 한다. 가슴이 조이는 듯하여 아래로부터 치솟아 오르는 것 같은 신경성의 강한 해수와 痰이 있을 때 쓴다.

③**溫胃止痛作用**——胃腸을 따뜻하게 하고 行氣하며 복부의 脹滿과 팽만감을 치료하며 止痛한다.

◆대표적인 배합응용과 처방◆

行氣緊張緩和作用

후박 + 枳實 (行氣緊張緩和) → **枳實薤白桂枝湯**

기의 유통을 좋게 하여 흉복부의 긴장을 완화시키고, 복부의 脹滿을 치료한다. 또한 번민감을 제거하고 정신안정을 도모한다.

+ 枳實 (行氣緊張緩和) + 山梔子 (淸熱除煩) → **梔子厚朴湯**

흉복부의 번민감을 제거하고 정신안정작용을 강화한다.

甘草
(緊張緩和) → **厚朴七物湯**

신경의 긴장과 기의 상충이 있어서 胸部脹滿感이 강할 때 쓴다.

降氣鎭咳祛痰作用

半夏
(祛痰·利咽喉) → **半夏厚朴湯**

신경긴장이 원인이 되어 일어나는 梅核氣 현상을 치료한다.

杏仁
(鎭咳祛痰) → **桂枝加厚朴杏子湯**

虛證으로 麻黃을 사용할 수 없는 경우 진해거담제의 기본이 되는 배합이다. 그러나 여기에 麻黃을 합하여 쓰면 천식상기가 강한 實證인 경우에도 사용할 수 있다.

杏仁
(鎭咳祛痰) + **麻黃**
(鎭咳平喘) → **厚朴麻黃湯**

천식, 해수 등으로 기가 강하게 상충하는 實證일 때 사용한다.

溫胃止痛作用

人蔘
(溫補脾胃) → **厚朴生薑半夏甘草人蔘湯**

脾胃를 온보하고 行氣시켜 복창팽만감 및 복통을 치료한다.

配合處方: 王不留行散, 枳實薤白桂枝湯, 桂枝加厚朴杏子湯, 厚朴三物湯, 厚朴七物湯, 厚朴生薑半夏甘草人蔘湯, 厚朴大黃湯, 厚朴麻黃湯, 梔子厚朴湯, 小承氣湯, 大承氣湯, 半夏厚朴湯, 鱉甲煎丸, 麻子仁丸. 이상 14처방.

枳實 傷金
지 실

기 원 굴科 ①굴 *Citrus aurantium* Linne var. *daidai* Makino, ②*C. aurantium* Linne 또는 ③여름밀감 *C. antsudaidai* Hayata 의 미숙한 과실 그대로 또는 그

것을 절반으로 자른 것. 중국에서는 ②와 *C. sinensis* Osbeck이 기원식물이다.

異名·別名 枳殼.

성 분 精油, flavonoid(naringin, hesperidin, neohesperidin), coumarin, synephrine 등.

인용문헌 **神農本草經:** 大風이 피부에 있어서 麻豆와 같이 가렵고 괴로운 것을 주치한다. 除寒熱結, 止痢, 長肌肉, 利五臟, 益氣, 輕身한다(枳實 항에서 인용).

重校藥徵: 독이 結實된 것을 주치한다. 고로 胸腹滿痛을 치료하고 胸痺停痰과 癱膿을 겸하여 치료한다.

氣血水藥徵: 水氣의 結實을 치료한다.

中藥學講義: 破氣行痰, 散積消痞.

性 味 苦, 寒.

현대의 효능주치 行滯氣, 散痞, 거담을 촉진하고 복중의 경결을 제거한다. 흉복부의 脹滿과 팽만감, 胸痺, 痞痛, 해수, 수종, 飮食停滯, 변비, 위하수, 자궁하수, 탈항을 치료한다.

《상한론》《금궤요략》의 운용법

◆效能主治◆

行氣作用이 있어서 기의 울체를 풀어주며 또 긴장완화작용이 있어서 흉복부의 긴장과 팽만감을 치료한다. 강한 사하약과 배합해서 사하작용을 완화한다. 또 배농작용을 한다.

①行氣緊張緩和作用——行氣시켜서 흉복부의 긴장을 완화시키고 脹滿과 팽만감을 치료한다.

②瀉下緩和作用——사하작용이 강한 大黃이나 芒硝와 배합하여 사하작용을 완화시키고 배변시 동반되는 고통을 완화시킨다. 또 변비에 의한 복부의 脹滿 · 팽만감 및 정신불안을 치료한다.

③排膿作用——배농기전은 명확하지 않지만 여러 화농성 질환에서 화농을 그치게 하거나 배농촉진작용을 한다.

◆대표적인 배합응용과 처방◆

行氣緊張緩和作用

| 지실 | + | 厚朴 (行氣治腹脹) | → 枳實薤白桂枝湯 |

기의 凝滯에 의한 흉복부의 脹滿 및 팽만감에 쓰고, 기의 유통을 좋게 하여 흉복부의 긴장을 완화시키며 腹脹을 치료한다. 더불어 번민감을 제거하고 정신안정을 도모한다.

枳實 + **芍藥**
　　　　(緊張緩和) → 枳實芍藥散, 排膿散, 四逆散, 麻子仁丸, 大柴胡湯.

行氣緊張緩和作用과 항염증작용을 한다.

　　　　　　　　　　　　　　　　　　　　　　　　　　　　瀉下緩和作用

+ **厚朴** + **大黃**
　　(行氣治腹脹)　　(瀉下) → 小承氣湯, 厚朴大黃湯, 厚朴三物湯

변비로 인한 實滿이 원인이 되어 心煩과 복부팽만감이 있을 때 쓴다. 복부의 긴장
을 완화시켜 배변을 용이하게 한다.

　　　　　　　　　　　　　　　　　　　　　　　　　　　　排膿作用

+ **桔梗**
　　(排膿) → 排膿散

각종 종기와 腸癰 등의 화농성 질환에 쓰고, 그 정도에 따라 화농을 그치게 하거나
배농을 촉진한다.

配合處方: 枳實薤白桂枝湯, 枳實梔子湯, 枳實芍藥散, 枳朮湯, 橘枳薑湯, 桂枝生薑枳實
湯, 厚朴三物湯, 厚朴七物湯, 厚朴大黃湯, 四逆散, 梔子厚朴湯, 梔子大黃湯, 小承氣湯,
大柴胡湯, 大承氣湯, 排膿散, 茯苓飮, 麻子仁丸. 이상 18처방.

橘皮金 (陳皮)
굴 피　　진 피

| 기　　원 | 굴科 ①굴 *Citrus unshiu* Markovich 또는 ②*C. reticulata* Blanco의 성숙한 과
피. 중국에서는 ②와 그 재배변종이 기원식물이다. *비고참조 |

異名·別名 紅皮, 黃橘皮, 橘紅, 橘柚, 靑皮.

성　　분 精油(*d*-limonene), flavonoid(hesperidin), sinephrine 등

인용문헌 **神農本草經:** 흉중의 瘕熱, 逆氣를 주치하고 利水穀한다(橘柚 항에서 인용).
　　　　　重校藥徵: 噦逆을 주치하고 胸痺, 停痰, 乾嘔를 겸하여 치료한다.
　　　　　氣血水藥徵: 흉중의 水氣가 상역하는 것을 치료한다.
　　　　　中藥學講義: 理氣健脾, 燥濕化痰.

性　　味 辛苦, 溫.

111

胃腸機能을 조절하고 제습거담한다. 흉복부의 팽만감, 식욕부진, 구토, 딸꾹질, 痰을 동반하는 해수를 치료한다. 解魚蟹毒한다.

《상한론》《금궤요략》의 운용법

◆效能主治◆

健胃하여 胃氣를 行하게 하고 胃部와 흉부의 水滯를 제거하며 逆氣에 의한 噦逆, 乾嘔, 短氣를 치료한다.

①行氣止嘔·噦逆作用——흉부에 水滯 또는 氣滯가 있어서 逆氣를 동반하는 噦逆, 乾嘔, 短氣를 치료한다.

②健胃作用——人蔘과 白朮, 茯苓과 배합하여 健胃를 목적으로 하며 水滯를 제거하고 逆氣를 치료한다.

◆대표적인 배합응용과 처방◆

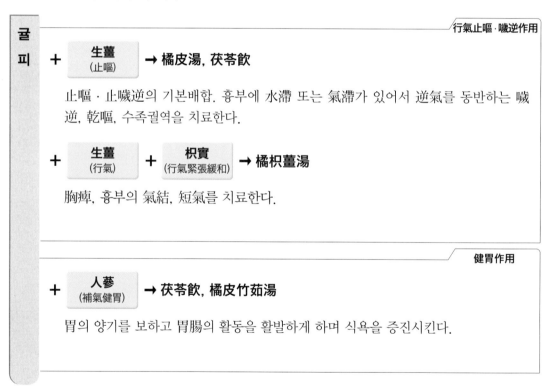

配合處方: 橘枳薑湯, 橘皮竹茹湯, 橘皮湯, 茯苓飲. 이상 4처방.

◆비고◆

《금궤요략》에 등장하는 橘皮는 《신농본초경》에서 말하는 橘柚의 과피를 말하고 현재 귤(*C. reticulata* Blanco) 종류의 과피를 말한다. 또 귤은 재배변종이 많고 日本의 온슈귤도 여기에 해당한다. 陳皮라는 명칭은 《신농본초경》과 《상한론》《금궤요략》이 시대에는 등장하지 않지만,《본초강목》에 의하면 '好古曰 橘皮는 색이 붉고 오래된 것이 좋다. 따라서 紅皮, 陳皮라 한다'고 하여 橘皮는 오래된 것을 陳皮라 칭하고, 품질이 좋은 것으로 친다. 현대 중국에서도 橘皮는 오래된 것을 陳皮로 쓰고 있지만 현재 일본에서는 일반적으로 이러한 구별은 하지 않고 있다.

薤白 해 백 ㊎

기　원	백합科 달래 *Allium macrostemon*, 또는 염교 *Allium chinense*의 鱗莖(비늘꼴줄기).
異名·別名	薤, 薤根, 薤白頭, 大頭菜子, 野蒜.
성　분	휘발성성분(2,3-dihydro-2-hexyl-5-methylfuran-3-on), steroid saponin
인용문헌	**神農本草經**: 금창, 瘡敗를 담당하고 輕身, 불기, 耐老한다(薤 항에서 引用). **重校藥徵**: 胸痺, 胸背痛을 주치하고 천식, 咳唾를 겸치한다. **氣血水藥徵**: 담음이나 기혈순환을 막는 것을 치료한다. **中藥學講義**: 溫中通陽, 下氣散結.
性　味	辛苦, 溫.
현대의 효능주치	行氣하고 흉부의 氣滯를 제거하며 심폐기능의 부조에 동반하는 병증을 치료하고 울체된 기를 소통시킨다. 胸痺, 心痛이 등까지 미치는 것, 心下部의 기가 鬱滯된 것, 乾嘔, 下痢, 瘡癤을 치료한다.

《상한론》《금궤요략》의 운용법

◆效能主治◆

흉중의 양기를 순환시키고, 흉부의 긴장을 완화시키며 胸痺를 치료한다. 또 지사작용을 한다.

①**行氣治胸痺作用**——흉중의 양기를 순환시키고, 긴장을 완화시키며 흉비를 치료한다. 胸痺治療의 要藥이다.

②**止瀉作用**——下痢를 그친다. 이 용법은 《상한론》의 四逆散加味方 하나에만 수재되어 있다.

◆대표적인 배합응용과 처방◆

<table>
<tr><td rowspan="2">해
백</td><td>+ 栝樓實
(治胸痺)</td><td>→ 括蔞薤白白酒湯, 括蔞薤白半夏湯, 枳實薤白桂枝湯</td><td>行氣治胸痺作用</td></tr>
<tr><td colspan="3">胸痺治療의 기본배합이다. 흉중의 양기를 순환시켜주고 긴장을 완화시키며 胸痺, 호흡곤란, 胸痛을 치료한다.</td></tr>
<tr><td></td><td>+ 甘草
(止瀉)</td><td>→ 四逆散(加味方中)</td><td>止瀉作用</td></tr>
<tr><td></td><td colspan="3">가미방으로 기재되어 있다. 甘草와 배합해서 下痢를 그친다.</td></tr>
</table>

配合處方: 栝樓薤白白酒湯, 栝樓薤白半夏湯, 枳實薤白桂枝湯. 이상 3처방.

木通 通草 傷

기 원 으름덩굴科 ①으름덩굴 *Akebia quinata* Decaisne 또는 ②세잎으름덩굴 *A. trifoliata* Koidzumi 의 덩굴의 줄기, 통상적으로 옆으로 자른 것. 중국에서 木桶은 ①②와는 다른 *A. trifoliata* (Thunb) Koidz. var. *australis* (Diels) Rehd. 이 기원식물이다. *비고참조

異名·別名 通草, 白木通, 三葉木通.

성 분 triterpenoid saponin 등.

인용문헌 **神農本草經:** 惡蟲과 脾胃의 한열을 제거하고 九竅, 혈맥, 관절을 통리한다.
藥能方法便: 위로 肺熱을 식히고 진액을 돌게 하며 아래로 대소장, 방광을 부드럽게 하여 제반 습열을 소변으로 배출한다. 따라서 淋瀝不通, 이롱, 目眩, 口燥, 舌乾, 喉痺, 咽痛, 鼻塞, 失音, 脾疸, 嗜眠을 치료한다. 除煩退熱, 排膿止痛하고, 또 行經, 通乳, 通竅, 催生한다(通草 항에서 인용).
中藥學講義: 降火利水(木通 항에서 인용).

性 味 苦, 凉.

현대의 효능주치 청열이뇨하고 消水腫하며 乳汁분비촉진작용과 항진균작용을 한다. 혈뇨, 淋濁, 흉중의 번열, 咽喉腫痛, 乳汁분비곤란을 치료한다.

114

附記 關木通에 대하여: 중국에서는 이전에 木通으로 마두령科 *Aristlochia man-shuriensis* Kom.이 기원인 關木通이 일반적으로 유통되고 있었다. 그러나 關木通에서 腎障害 부작용이 있는 aristolochia산이 확인되어 현재는 사용이 금지되어 있고, 《중화인민공화국약전》(2005년판)에도 삭제되어 있다. 중국 국내용 제제에도 법적으로 사용이 금지되고 있다. 다만 지방에 따라서는 절대로 존재하지 않는다고는 확언하기 어려우므로 이 점은 유의하는 것이 좋다. *비고1)참조

《상한론》《금궤요략》의 운용법

◆效能主治◆

기혈의 흐름을 촉진한다.

참고:《상한론》에서 木通(通草)의 용법은 현재 알려진 청열이뇨와 乳汁·분비촉진을 목적으로 하지는 않는다.

◆대표적인 배합응용과 처방◆

목 통	+	當歸 (溫補補血)	→ 當歸四逆加吳茱萸生薑湯, 當歸四逆湯	通脈作用

혈류를 촉진한다. 補血藥과 배합해서 기혈의 흐름을 촉신하고 궐역을 치료한다.

配合處方: 當歸四逆加吳茱萸生薑湯, 當歸四逆湯. 이상 2처방.

◆비고◆

1) 《신농본초경》과《상한론》에 나오는 通草(木通)는 으름덩굴科 으름덩굴의 덩굴 줄기를 말한다. 한편, 중국에서 木通으로 사용하는 식물은 많은데, 이전에는 關木通, 川木通(미나리아재비科 *Clematis armandii* Franch. 또는 *C. montana* Buch. −Ham.)을 주로 사용했고 으름덩굴은 거의 사용하지 않았다. 그러나 최근 關木通에서 腎障害를 일으키는 aristolochia산이 확인되어 사용이 금지되었기 때문에 현재 중국의 치료현장에서는 川木通과 으름덩굴 등으로 대용하고 있지만, 유사한 효능이 있는 다른 약재를 사용하는 방법을 쓰고 있다.

2) 《신농본초경》과《상한론》에 기재되어 있는 通草는 木通을 말하는 것이지만 현재 通草라고 부르는 것은 당오갈피科의 통탈목(*Tetrapanax papyreferum*)의 莖髓를 말한다.

眞朱 ^{진 주}金

기　　원	천연유화수은, 진사Cinnabar의 광석.
異名·別名	辰砂, 丹沙, 朱沙, 赤丹.
성　　분	HgS.
인용문헌	**神農本草經:** 신체 오장백병을 담당하고, 정신을 기르며, 혼백을 편안하게 하고, 益氣明目한다. 도깨비와 귀신을 죽인다(丹沙 항에서 인용).
	名醫別錄: 血脈을 通하고 煩滿을 그치며 消渴, 정신을 돕고 얼굴을 기쁘게 하며 中惡, 복통, 독기, 疥瘻, 諸瘡을 제거한다(丹沙 항에서 인용).
	藥能方法辨: 心熱을 제거하고 鎭心, 明目하며 安驚, 거풍, 벽사, 해독, 止渴, 安胎한다.
	中藥學講義: 鎭心安神, 해독한다(朱沙 항에서 인용).
性　　味	甘, 凉.
현대의 효능주치	정신을 안정시키고 明目作用을 하며 종기를 해독한다. 정신착란, 심계항진, 불안, 불면, 眩暈, 종기, 疥癬을 치료한다.

《상한론》《금궤요략》의 운용법

◆效能主治◆
기혈을 行하게 한다.

◆대표적인 배합응용과 처방◆

行氣通脈作用

진 주	+	烏頭(炮) (溫補回陽)	→ 赤丸

기혈을 行하고 혈맥을 통하게 하며 한기를 제거한다.

配合處方: 赤丸. 이상 1처방.

酒類 酒金 清酒傷金 白酒金 米清酒金

기　　원 쌀, 보리, 기장, 옥수수 등을 원료로 해서 효모의 발효작용으로 만들어진 알콜음료.

성　　분 ethanol.

인용문헌 **名醫別錄**: 약기운을 잘 돌게 하며 百邪惡毒氣를 없애는 역할을 한다.

藥能方法辨: 白이라 함은 흐린 것에 상대되는 말로 맑은 술을 말한다. 매운맛이 있는 것은 잘 흩어버리고, 쓴맛이 있는 것은 잘 내려가게 한다. 단맛이 있는 것은 중초를 완화시키며 두터운 것은 열독이 있고, 맑은 것은 소변배출을 이롭게 하고, 체표를 通行하고 약기운을 끌어당겨서 말단까지 이르게 하며, 뜨겁게 먹으면 폐를 상하고, 따뜻하게 마시면 和中하며, 조금씩 마시면 和血, 行氣, 壯神하고, 한사를 막고 스트레스를 없애며 슬픔을 없애주고 사기를 물리치고 더러운 기운을 몰아내고 水臟을 따뜻하게 하고 약기운을 잘 돌게 한다(白酒 항에서 인용). 醇酒는 깨끗한 술을 말하며 효능은 같다(醇酒 항에서 인용).

性　　味 甘苦辛, 溫.

현대의 효능주치 혈행을 촉진하고 한기를 제거하며 藥力을 잘 돌게 한다. 풍한에 의한 근관절통·저림, 근육의 경련, 胸痹, 흉복부 냉증 및 통증을 치료한다.

《상한론》《금궤요략》의 운용법

◆**效能主治**◆

몸을 따뜻하게 하고 혈행을 촉진한다.

《상한론》《금궤요략》에서는 血痺虛勞·냉증·부인과 계통의 부조 등에 의하여 혈행불량이 된 때에는 술을 쓰는 경우가 많다. 이것은 몸을 따뜻하게 하고, 혈류를 촉진하는 효과를 기대하기 때문이다.

용법으로는 뒤의 배합처방과 같이, 1)술로 달이는 것, 2) 술에 담가서 짠 즙을 쓰는 것, 3) 丸·散劑를 服用하는 경우 복용보조약으로 술을 사용하는 것 등의 방법이 있다. 현재, 강장 목적으로 드링크제에 소량의 알콜을 첨가하는 것이 많은 것도 비슷한 이유라고 생각된다.

◆**대표적인 배합응용과 처방**◆

술은 특정한 약물과 협력작용을 하는 것이 아니고 처방 전체에 영향을 주기 때문에 배합응용은 특별히 언급하지 않는다.

기약

I 行氣藥

配合處方:

1) 술로 달이는 것
- 술만 넣어서 달이는 것/ 栝樓薤白白酒湯, 栝樓薤白半夏湯, 下瘀血湯, 紅藍花酒, 鱉甲煎丸, 麻黃醇酒湯. 이상 6처방.
- 술+물로 달이는 것/ 芎歸膠艾湯, 炙甘草湯, 當歸四逆加吳茱萸生薑湯. 이상 3처방.
2) 술에 담가서 짠 즙을 쓰는 것/ 防己地黃湯. 이상 1처방.
3) 丸·散劑의 복용보조로 술을 쓰는 것/ 九痛丸, 侯氏黑散, 薯蕷丸, 赤丸, 大黃䗪蟲丸, 天雄散, 當歸散, 當歸芍藥散, 土瓜根散, 八味腎氣丸(팔미지황환), 白朮散. 이상 11처방.

이상, 총계 21처방.

◆비고◆

1) 술은 藥味와 복용보조제로 쓸 뿐 아니라, 약물의 修治에도 사용한다. 承氣湯類(小承氣湯, 大承氣湯, 調胃承氣湯)에서 大黃을 술로 씻어서 사용하는 것이 이것이다.

大黃은 성질이 苦寒하여 胃腸을 차갑게 하기 때문에 술로 씻으며 그 찬 성질을 부드럽게 하며 胃腸을 보호해서 사하에 동반하는 복통을 완화하는 역할을 한다고 생각된다.

2) 《상한론》《금궤요략》에서 쓰이는 白酒, 清酒, 米清酒는 어떤 것인지 설이 많지만 《상한론》《금궤요략》에 특별히 제법이 기재되어 있지 않기 때문에 추측하기 어려운 부분이 많다. 본서에서는 酒類라고 하여 곡물을 발효해서 만들어진 것이라고 하였다.

II 降氣精神安定藥 강기정신안정약

《상한론》《금궤요략》에서는 배꼽 아래 단전에서 상충하는 기의 상태에 따라 세밀하게 치료방제를 규정하고 있다. 臍下動悸가 奔豚이 되는 경우에는 茯苓桂枝甘草大棗湯(영계감조탕), 기가 상충해서 가슴까지 치받아 어지럼증이 생기는 경우에는 茯苓桂枝白朮甘草湯(영계출감탕), 桂枝甘草湯을 쓴다. 降氣精神安定藥에는 龍骨, 牡蠣, 紫石英, 甘草, 蘇葉, 甘李根白皮, 代赭石, 鉛丹과 發表藥으로 분류되어 있는 桂枝 등이 있다.

龍骨 ^{용 골} 傷
金

기　　원 화석화된 대형포유동물의 뼈로 주로 탄산칼슘으로 되어 있다.

異名·別名 白龍骨, 花龍骨, 五花龍骨, 土龍骨.

성　　분 탄산칼슘, 인산칼슘, hydroxyapartite, 케이산, 칼륨, 인, 요산 등

인용문헌 **神農本草經:** 心腹鬼疰, 精物老魅, 해역, 泄痢膿血, 여자대하, 癥瘕堅決, 소아의 열성 경련을 담당한다.

重校藥徵: 臍下動悸를 주치하고 驚狂, 번조, 失精을 겸치한다.

118

氣血水藥徵: 血滯하여 氣不暢하고 心을 핍박하는 것을 치료한다. (중략) 대체로 龍骨, 牡蠣의 증에는 반드시 동계가 나타난다. 그리고 아래로부터 위로 올라가는 것은 龍骨로 주치하고, 위에서부터 아래로 내려가는 것은 牡蠣로 주치한다.

中藥學講義: 平肝潛陽, 鎭驚, 固澁.

性　味
甘澁, 平.

현대의
효능주치
정신을 안정시키고 경련발작을 진정시킨다. 氣虛를 보해서 止汗하고 遺精을 치료한다. 陽虛에 의한 출혈을 그친다. 腎·腸의 양기를 보하고 下痢를 치료한다. 외용하면 瘡口가 막히지 않는 종기를 치료한다. 정신불안에 의한 경련발작, 동계, 불안, 건망, 不眠多夢, 自汗, 盜汗, 遺精, 소변혼탁, 토혈, 비출혈, 혈변, 부정자궁출혈, 대하, 下痢脫肛, 장기간 瘡口가 막히지 않는 궤양을 치료한다.

《상한론》《금궤요략》의 운용법

◆效能主治◆

상충한 기를 내려주고 정신안정을 도모하며 불안, 동계, 불면을 치료한다. 또 氣虛를 보하고 益氣强壯하며 遺精, 夢交를 치료한다.

①精神安定作用——상충한 기를 하강시키고 정신을 안정시킨다.

②强壯作用——氣虛證의 발기부전 및 夢精에 쓴다. 益氣하고 체력을 강화시켜 强精시킨다.

◆대표적인 배합응용과 처방◆

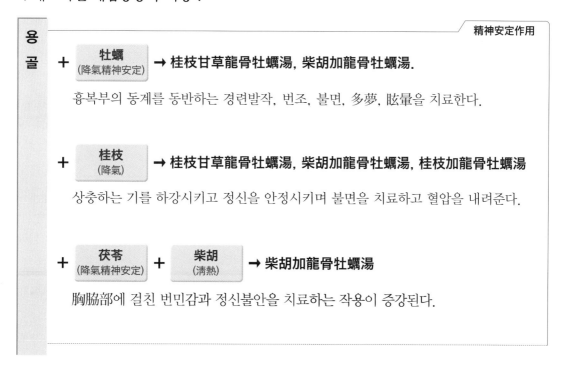

精神安定作用

용골

＋ 牡蠣 (降氣精神安定) → 桂枝甘草龍骨牡蠣湯, 柴胡加龍骨牡蠣湯.

흉복부의 동계를 동반하는 경련발작, 번조, 불면, 多夢, 眩暈을 치료한다.

＋ 桂枝 (降氣) → 桂枝甘草龍骨牡蠣湯, 柴胡加龍骨牡蠣湯, 桂枝加龍骨牡蠣湯

상충하는 기를 하강시키고 정신을 안정시키며 불면을 치료하고 혈압을 내려준다.

＋ 茯苓 (降氣精神安定) ＋ 柴胡 (淸熱) → 柴胡加龍骨牡蠣湯

胸脇部에 걸친 번민감과 정신불안을 치료하는 작용이 증강된다.

기약

II
降氣精神安定藥

용
골

+ 蜀漆 (治癒) **→ 蜀漆散, 桂枝去芍藥加蜀漆牡蠣龍骨救逆湯**

열에 의한 정신불안의 치료에 사용한다.

強壯作用

+ 桂枝 (回陽) **+** 芍藥 (强壯) **→ 桂枝加龍骨牡蠣湯**

하복부의 氣虛로 인하여 발생하는 遺精, 夢交를 치료한다. 또 정신안정작용을 한다.

配合處方: 桂枝加龍骨牡蠣湯, 桂枝甘草龍骨牡蠣湯, 桂枝去芍藥加蜀漆牡蠣龍骨救逆湯, 柴胡加龍骨牡蠣湯, 蜀漆散, 天雄散, 風引湯. 이상 7처방.

牡蠣 ⌈傷⌉⌈金⌉
모 려

기   원 굴科의 굴 *Ostrea gigas* Thunberg의 껍질. 중국에서는 이 외에 *O. rivularis* Gould, *O. talienwhanensis* Crosse도 기원동물이다.

異名·別名 굴껍질.

성   분 탄산칼슘(主成分), 인산칼슘, 규산염, 미량의 단백질 등.

인용문헌 **神農本草經:** 상한, 한열, 溫瘧洒洒, 驚恚怒氣를 담당하고 拘緩鼠瘻, 여자의 적백대하를 없앤다.

重校藥徵: 복부의 동계를 주치하고 驚狂, 번조, 失精을 겸치한다.

氣血水藥徵: 血滯하여 氣不暢하고 心을 핍박하는 것을 치료한다. (중략) 대체로 龍骨, 牡蠣의 증에는 반드시 동계가 나타난다. 그리고 아래로부터 위로 올라가는 것은 龍骨로 주치하고, 위에서부터 아래로 내려가는 것은 牡蠣로 주치한다.

藥能方法辨: 水血의 凝堅을 부드럽게 하는 작용이 강하고 盜汗自汗을 그치며 동계를 그치고 泄精을 그치고 또 化痰함과 동시에 나력, 결핵, 老血瘕疝, 遺精, 崩帶를 치료하고 淸熱, 補水, 利濕止渴하여 虛勞, 煩熱, 溫瘧, 적리를 치료하고 곱게 갈아서 쓰면 留飮의 통증을 치료한다(牡蠣 항에서 인용).

中藥學講義: 潛陽苦澀, 軟堅散結.

性   味 鹹澀, 凉.

寢汗을 그치고 상충한 기를 하강시키며 止汗한다. 遺精·夢精 등을 개선시키고 거담하며 나력 등의 딱딱한 종양을 부드럽게 만들어준다. 소아의 경련·경풍, 眩暈, 自汗, 盜汗, 遺精, 淋濁, 부정자궁출혈, 대하를 치료한다.

《상한론》《금궤요략》의 운용법

◆效能主治◆

降氣해서 정신을 안정시키고 동계, 불면, 번조를 치료한다. 이 경우 대체로 龍骨과 배합해서 쓴다. 또 수렴작용을 하여 自汗, 盜汗을 치료하고, 또 학질을 치료한다.

①**降氣精神安定作用**——정신안정작용을 하여 동계, 불안, 현훈, 불면을 치료한다. 대체로 龍骨, 桂枝 등과 배합해서 쓴다.

②**制寒作用**——발한을 조절하고 表虛와 미열에 의한 自汗, 盜汗을 치료한다.

③**治瘧作用**——학질을 치료하는 약으로 쓸 수 있다. 간헐성의 오한전율·고열이 반복되는 말라리아狀의 한열증상을 학질이라고 하는데 이 학질을 치료한다.

◆대표적인 배합응용과 처방◆

모려

降氣精神安定作用

+ 龍骨 (降氣精神安定) → 柴胡加龍骨牡蠣湯, 桂枝加龍骨牡蠣湯, 桂枝甘草龍骨牡蠣湯

흉복부의 동계를 동반하는 경련발작, 번조, 不眠, 多夢, 현훈을 치료한다.

+ 桂枝 (降氣) → 桂枝加龍骨牡蠣湯

기의 상충 및 부조화에 의해 일어나는 번조, 동계, 불면을 치료한다.

制汗作用

+ 芍藥 (止汗) → 桂枝加龍骨牡蠣湯

체표의 기의 흐름을 조절하고 止汗한다.

+ 柴胡 (淸熱) → 柴胡桂枝乾薑湯

진액부족에 동반하는 미열증상에 쓰이고 여기에 동반하는 自汗, 盜汗을 그친다.

기약

Ⅱ 降氣精神安定藥

+ **栝樓根**
(清熱生進) → **栝樓牡蠣産**

淸熱, 止汗, 止渴작용이 증강된 배합이다.

治瘧作用

+ **蜀漆**
(治瘧) → **牡蠣湯**

治瘧작용이 증강된 배합이다.

配合處方: 栝樓牡蠣散, 桂枝加龍骨牡蠣湯, 桂枝甘草龍骨牡蠣湯, 桂枝去芍藥加蜀漆牡蠣龍骨救逆湯, 侯氏黑散, 柴胡加龍骨牡蠣湯, 柴胡桂枝乾薑湯, 白朮散, 風引湯, 牡蠣澤瀉散, 牡蠣湯. 이상 11처방.

紫石英 (金)
자 석 영

기　　원 자색의 형석(fluorite, 천연 CaF_2, 협잡물로 Fe_2O_3 및 희토류원소를 함유). 일본에서는 오래전부터 자수정 SiO_2를 쓰고 있다.

성　　분 CaF_2, 협잡물로 Fe_2O_3 및 희토류원소를 함유.

인용문헌 **神農本草經:** 심복해역, 사기를 담당하고 부족한 부분을 보하며, 풍한이 자궁에 있어서 불임된 것을 치료한다.

藥能方法辨: 심신안정에 효과적이고 血熱上逆을 치료하므로 해열, 氣道通暢, 潤燥, 利小便, 實大腸하고, 더불어 肺癰과 해역상기를 치료한다.

性　　味 甘, 溫.

**현대의
효능주치** 정신안정작용, 강기작용을 하고 虛勞驚悸, 해역상기, 부인과계의 냉증에 의한 불임을 치료한다.

《상한론》《금궤요략》의 운용법

◆效能主治◆
降氣시키고, 동계를 그치며 정신안정을 도모한다.

◆대표적인 배합응용과 처방◆

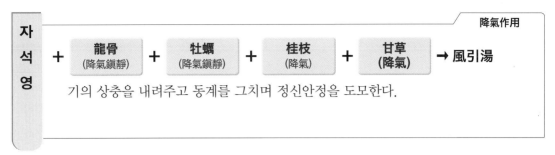

配合處方: 風引湯. 이상 1처방.

| 기 원 | 콩科 ①만주감초 *Glycyrrhiza uralensis* Fischer 또는 ②유럽감초 *G. glabra* Linne 의 뿌리 및 뿌리줄기로 때때로 周皮를 제거한 것(去皮감초). 중국에서는 ①② 및 *G. inflata* Batal.이 기원식물이다. |

異名·別名 蜜甘, 蜜草.

성 분 triterpenoidal saponin(glycyrrhizic acid 2.5%이상), flavonoid(liquiritigenin, isoliquiritigenin) 등

인용문헌 神農本草經: 오장육부의 한열사기를 담당하고 堅筋骨, 長肌肉, 倍力한다. 金瘡腫, 독을 해소한다.

重校藥徵: 급박한 증상을 주치하는데, 궐랭, 번조, 토역, 驚狂, 心煩, 衝逆 등의 제반 급박한 증을 치료하고 裏急, 攣急, 骨節疼痛, 복통, 咽痛, 하리를 겸하여 치료한다.

氣血水藥徵: 氣逆해서 급박한 것을 치료한다.

中藥學講義: 補裨益氣, 淸熱解毒, 潤肺止咳, 調和諸藥.

성 미 甘, 平.

현대의 효능주치 胃腸기능을 조절해서 긴장을 없애고, 肺의 진액을 보해서 진해거담하며, 약물·음식물의 중독을 해독시킨다. 외용하면 피부의 염증을 그치고 또 가시를 빼는데 사용한다. 인후종통, 소화성 궤양, 각종 화농성 종기, 약독, 식중독.

炙甘草: 脾胃의 허약, 식욕부진, 복통과 未消化便, 피로에 의한 발열, 폐기능 쇠약에 의한 해수, 동계, 경련, 경련발작을 치료한다.

附 記 glycyrrhizic acid는 甘草의 주요한 유효성분이지만, 다량으로 복용하면 僞알도스테론증(低칼륨혈증, 혈압상승, 부종 등), 및 사지무력 등의 부작용이 나타날

수 있기 때문에 甘草가 배합된 처방을 사용할 때에는 주의가 필요하다.

《상한론》《금궤요략》의 운용법

◆效能主治◆

감초는 《상한론》 112처방 중 70처방에, 《금궤요략》 198처방[*1] 중 86처방에 등장하고, 《상한론》 《금궤요략》에서 가장 많이 사용하는 약물로, 그 용도도 다양하지만, 그것을 정리해보면 강기정신안정작용, 治咽痛祛痰排膿作用, 긴장완화진통작용, 回陽補氣作用, 大黃의 사하완화작용, 發汗法의 보조작용, 보진생진작용, 健胃補氣强壯作用 등으로 분류할 수 있고, 甘草는 같이 배합되는 약물의 성질에 의해 협력해서 나타나는 작용에 변화가 있게 된다.

[*1] 《금궤요략》 全編에서 雜療方, 禽獸魚蟲禁忌併治, 果實菜穀禁忌併治를 제외한 부분의 처방수

① **降氣精神安定作用**──상충한 기를 내려주고, 흥분을 가라앉히며 정신을 안정시키는 작용이 있다.

② **治咽痛祛痰排膿作用**──少陰病으로 발열이 없는 咽痛을 치료하는데, 발열이 없는 일반 咽痛과 痰에 쓴다. 배농작용을 한다. 甘草 단미의 처방으로 甘草湯이 있다.

③ **緊張緩和鎭痛作用**──甘草는 진통작용이 강력해서 다양한 통증의 질환에 이용한다. 胃痛으로 시작되는 복통 전반, 생리통, 근육의 경련통에 효과가 있고, 특히 위경련과 위궤양의 통증에 특효가 있다.

④ **回陽補氣作用**──양기를 돌려주는 작용이 있어서 大熱藥인 乾薑 및 附子와 배합하면 溫補回陽藥이 되어 身冷을 따뜻하게 하고 신진대사를 활발하게 해서 양기를 순환시키는 작용을 한다.

⑤ **瀉下緩和作用**──大黃의 강력한 사하작용을 억제해서 완화하는 작용이 있다.

⑥ **發汗補助作用**──精氣를 보하고, 麻黃의 발한작용에 의해 正氣가 손상되는 것을 막는다.

⑦ **補津生進作用**──진액의 손실을 막고, 보하는 작용을 한다.

⑧ **健胃補氣强壯作用**──胃腸을 보하면서 기력을 증강시켜서 강장효과를 도모한다.

◆대표적인 배합응용과 처방◆

감초		
		降氣精神安定作用

감초 ＋ 桂枝(降氣) → **桂枝甘草湯, 茯苓桂枝白朮甘草湯**

발한과다에 의하여 기가 상충하고 心下部의 동계, 흉중불안감이 있는 것을 치료한다.

大棗
(治動悸精神安定)　→ **甘草小麥大棗湯, 茯苓桂枝甘草大棗湯**

복부, 특히 배꼽 부근에 동계가 있고, 정신적으로 불안한 상태를 치료한다.

小麥
(補氣精神安定)　→ **甘草小麥大棗湯**

臍下部의 氣虛를 보하고, 배꼽 부근의 동계를 동반하는 정신불안을 치료한다.

山梔子
(淸熱除煩)　→ **梔子甘草豉湯, 梔子蘗皮湯**

흉부에 염증이 있어, 흉부에 번민이 있고 불면, 정신불안한 상태에 쓴다.

治咽痛祛痰排膿作用

桔梗
(治咽痛排膿)　→ **桔梗湯**

治咽痛, 거담, 배농작용을 한다. 여기에 桔梗의 구토작용을 甘草가 억제한다.

杏仁
(鎭咳)　→ **麻黃杏仁甘草石膏湯**

진해작용을 한다. 거담보다는 진해작용이 더욱 우수하다.

緊張緩和鎭痛作用

芍藥
(緊張緩和)　→ **芍藥甘草湯, 桂枝加芍藥湯, 小建中湯, 四逆散**

긴장을 완화하고 내장통, 근육통을 치료한다. 단, 습사와 부종을 동반하는 경우에는 사용하지 않는다. 甘草의 이수억제작용에 의해 악화되는 경우가 있기 때문이다.

回陽補氣作用

乾薑
(溫補回陽)　→ **甘草乾薑湯**

양기를 보하고 行氣시켜서 차가워진 몸을 따뜻하게 하고 신진대사를 활발하게 한다.

乾薑 (溫補回陽) + **生附子** (溫補回陽) → **四逆湯**

강력한 溫補回陽作用을 하고 厥陰病의 사지궐역을 치료한다. 또, 甘草+乾薑은 生附子의 독성을 감소시키는 작용을 하여 生附子를 해독하면서 溫補回陽作用을 강화하는 배합이 된다. 止嘔作用이 증강된다.

瀉下緩和作用

+ **大黃** (瀉下淸熱) → **調胃承氣湯**

大黃의 사하작용을 완화한다.

發汗補助作用

+ **麻黃** (發汗發表) → **甘草麻黃湯, 麻黃湯, 麻黃杏仁薏苡甘草湯, 麻黃杏仁甘草石膏湯**

正氣를 보하고 麻黃의 발한작용에 의해 正氣가 손상되는 것을 막는다. 麻黃 단독으로는 체표의 수습정체를 발한시켜 제거하지만, 甘草와 배합하여 肌肉部位나 기관 등 더욱 깊은 부위에 있는 수습을 제거하는 것도 가능하다.

補津生津作用

+ **粳米** (補津生津) → **白虎湯, 白虎加人蔘湯, 竹葉石膏湯**

진액의 손실을 막고 보하는 작용을 한다. 고열에 의한 발한과다와 동반하여 진액이 소모되는 경우에 쓰인다.

+ **麥門冬** (補津生津) → **麥門冬湯, 竹葉石膏湯**

인후 · 폐 · 胃腸의 진액을 보한다. 인삼을 첨가하면 작용이 더욱 증강된다.

健胃補氣强壯作用

+ **大棗** (補氣健胃强壯) + **生薑** (健胃) → **桂枝湯類, 越婢湯類, 小柴胡湯, 柴胡桂枝湯, 生薑甘草湯, 生薑瀉心湯 등**

건위제로 자주 처방에 배합된다(50처방). 胃腸을 보하고 기력을 증진시키며 강장작용을 도모한다. 인삼을 가미하면 더욱 강화된다. 심한 냉증이나 양기부족의 경우에는 生薑 대신 乾薑을 사용한다.

配合處方: 烏頭桂枝湯, 烏頭湯, 溫經湯, 越婢加朮湯, 越婢加半夏湯, 越婢湯, 黃芪建中湯, 黃芩加半夏生薑湯, 黃芩湯, 黃土湯, 王不留行散, 黃連湯, 葛根黃芩黃連湯(갈근황련황금탕), 葛根加半夏湯, 葛根湯, 栝樓桂枝湯, 甘草乾薑湯, 甘草乾薑茯苓白朮湯(영강출감탕), 甘草瀉心湯, 甘草小麥大棗湯(감맥대조탕), 甘草湯, 甘草附子湯, 甘草粉蜜湯, 甘草麻黃湯, 甘遂半夏湯, 桔梗湯, 橘皮竹茹湯, 芎歸膠艾湯, 去桂加白朮湯, 桂枝加黃芪湯, 桂枝加葛根湯, 桂枝加桂湯, 桂枝加厚朴杏子湯, 桂枝加芍藥生薑各一兩人蔘三兩新加湯, 桂枝加芍藥湯, 桂枝加大黃湯(계지가작약대황탕), 桂枝加附子湯, 桂枝加龍骨牡蠣湯, 桂枝甘草湯, 桂枝甘草龍骨牡蠣湯, 桂枝去桂加茯苓白朮湯, 桂枝去芍藥加蜀漆牡蠣龍骨救逆湯, 桂枝去芍藥加皂莢湯, 桂枝去芍藥加附子湯, 桂枝去芍藥加麻黃細辛附子湯, 桂枝去芍藥湯, 桂枝芍藥知母湯(계작지모탕), 桂枝湯, 桂枝二越婢一湯, 桂枝二麻黃一湯, 桂枝人蔘湯, 桂枝附子湯, 桂枝麻黃各半湯(계마각반탕), 桂苓五味甘草去桂加乾薑細辛半夏湯, 桂苓五味甘草湯, 厚朴七物湯, 厚朴生薑半夏甘草人蔘湯, 柴胡加芒消湯, 柴胡去半夏加栝樓湯, 柴胡桂枝乾薑湯, 柴胡桂枝湯, 酸棗湯(산조인탕), 四逆加人蔘湯, 四逆散, 四逆湯, 梔子甘草豉湯, 梔子蘗皮湯, 紫參湯, 炙甘草湯, 芍藥甘草湯, 芍藥甘草附子湯, 朮附子湯, 生薑甘草湯, 生薑瀉心湯, 小建中湯, 小柴胡湯, 小青龍加石膏湯, 小青龍湯, 升麻鱉甲湯, 升麻鱉甲湯去雄黃蜀椒, 薯蕷丸, 旋覆代赭湯, 續命湯, 大黃甘草湯, 大黃䗪蟲丸, 大青龍湯, 澤漆湯, 竹皮大丸, 竹葉石膏湯, 竹葉湯, 調胃承氣湯, 通脈四逆加猪膽湯, 通脈四逆湯, 桃核承氣湯, 當歸四逆加吳茱萸生薑湯, 當歸四逆湯, 內補當歸建中湯(당귀건중탕), 人蔘湯, 排膿湯, 白頭翁加甘草阿膠湯, 麥門冬湯, 半夏散及湯, 半夏瀉心湯, 白虎加桂枝湯, 白虎加人蔘湯, 白虎湯, 風引湯, 茯甘五味加薑辛半杏大黃湯(영감강미신하인황탕), 茯苓甘草湯, 茯苓杏仁甘草湯, 茯苓桂枝甘草大棗湯(영계감조탕), 茯苓桂枝白朮甘草湯(영계출감탕), 茯苓四逆湯, 茯苓澤瀉湯, 附子粳米湯, 文蛤湯, 防己黃芪湯, 防己地黃湯, 防己茯苓湯, 牡蠣湯, 奔豚湯, 麻黃加朮湯, 麻黃杏仁甘草石膏湯(마행감석탕), 麻黃杏仁薏苡甘草湯(마행의감탕), 麻黃升麻湯, 麻黃湯, 麻黃附子甘草湯, 麻黃附子湯, 麻黃連軺赤小豆湯, 理中丸, 苓甘五味加薑辛半夏杏仁湯(영감강미신하인탕), 苓甘五味薑辛湯. 이상 132처방.

蘇葉 (소엽) 乾蘇葉 (건소엽) 金

기　원 꿀풀科 소엽 *Perilla frutescens* Britton var. *acuta* Kudo 또는 자소 *P. frulescens* Britton var. *crispa* Decaisne의 잎과 가지 끝부분. 중국에서는 *P. frutescens*(L.) Britt.가 기원식물이다.

異名·別名 紫蘇葉, 蘇, 尖紫蘇, 皺紫蘇, 赤蘇, 紫蘇, 紫蘸, 紅紫蘇.

성　분 精油(perillaldehyde, limonene, α-pinene), anthocyanin, flavonoid 등.

인용문헌 名醫別錄: 下氣시키고 한사를 제거한다(蘇 항에서 인용).

藥能方法辨: 散寒, 發汗, 解肌, 和血, 下氣, 寬中, 消痰, 祛風, 定喘, 止痛, 安胎, 利大小腸, 解魚蟹毒한다(紫蘇 항에서 인용).

中藥學講義: 發表散寒, 行氣寬中(紫蘇 항에서 인용).

127

性　味	辛, 溫.
현대의 효능주치	發汗하고 피하에 정체한 한사를 흩어버리며 영기를 돕는다. 풍한에 의한 感冒, 오한발열, 해수, 천식, 신경성 해수 및 인후의 위화감, 흉복부의 脹滿과 팽만감을 치료한다. 유산이나 조산을 예방하고 어패류의 중독을 예방하고 치료하는 데 쓴다.

《상한론》《금궤요략》의 운용법

◆效能主治◆

상충한 기를 내려주고 인후의 위화감, 해수를 치료하며 거담한다. 아울러 정신안정을 도모한다.

◆대표적인 배합응용과 처방◆

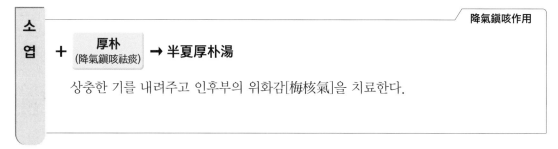

降氣鎭咳作用

소엽 + 厚朴 (降氣鎭咳祛痰) → 半夏厚朴湯

상충한 기를 내려주고 인후부의 위화감[梅核氣]을 치료한다.

配合處方: 半夏厚朴湯. 이상 1처방.

甘李根白皮 [傷][金]

감리근백피

기　원	장미科 자두 *Prunus salicina*의 根皮의 靭皮부분.
異名·別名	甘李根, 李根皮.
성　분	미상.
인용문헌	**名醫別錄:** 消渴을 담당하고, 심번, 奔豚氣를 그친다(李核仁 항의 根皮 부분에서 인용). **藥能方法辨:** 능히 消渴을 치료하고 심번을 그치며, 氣逆해서 奔豚하는 것을 내려준다.
性　味	苦鹹, 寒.
현대의 효능주치	淸熱하고 降氣한다. 消渴, 심번, 逆氣奔豚, 대하, 齒痛을 치료한다.

◆效能主治◆

心煩, 逆氣奔豚(氣가 아래쪽에서 위로 상충하는 것 때문에 일어나는 히스테리 발작)을 치료한다.

◆대표적인 배합응용과 처방◆

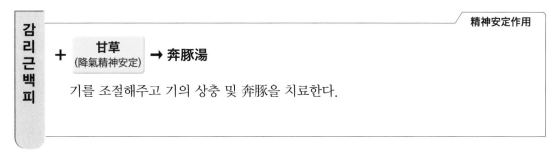

精神安定作用

감리근백피

+ 甘草 (降氣精神安定) → 奔豚湯

기를 조절해주고 기의 상충 및 奔豚을 치료한다.

配合處方: 奔豚湯. 이상 1처방.

代赭石㊎ 代赭㊝

대 자 석   대 자

| 기 원 | 천연의 적철광 Hematite 의 일종으로 점토가 다소 혼입되어 있는 것. |

기 원 천연의 적철광 Hematite 의 일종으로 점토가 다소 혼입되어 있는 것.

異名·別名 赭石, 赤土, 血師, 鐵朱, 鬚丸.

성 분 산화철(Fe$_2$O$_3$) 외에 규산(SiO$_2$)과 알루미늄화합물(Al$_2$O$_3$) 등도 포함하고, 또 망간, 마그네슘, 칼슘, 아울러 미량의 티타늄과 비소를 함유하는 것이 있다.

인용문헌 神農本草經: 鬼疰, 賊風, 蠱毒을 담당하고, 精物의 惡鬼를 없애며, 腹中毒, 사기, 여자의 赤沃漏下를 主한다.

藥能方法辨: 혈기를 기르고 혈열을 제거하며 虛逆을 안정시켜서, 吐衄, 崩帶, 胎動, 난산, 소아경간을 치료한다.

中藥學講義: 鎭逆平肝, 지혈.

성 미 苦甘, 平.

현대의 효능주치 간기능을 조절하고 上逆을 가라앉힌다. 凉血止血한다. 噫氣嘔逆, 噎膈反胃, 천식, 경련, 토혈, 비출혈, 腸風, 痔瘻, 자궁부정출혈, 대하를 치료한다.

기약

II 降氣精神安定藥

129

《상한론》《금궤요략》의 운용법

◆効能主治◆

淸熱하고 上逆을 진정시켜 嘔吐噫氣를 치료한다. 또 경계를 가라앉히고 百合病을 치료한다.

①降氣止噫氣作用——降氣作用에 의해 胃氣를 조절하고 트림과 구토를 치료한다.

②治百合病作用——열병 등의 후에 남은 여열을 제거하고 정신불안을 해소한다.

◆대표적인 배합응용과 처방◆

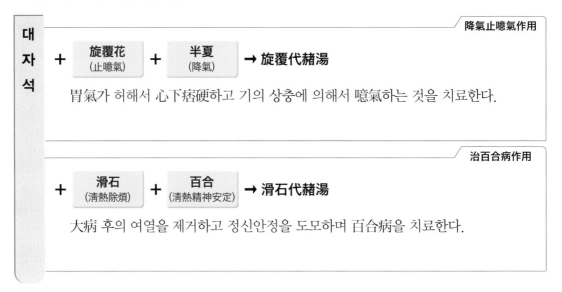

대자석

降氣止噫氣作用

+ 旋覆花 (止噫氣) + 半夏 (降氣) → 旋覆代赭湯

胃氣가 허해서 心下痞硬하고 기의 상충에 의해서 噫氣하는 것을 치료한다.

治百合病作用

+ 滑石 (淸熱除煩) + 百合 (淸熱精神安定) → 滑石代赭湯

大病 후의 여열을 제거하고 정신안정을 도모하며 百合病을 치료한다.

配合處方: 滑石代赭湯, 旋覆代赭湯. 이상 2처방

鉛丹 鈆丹 傷
연 단　연 단

기　원 鉛(黑色鉛)을 무쇠로 된 솥에 넣어서 움직여 주면서 장시간 가열(300~400℃)하고, 공기 중의 산소로 산화시켜서 얻은 적색의 결정성 분말(사산화삼연).

異名·別名 黃丹, 眞丹, 朱粉, 朱丹.

성　분 사산화삼연(Pb_3O_4 또는 $2PbO \cdot PbO_2$로 기재되어 있음).

인용문헌 **神農本草經:** 토역, 위반, 경간전질을 치료하고 除熱, 下氣를 담당한다(鉛丹 항에서 인용).

藥能方法辨: 능히 담음이 떨어지게 하고 安神消積殺蟲하며, 驚癎瘲痢를 치료한다.

中藥學講義: 외용해서 독을 빼줘 肌肉이 生하게 하며 내복해서 痰을 제거하고 瘧을 없앤다.

性 味 辛鹹, 寒.

현대의 효능주치 종기를 해독하고 피부의 재생을 촉진하며 거담하고 히스테리 발작을 진정시킨다. 화농성 종기, 궤양, 절상에 의한 출혈, 口瘡, 각막혼탁, 화상, 히스테리 발작, 말라리아, 이질, 반위, 위장에서부터 구토가 급격하게 올라와서 토하는 것을 치료한다.

《상한론》《금궤요략》의 운용법

◆效能主治◆
정신을 안정시키고, 불면, 동계, 흉부번민감을 치료한다.

◆대표적인 배합응용과 처방◆

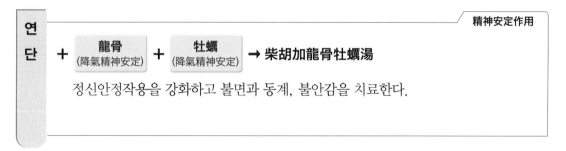

配合處方: 柴胡加龍骨牡蠣湯. 이상 1처방.

◆비고◆
1)《상한론》의 원문에는, 柴胡加龍骨牡蠣湯에 鉛丹이 배합되어 있지만, 현재는 중금속 문제도 있어서 연단을 제외한 처방을 쓰고 있다.

2) 鉛丹, 鉛粉은 같은 납에서부터 가공해서 얻을 수 있지만 다르다. 더욱이《신농본초경》에는 鉛丹은 鉛丹, 鉛粉은 粉錫이라고 수재되어 있다.

III 補氣精神安定藥보기정신안정약
기허를 보하면서 정신안정을 도모하는 약물들이다. 방제로는 甘草小麥大棗湯(감맥대조탕), 茯苓桂枝甘草大棗湯(영계감조탕), 酸棗湯(산조인탕) 등이 있고, 補氣精神安定藥으로는 酸棗仁, 小麥, 大棗, 柏實 등이 있다.

기약

III 補氣精神安定藥

酸棗仁 ^{산 조 인} ⓐ

기　　원 갈매나무科 멧대추 *Zizyphus jujuba* Miller var. *spinosa*(Bunge) Hu ex H. F. Chou의 종자.

異名·別名 棗仁, 酸棗核.

성　　분 지방산, triterpenoid saponin(jujuboside A~C), sterol 등.

인용문헌 **神農本草經:** 심복한열, 邪氣結聚, 四肢酸疼, 濕痺를 담당한다(酸棗의 항에서 인용).

　　　　　 名醫別錄: 煩心不得眠, 臍上下痛, 血轉, 久泄虛汗, 煩渴을 담당하고, 補中, 益肝氣, 强筋骨하며, 助陰氣하고 사람을 살찌고 건강하게 함(酸棗 항에서 인용).

　　　　　 重校藥徵: 煩燥不得眠을 치료한다.

　　　　　 中藥學講義: 養肝, 寧心, 安神, 斂汗.

성　　미 甘, 平.

현대의 효능주치 간기능을 조절하고, 정신을 안정시키며, 신경성 발한을 그친다. 虛煩에 의한 불면, 심한 정신불안에 의한 동계, 煩渴, 虛勞性 自汗을 치료한다.

《상한론》《금궤요략》의 운용법

◆**效能主治**◆

虛勞를 보하고 虛煩을 치료하며, 정신안정을 도모하고, 동계 · 불안 · 불면을 치료한다.

◆**대표적인 배합응용과 처방**◆

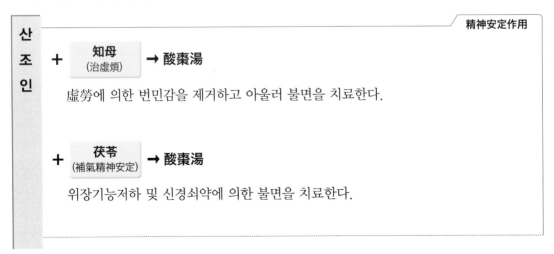

<table>
<tr><td>산
조
인</td><td>

+ 　川芎
　(行血)　**→ 酸棗湯**

과로 또는 소모성 질환 등으로 혈류가 나빠져서 신경이 날카로워지고 불면증이
된 것을 치료한다.

+ 　甘草
　(降氣精神安定)　**→ 酸棗湯**

甘草의 진정 · 긴장완화작용과 합하여 불면을 치료한다.

</td></tr>
</table>

配合處方: 酸棗湯(산조인탕). 이상 1처방.

小麥 소 맥 ⦿金

기　　원	벼科 소맥(밀) *Triticum aestivum* Linne 의 종자.
異名·別名	麳, 浮小麥.
성　　분	전분, 단백질, 지방유 등.
인용문헌	**神農本草經:** 上熱을 제하고, 燥渴, 咽乾을 그치며 利小便, 養肝氣하고, 漏血, 唾血을 그치게 한다(小麥 항에서 인용).

藥能方法辨: 능히 客熱을 제거하고 煩渴咽燥를 그치며 소변을 잘 나가게 하
고, 漏血, 唾血을 그치게 하며, 여성에게 임신을 잘 하게 하고, 한결같이 心氣
를 養하며, 暴淋을 치료한다. 끓여서 가루로 만들어서 장내 기생충을 없애고,
小麥粥은 消渴煩熱을 해소한다(小麥 항에서 인용).

中藥學講義: 止虛汗, 退勞熱(浮小麥 항에서 인용).

性　　味	甘, 凉.
현대의 효능주치	心 · 腎의 기를 조절하고, 번열을 제거하며 止渴한다. 히스테리 발작, 口渴, 下痢, 화농성 종기, 외상에 의한 출혈, 화상을 치료한다.

《상한론》《금궤요략》의 운용법

◆效能主治◆
補氣하고 기의 상충을 내려주며, 정신안정을 도모한다.

133

참고: 그 밖의 용법으로는 《금궤요략》의 白朮散加味方에 '만약 구역질이 나면 醋漿水로 복용하고, 계속 없어지지 않으면 小麥汁으로 복용한다'라고 기재되어 있어서, 止嘔作用을 목적으로 해서 사용한다.

◆대표적인 배합응용과 처방◆

補氣精神安定作用

소맥

+ 甘草
(降氣精神安定) → 甘草小麥大棗湯

부인병과 관련한 정신불안을 치료한다.

+ 大棗
(補氣精神安定) → 甘草小麥大棗湯

胃氣의 부조에 의해 일어나는 복부의 동계·정신불안·번조 등을 치료한다.

+ 厚朴
(降氣鎭咳祛痰) → 厚朴麻黃湯

정신불안, 氣滯에 의한 咳·喘鳴을 치료한다.

配合處方: 甘草小麥大棗湯(감맥대조탕), 厚朴麻黃湯. 이상 2처방.

大棗 傷 金   棗 金   大肥棗 傷   肥大棗 金   棗肉 金   棗膏 金

기   원 갈매나무科 대추 *Zuzyhus jujuba* Miller var. *inermis* Rehder 의 과실. 중국에서는 *Z. jujuba* Miller가 기원식물이다.

異名·別名 太棗, 乾棗, 圓棗, 紅棗, 黑棗.

성   분 triterpenoid, triterpenoid saponin(zizyphus saponin I, II), 유기산, 당류, 고농도의 cyclic AMP.

인용문헌 **神農本草經:** 心腹의 사기를 담당하고 安中養脾하며 十二經의 순환을 돕는다. 胃氣를 안정시키고 九竅를 통하게 하며 少氣, 少津液을 돕고 身中不足, 大驚, 四肢重感을 담당하고 백약을 조화시킨다.

重校藥徵: 攣引强急을 주치한다. 더불어 胸脇引痛, 해역, 상기, 裏急, 복통을

치료하고 奔豚, 번조, 身疼, 頸項强直, 口唾痰涎을 겸하여 치료한다(大棗 항에 서 인용).

氣血水藥徵: 혈기가 급박한 것을 치료한다.

中藥學講義: 補脾和胃, 益氣生津.

性　　味 甘, 溫.

현대의
효능주치 補氣健胃作用, 정신안정작용을 한다. 위장계의 허약에 의한 식욕부진, 신경증에 의한 동계·불안, 여성의 히스테리를 치료한다.

《상한론》《금궤요략》의 운용법

◆效能主治◆

補氣健胃해서 胃氣를 조절하고, 긴장을 완화시켜서 정신을 안정시키고 諸藥을 조화한다.

①補氣健胃作用──大棗는 단독으로 쓰는 경우는 없고, 특수한 경우를 제외하고는 거의 甘草와 같이 사용하고, 보기건위약으로 많은 처방에 쓴다.

②緩和補氣作用──이뇨·진해·거담 등의 작용을 하는 약과 배합된다. 특히 虛證인 경우에는 補氣하여 체력을 강화시켜 준다. 또, 동시에 배합되는 약물의 강한 약성이나 자극성을 완화시킨다.

③補氣精神安定作用──氣虛를 보하고 정신안정을 도모한다.

◆대표적인 배합응용과 처방◆

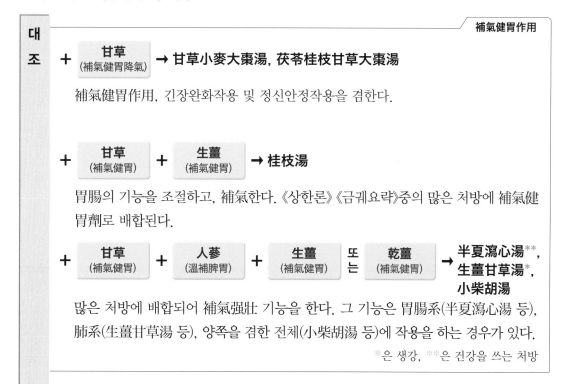

補氣健胃作用

대
조 ＋ 甘草 (補氣健胃降氣) → 甘草小麥大棗湯, 茯苓桂枝甘草大棗湯

補氣健胃作用, 긴장완화작용 및 정신안정작용을 겸한다.

＋ 甘草 (補氣健胃) ＋ 生薑 (補氣健胃) → 桂枝湯

胃腸의 기능을 조절하고, 補氣한다.《상한론》《금궤요략》중의 많은 처방에 補氣健胃劑로 배합된다.

＋ 甘草 (補氣健胃) ＋ 人蔘 (溫補脾胃) ＋ 生薑 (補氣健胃) 또는 乾薑 (補氣健胃) → 半夏瀉心湯**, 生薑甘草湯*, 小柴胡湯

많은 처방에 배합되어 補氣强壯 기능을 한다. 그 기능은 胃腸系(半夏瀉心湯 등), 肺系(生薑甘草湯 등), 양쪽을 겸한 전체(小柴胡湯 등)에 작용을 하는 경우가 있다.

*은 생강, **은 건강을 쓰는 처방

기
약

Ⅲ 補氣精神安定藥

대
조

緩和補氣作用

+ 葶藶子
(利水鎭咳) → 丁力大棗瀉肺湯

肺水腫과 천식, 부종에 유효한 작용을 한다. 葶藶子를 虛證에 쓰는 경우는 그 강력한 작용을 완화시키기 위해 반드시 大棗 등의 補藥을 배합한다.

+ 皂莢
(祛痰) → 皂莢丸

거담약에 있는 皂莢의 강한 자극을 大棗로 완화한다.

補氣精神安定作用

+ 甘草
(降氣精神安定) + 小麥
(降氣精神安定) → 甘草小麥大棗湯

臍下部의 氣虛를 보하고, 배꼽 부근의 동계를 동반하는 정신불안을 치료한다.

配合處方:烏頭桂枝湯, 越婢加尤湯, 越婢加半夏湯, 越婢湯, 黃芪桂枝五物湯, 黃芪建中湯, 黃芩加半夏生薑湯, 黃芩湯, 外臺黃芩湯, 黃連湯, 葛根加半夏湯, 葛根湯, 栝樓桂枝湯, 甘草瀉心湯, 甘草小麥大棗湯(감맥대조탕), 橘皮竹茹湯, 去桂加白尤湯, 桂枝加黃芪湯, 桂枝加葛根湯, 桂枝加桂湯, 桂枝加厚朴杏子湯, 桂枝加芍藥生薑各一兩人蔘三兩新加湯, 桂枝加芍藥湯, 桂枝加大黃湯(계지가작약대황탕), 桂枝加附子湯, 桂枝加龍骨牡蠣湯, 桂枝去桂加茯苓白尤湯, 桂枝去芍藥加蜀漆牡蠣龍骨救逆湯, 桂枝去芍藥加皂莢湯, 桂枝去芍藥加附子湯, 桂枝去芍藥加麻黃細辛附子湯, 桂枝去芍藥湯, 桂枝湯, 桂枝二越婢一湯, 桂枝二麻黃一湯, 桂枝附子湯, 桂枝麻黃各半湯(계마각반탕), 厚朴七物湯, 吳茱萸湯, 柴胡加芒消湯, 柴胡加龍骨牡蠣湯, 柴胡去半夏加栝樓湯, 柴胡桂枝湯, 炙甘草湯, 十棗湯, 尤附子湯, 生薑甘草湯, 生薑瀉心湯, 小建中湯, 小柴胡湯, 薯蕷丸, 旋覆代赭湯, 皂莢丸, 大柴胡湯, 大靑龍湯, 竹皮大丸, 竹葉湯, 葶藶大棗瀉肺湯, 當歸四逆加吳茱萸生薑湯, 當歸四逆湯, 內補當歸建中湯(당귀건중탕), 排膿湯, 麥門冬湯, 半夏瀉心湯, 茯苓桂枝甘草大棗湯(영계감조탕), 附子粳米湯, 文蛤湯, 防己黃芪湯, 麻黃連軺赤小豆湯, 射干麻黃湯. 이상 70처방.

柏實 栢實 傷金
백 실 백 실

기　원 측백나무科 측백나무 *Thuja orientalis*의 종자.

異名·別名 柏子仁, 柏子, 側柏子.

성　분 지방유.

인용문헌 **神農本草經:** 경계를 치료하고, 오장을 안정시키며 益氣하고 風濕痺를 없앤다 (柏實 항에서 인용).

　　　中藥學講義: 養心安神, 潤腸通便(柏子仁 항에서 인용).

性　味 甘, 平.

현대의 효능주치 정신안정작용, 潤腸通便作用을 한다. 경계, 불면, 遺精, 盜汗, 변비를 치료한다.

《상한론》《금궤요략》의 운용법

◆效能主治◆

정신안정을 도모하고, 번민해서 숨이 차는 것을 치료한다.

◆대표적인 배합응용과 처방◆

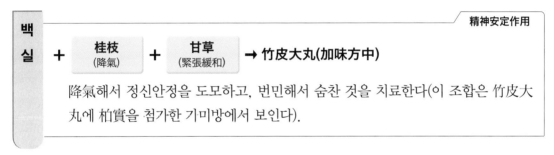

精神安定作用

백실 + 桂枝 (降氣) + 甘草 (緊張緩和) → 竹皮大丸(加味方中)

降氣해서 정신안정을 도모하고, 번민해서 숨찬 것을 치료한다(이 조합은 竹皮大丸에 柏實을 첨가한 기미방에서 보인다).

配合處方: 竹皮大丸(가미방중). 이상 1처방.

기약

Ⅲ 補氣精神安定藥

補益强壯藥 보익강장약

오장, 특히 위장계통, 폐계통, 신계통을 보하고, 益陽氣하며 신진대사를 촉진하고, 강장작용이 있는 약물들이다. 대표적인 방제로는 인삼탕, 建中湯類, 八味腎氣丸, 薯蕷丸, 黃芪桂枝五物湯 등이 있다. 補益强壯藥을 포함한 방제는《상한론》에는 陰病篇에 많고,《금궤요략》에는 血痺虛勞篇, 부인병 3篇(婦人姙娠篇, 婦人産後病篇, 婦人雜病篇)에 많다. 또 溫補藥, 補氣藥, 補血藥, 補津藥으로 분류되는 것들도 비슷한 작용을 한다. 여기에서는 補益强壯藥으로서 人蔘, 黃芪, 山藥, 山茱萸, 膠飴, 神麴, 鷄子黃, 獺肝, 大豆黃卷, 蜜을 다룬다.

人蔘 인삼 傷金

기　　원	오가피과 인삼 *Panax ginseng* C.A. MEYER(*P. schinseng* Nees)의 가는 뿌리를 제거한 뿌리, 또는 이것을 뜨거운 물에 가볍게 데친 것.

異名·別名 御種人蔘, 朝鮮人蔘, 高麗人蔘, 白蔘, 雲州人蔘, 皮付人蔘, 毛人蔘, 紅蔘, 人蔞.

성　　분 triterponoid saponin(gisenoside Ro, Ra~h). 아세틸렌 유도체(panaxinol) 등

인용문헌 **神農本草經:** 주로 오장을 보호하고 정신을 안정시키며 경계를 그치고 사기를 제거하며 明目, 開心, 益智한다.

重校藥徵: 心下痞硬支結을 주치하고 心胸停飮, 구토, 不食, 唾沫, 心痛, 복통, 번계를 겸치한다(人蔞 항에서 인용).

氣血水藥徵: 血滯하여 氣不行한 것을 치료한다.

中藥學講義: 大補元氣, 補脾益氣, 생진, 寧心益智.

性　　味 甘微苦, 溫.

현대의 효능주치 크게 원기를 보하고, 허탈을 치료하며, 진액을 生하고, 정신안정을 도모한다. 勞役에 의한 피로, 식욕부진, 권태, 식후토역, 下痢, 陽虛證의 천해, 발한과다로 인한 허탈, 경련발작, 건망증, 현훈, 두통, 발기부전, 빈뇨, 당뇨병 등의 갈증이 심한 것, 부정자궁출혈, 소아경련, 만성 소모성 질환, 일체의 기·혈·진액부족을 치료한다.

《상한론》《금궤요략》의 운용법

◆效能主治◆

脾胃와 폐를 크게 보하고, 원기를 지속적으로 보한다. 특히 위장계통, 호흡기계통을 보하는 작용이 강하고 補益强壯藥의 대표격이다. 특히 더하여 진액을 보하고, 식욕을 증진시키며, 下痢를 그친다. 또, 기허의 정신불안을 치료한다.

①補氣救脫作用——大病이나 출혈성 질환 또는 발한과다와 사하과다 등을 誤治하여 체력소모가 심하고 陽虛가 되어 급격한 陰病으로 떨어지는 경우에 빠르게 陽虛를 보한다. 이 경우 炮附子와 生附子를 배합한다.

②補益脾肺作用——少陽病의 비허증, 폐허증인 경우에, 다른 약물과 배합해서 보기강장한다. 특히 生薑+甘草+大棗+人蔘의 조합은 少陽病에서 肺脾의 補氣劑로서 기본배합이 된다.

③生津止渴作用——고열병 등에 의해 체내의 진액이 소모되고, 口渴이 심한 상태에 쓴다. 많은 경우 清熱藥과 補津液하는 약과 함께 쓴다.

④益智作用——益智라고 하면 기억력을 개선하고 정신불안을 해소하는 작용을 말한다. 최근 흰쥐를 이용한 약리실험에서 학습기억과정의 개선이 확인되고 있다. 龍骨, 牡蠣, 桂枝, 茯苓 등과 배합하는 경우가 많다.

◆대표적인 배합응용과 처방◆

인삼

補氣救脫作用

+ 炮附子 (溫補) → **附子湯, 九痛丸**

陰病이기는 하지만 아직 위중한 상태는 아니고, 오한하고 수족의 냉통이 있을 때 쓴다.

+ 生附子 (溫補强心) → **四逆加人蔘湯, 茯苓四逆湯**

체력의 소모가 심하고 厥陰病에 이른 경우에 사용한다. 生附子와 배합해서 溫補强心을 도모한다.

+ 乾薑 (溫補脾胃) → **理中丸, 人蔘湯, 大建中湯, 桂枝人蔘湯, 四逆加人蔘湯**

太陰病을 중심으로 少陽病에서 厥陰病의 범위까지 쓰는 補劑의 기본배합. 脾胃를 따뜻하게 하고 補氣한다.

補益脾肺作用

+ 甘草 (補氣强壯) → **理中丸, 人蔘湯**

정신적 피로에 의한 식욕부진, 사지권태감, 상복부의 팽만감, 해수 등, 氣虛證이 뚜렷한 경우에 쓴다.

+ 大棗 (補氣健胃) → **半夏瀉心湯**

甘草를 배합한 경우와 비슷하지만, 氣虛證 및 脾胃虛證인 경우에 주로 쓴다.

+ 生薑 (止嘔) → **生薑瀉心湯**

토기를 동반하는 경우에 쓴다. 많은 경우 半夏와 같이 쓴다.

+ 白朮 (補氣利水) → **理中丸, 人蔘湯**

주로 胃內停水가 있어서 식욕부진, 사지권태가 있는 경우에 쓴다.

+ 茯苓 (補益强壯) → **茯苓四逆湯**

白朮과의 조합과 거의 비슷하게 쓰지만, 정신피로가 더하여진 때에는 이 배합을 쓴다.

+ 橘皮 (止嘔健胃) → **茯苓飮, 橘皮竹茹湯**

健胃를 도모하고, 胃虛를 보하며, 식욕을 증진시킨다.

生津止渴作用

+ 石膏 (淸熱) → **白虎加人蔘湯, 竹葉石膏湯**

石膏의 淸熱作用에 의해 고열과 내열에 의한 진액의 소모를 적게 하고, 人蔘의 강장작용을 보조한다.

140

인삼

+ 麥門冬
(生津) → 麥門冬湯, 竹葉石膏湯

인후 및 기관의 진액을 보하고, 인후부와 기관의 건조를 치료하며, 결과적으로 진해거담작용을 발휘한다.

益智作用

+ 龍骨
(降氣精神安定) + 牡蠣
(降氣精神安定) → 柴胡加龍骨牡蠣湯

기의 상충을 내려주고, 동계를 치료하며, 정신을 안정시킨다.

配合處方: 烏梅丸, 溫經湯, 外臺黃芩湯, 黃連湯, 乾薑黃芩黃連人蔘湯, 乾薑人蔘半夏丸, 甘草瀉心湯, 橘皮竹茹湯, 九痛丸, 桂枝加芍藥生薑各一兩人蔘三兩新加湯, 桂枝人蔘湯, 侯氏黑散, 厚朴生薑半夏甘草人蔘湯, 吳茱萸湯, 柴胡加芒消湯, 柴胡加龍骨牡蠣湯, 柴胡去半夏加栝樓湯, 柴胡桂枝湯, 四逆加人蔘湯, 炙甘草湯, 生薑甘草湯, 生薑瀉心湯, 小柴胡湯, 薯蕷丸, 旋覆代赭湯, 續命湯, 大建中湯, 大半夏湯, 澤漆湯, 竹葉石膏湯, 竹葉湯, 人蔘湯, 麥門冬湯, 半夏瀉心湯, 白虎加人蔘湯, 茯苓飲, 茯苓四逆湯, 附子湯, 鱉甲煎丸, 木防己湯, 木防己湯去石膏加茯苓芒消湯, 理中丸. 이상 42처방.

黃芪 (황기) 金

기 원 콩科의 膜莢黃芪 *Astragalus membranaceus* Bunge 또는 몽고황기 *A. mongholicus* Bunge의 뿌리.

異名·別名 黃耆, 黃蓍, 百本, 王孫, 戴椹.

성 분 flavonoid, triterpenoid saponin, GABA.

인용문헌 **神農本草經:** 癰疽, 오래된 敗瘡에 배농시키고 止痛하며, 大風, 癩疾, 五痔, 서루를 다스리고, 補虛, 소아 百病을 담당한다.

重校藥徵: 肌表의 水를 주치한다. 따라서 皮水, 황한, 盜汗, 신체의 부종, 불인을 치료하고 동통, 소변불리를 겸치한다(黃蓍 항에서 인용).

氣血水藥徵: 혈기의 순환이 불량하여 肌表에 수분이 정체되어 있는 것을 치료한다.

中藥學講義: 補氣昇陽, 固表止汗, 托毒排膿, 利水退腫(黃芪 항에서 인용).

性 味 甘, 微溫.

현대의 효능주치

체표의 위기를 도와서 止汗한다. 이뇨해서 수종을 제거한다. 배농해서 傷口의 회복을 빠르게 하고, 피부의 재생을 촉진한다. 氣虛下陷, 自汗, 盜汗, 血痺, 유선염, 회복이 더딘 화농성 종기를 치료한다. 炙하면 脾胃를 보하고 益氣한다. 정신 및 육체피로, 위장계의 쇠약에 의한 下痢, 탈항, 氣虛에 의한 빈혈, 대하가 지속되는 것 및 대부분의 氣血陽虛를 치료한다.

《상한론》《금궤요략》의 운용법

◆效能主治◆

行氣하고, 강장을 도모하며, 表虛의 自汗을 그치게 하고, 表濕을 제거하며 근육관절통을 치료한다.

①**强壯作用**──기의 활동을 활발하게 하고, 강장을 도모한다.

②**止汗作用**──신체허약 및 表虛證에 의한 自汗을 그친다.

③**利濕鎭痛作用**──다른 利水 · 祛濕藥과 배합하면 表濕을 제거하고 근육, 관절의 움직임을 원활하게 하고 근육통과 관절통을 치료한다.

◆대표적인 배합응용과 처방◆

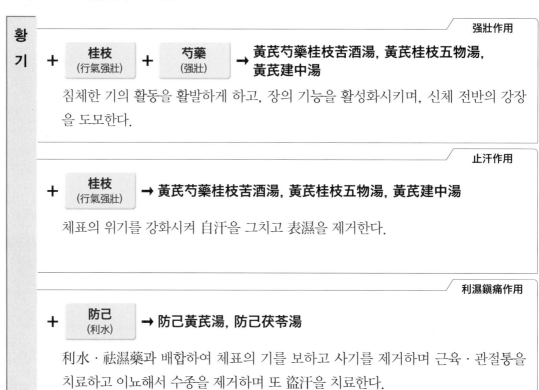

强壯作用

황기 + 桂枝 (行氣强壯) + 芍藥 (强壯) → 黃芪芍藥桂枝苦酒湯, 黃芪桂枝五物湯, 黃芪建中湯

침체한 기의 활동을 활발하게 하고, 장의 기능을 활성화시키며, 신체 전반의 강장을 도모한다.

止汗作用

+ 桂枝 (行氣强壯) → 黃芪芍藥桂枝苦酒湯, 黃芪桂枝五物湯, 黃芪建中湯

체표의 위기를 강화시켜 自汗을 그치고 表濕을 제거한다.

利濕鎭痛作用

+ 防己 (利水) → 防己黃芪湯, 防己茯苓湯

利水 · 祛濕藥과 배합하여 체표의 기를 보하고 사기를 제거하며 근육 · 관절통을 치료하고 이뇨해서 수종을 제거하며 또 盜汗을 치료한다.

황
기 + 麻黃
(利濕鎭痛) → 三黃湯

發汗하고 습사를 제거하며 진통을 도모한다. 체표의 습열이 심하고 신체전체의
관절이 모두 아픈 경우에 쓴다.

配合處方: 烏頭湯, 黃芪桂枝五物湯, 黃芪建中湯, 黃芪芍藥桂枝苦酒湯, 桂枝加黃芪湯, 三黃湯, 防己黃芪湯, 防己茯苓湯. 이상 8처방.

山藥 ^{산약} 薯蕷^{서여}金 署蕷^{서여}金 署預^{서여}金

기 원 마科의 참마 *Dioscorea japonica* Thunberg 또는 마 *Dioscorea batatas* Decaisne의 周皮를 제거한 根莖(担根體). 중국에서는 *Dioscorea oppsita* Thunberg이 기원식물이다.

異名·別名 山芋, 諸署, 署豫, 薯預.

성 분 전분, 다당류, 당단백질, 아미노산 등.

인용문헌 **神農本草經:** 中氣가 상한 것을 담당하고 補虛羸하며 한열사기를 제거하고 補中, 益氣力, 長肌肉한다(薯蕷 항에서 인용).

藥能方法辨: 淸虛熱, 救不足, 固腸胃, 潤皮毛, 化痰涎, 止瀉痢하고, 益津液, 强陰氣, 治虛損勞傷한다. 또 능히 心氣를 느긋하게 하고, 遺精을 치료하며, 아울러서 건망, 소변불리를 치료한다.

中藥學講義: 補脾胃, 益肺腎.

성 미 甘, 平.

현대의 효능주치 위장기능을 강하게 하며, 폐를 보하고, 固腎作用을 하여 강장한다. 脾陽虛에 의한 下痢, 장기의 下痢, 신체허약에 의한 해수, 당뇨병, 遺精, 대하, 빈뇨를 치료한다.

보익강장약

《상한론》《금궤요략》의 운용법

◆效能主治◆
脾胃를 보하고 益氣하며, 허핍을 치료한다.

◆대표적인 배합응용과 처방◆

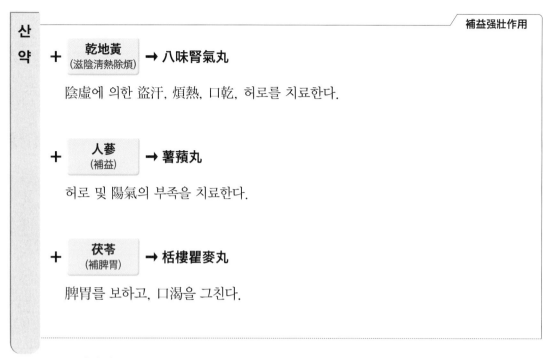

補益强壯作用

산약

+ **乾地黃** (滋陰清熱除煩) → **八味腎氣丸**

陰虛에 의한 盜汗, 煩熱, 口乾, 허로를 치료한다.

+ **人蔘** (補益) → **薯蕷丸**

허로 및 陽氣의 부족을 치료한다.

+ **茯苓** (補脾胃) → **栝樓瞿麥丸**

脾胃를 보하고, 口渴을 그친다.

配合處方: 栝樓瞿麥丸, 薯蕷丸, 八味腎氣丸(八味地黃丸). 이상 3처방.

山茱萸 金
산 수 유

| 기　　원 | 층층나무科 산수유 *Cornus officinalis* Siebold et Zuccarini의 僞果의 과육. |

異名·別名 石棗, 肉棗, 蜀棗, 山萸肉, 萸肉, 山茱萸.

성　　분 이리도이드 배당체(로가닌, 모로니시드), 트리테르페노이드(ursolic acid), tan-nin 등.

인용문헌 **神農本草經:** 心下의 사기한열을 담당하고, 溫中하며 寒濕痺를 제거하고, 三蟲을 없앤다(山茱萸 항에서 인용).

中藥學講義: 補益肝腎, 澁精止汗.

性　　味 酸, 微溫.

현대의 효능주치 肝腎을 보하고, 생식능력을 높여서 강정한다. 요슬의 둔통, 현훈, 이명, 발기부전, 遺精, 빈뇨, 虛勞에 의한 오한발열, 허로에 의한 自汗이 그치지 않는 것, 심기능부조에 의한 부정맥을 치료한다.

◆效能主治◆

脾胃를 따뜻하게 하고 보익강장하며, 心下의 사기한열을 제거하고, 澁精·縮尿·止汗作用에 의해 소변빈삭, 遺精을 치료하고, 腎虛에 의한 腰重·이명·현훈을 치료한다.

◆대표적인 배합응용과 처방◆

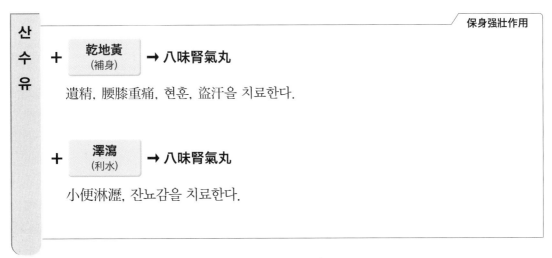

保身强壯作用

산수유

乾地黃 (補身) → **八味腎氣丸**

遺精, 腰膝重痛, 현훈, 盜汗을 치료한다.

澤瀉 (利水) → **八味腎氣丸**

小便淋瀝, 잔뇨감을 치료한다.

配合處方: 八味腎氣丸(八味地黃丸). 이상 1처방.

膠飴 교 이 傷 金

보익강장약

기　　원 벼科 벼 *Oryza sativa* Linne, 소맥(밀) *Triticum aestivum* Linne 또는 대맥(보리) *Hordeum vulgare* Linne 등의 씨앗껍질을 제거한 종자를 맥아즙으로 당화시켜 농축해서 만든 것.

異名·別名 飴糖, 白飴糖, 餳, 水飴.

성　　분 맥아당, dextron 등.

인용문헌 **名醫別錄:** 허핍을 보하고 갈증을 그치며 出血을 없앤다(飴糖 항에서 인용).
藥徵續編: 膠飴의 효능은 아마도 甘草와 꿀과 비슷하다. 따라서 제반 급한 증상들을 능히 완화시킨다.
中藥學講義: 補虛建中, 緩急止痛, 潤肺止咳(飴糖 항에서 인용).

性　　味 甘, 溫.

현대의 효능주치 위장계를 도와서 강장시키고, 진액을 보해서 潤燥한다. 과로에 의해 일어나는 脾胃의 질환, 무지근한 배, 폐의 진액부족에 의한 해수, 토혈, 口渴, 咽痛, 변비

145

를 치료한다.

《상한론》《금궤요략》의 운용법

◆**效能主治**◆

脾胃를 溫補해서 허핍을 보하고 긴장을 완화시켜 止痛한다.

①**補脾胃益氣作用**——脾胃의 허핍을 보하고, 止渴益氣한다.

②**緊張緩和作用**——복부의 긴장에 의해 일어나는 경련과 통증을 완화한다.

◆**대표적인 배합응용과 처방**◆

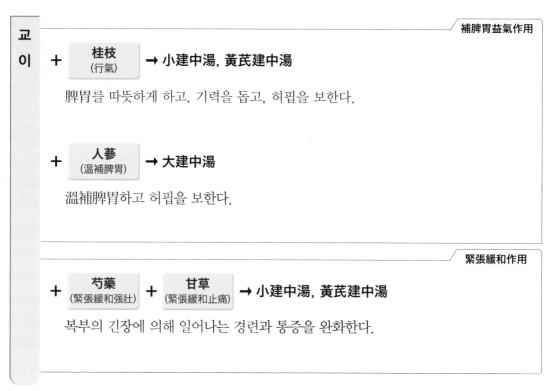

교
이

補脾胃益氣作用

+ **桂枝** (行氣) → **小建中湯, 黃芪建中湯**

脾胃를 따뜻하게 하고, 기력을 돕고, 허핍을 보한다.

+ **人蔘** (溫補脾胃) → **大建中湯**

溫補脾胃하고 허핍을 보한다.

緊張緩和作用

+ **芍藥** (緊張緩和强壯) + **甘草** (緊張緩和止痛) → **小建中湯, 黃芪建中湯**

복부의 긴장에 의해 일어나는 경련과 통증을 완화한다.

配合處方: 黃芪建中湯, 小建中湯, 大建中湯. 이상 3처방.

神麴 麴 ⑥
신 국   국

기　원 대개 白麴(또는 小麥), 赤小豆, 杏仁, 青蒿汁, 蒼茸汁, 野蓼汁의 6종을 혼합한 것을 압축해서 형태를 만들고, 수일간 발효시킨 후 건조한 것.

異名·別名 六神麴, 神曲, 六曲, 六神曲, 曲, 麴.

성　분	精油, 배당체류, 지방유, amylase, protease 등.
인용문헌	**重修政和經史證類備用本草**: 장부중풍의 기를 치료하고, 調中下氣하며, 開胃, 消宿食한다. 霍亂心膈의 기 및 痰逆을 담당하고 除煩, 破癥結 및 보허하며 냉기를 제거하고 腸胃에 음식이 폐색되어 하강하지 않는 것을 통하게 하며, 혈색을 좋게 한다(麴 항에서 인용).
	藥能方法辨: 능히 産氣調中하고 開胃하고 수곡을 소화시키며 적체를 없앤다. 그리하여 痰逆, 癥結, 瀉痢, 脹滿을 치료하고, 산모의 乳汁을 돌게 하며, 눈의 병을 치료한다(麴 항에서 인용).
	中藥學講義: 消食和胃(神曲 항에서 인용).
性　味	甘辛, 溫.
현대의 효능주치	위장계의 기능을 높여주고, 소화를 촉진한다. 宿食, 胸痞, 腹脹膨滿感, 구토, 下痢, 産後惡露不下腹痛, 소아腹脹을 치료한다.

《상한론》《금궤요략》의 운용법

◆效能主治◆

위장을 보하고 소화를 촉진하며 腹脹膨滿感을 제거하고 下痢를 그친다.

◆대표적인 배합응용과 처방◆

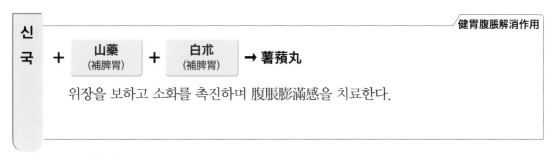

配合處方: 薯蕷丸. 이상 1처방.

鷄子黃 ^{계 자 황} 傷金

기　원	꿩科 닭 *Gallus domestics* Briss.의 알의 난황.
異名·別名	卵黃, 鷄卵黃.
성　분	단백질, 지질(레시틴), 지용성 비타민A · D · E, 비타민B1 · B2, 나이아신, 판토텐산, 철, 인, 칼슘 등.

147

인용문헌 神神農本草經: 除熱, 火瘡, 癎, 痓을 담당한다. 虎魄神物을 만들기도 한다(鷄子 항에서 인용).

藥能方法辨: 능히 血分에 들어가서 心胸의 혈기를 완화시키는 효과가 있고, 더불어 능히 배농시키는데, 이것이 鷄子黃의 주치증이 된다(鷄子黃 항에서 인용).

性 味 甘, 平.

현대의 효능주치 체력을 보하고 자양하는 것을 도모한다. 肝風內動을 치료한다. 흉부 번민감·정신불안에 의한 불면, 열병에 의한 경련과 의식불명, 결핵성 쇠약, 구토, 下痢, 유산, 부정자궁출혈, 소아소화불량 등을 치료하고, 외용하면 화상·熱瘡·습진을 치료한다.

《상한론》《금궤요략》의 운용법

◆效能主治◆

자양강장하고 번열을 제거하며 정신안정을 도모한다. 또 배농작용을 한다.

①滋養精神安定作用——번열을 제거하고 정신안정을 도모하며 자양강장한다.

②排膿作用——桔梗과 배합하여 배농작용을 한다.

◆대표적인 배합응용과 처방◆

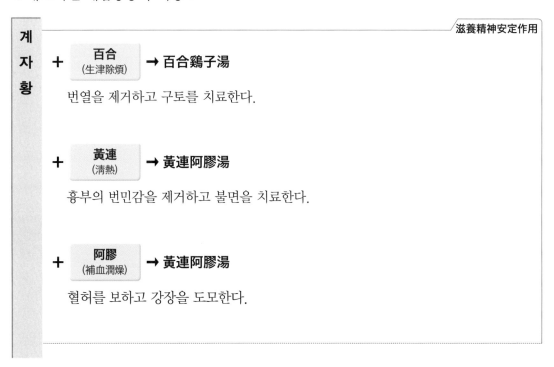

계자황

滋養精神安定作用

+ 百合 (生津除煩) → 百合鷄子湯

번열을 제거하고 구토를 치료한다.

+ 黃連 (淸熱) → 黃連阿膠湯

흉부의 번민감을 제거하고 불면을 치료한다.

+ 阿膠 (補血潤燥) → 黃連阿膠湯

혈허를 보하고 강장을 도모한다.

계 자 황	+	桔梗 (排膿)	→ 排膿散

배농을 촉진하고 화농성 질환을 치료한다.

配合處方: 黃連阿膠湯, 排膿散, 百合鷄子湯. 이상 3처방.

獺肝 달 간 _金

기　　원 족제비科 수달 *Lutra lutra*의 간장.

異名·別名 水獺肝, 獺猫.

성　　분 미상.

인용문헌 **名醫別錄:** 鬼疰, 蠱毒, 생선뼈가 걸린 것을 제거하는 효과가 있다(獺肝 항에서 인용).

藥能方法辨: 능히 益陰補虛하고 해수를 그치며 살충하고 傳尸鬼疰를 치료한다(獺肝 항에서 인용).

性　　味 甘, 鹹, 平.

**현대의
효능주치** 滋陰淸熱, 진해, 지혈작용을 한다. 허로, 骨蒸潮熱, 盜汗, 해수, 천식, 객혈, 야맹증, 痔出血을 치료한다.

보익강장약

《상한론》《금궤요략》의 운용법

◆**效能主治**◆

냉증을 동반하는 만성 피로와 결핵을 치료한다.

◆**대표적인 배합응용과 처방**◆

獺肝散은 단미처방만 있고 배합응용은 없다.

配合處方: 獺肝散. 이상 1처방

大豆黃卷 豆黃卷㊎
대 두 황 권　　두 황 권

기　원 콩科 대두(콩) *Glycine max*(L.) Merr.의 종자를 발아시켜 1cm 정도 크기가 된 것.

異名·別名 大豆蘖, 黃卷, 卷蘖, 黃卷皮, 豆蘖.

성　분 *l*-asparagine, xanthine, hypoxanthine, 비타민 C 등.

인용문헌 **神農本草經:** 濕痺, 근련, 슬통을 담당한다.

　　　　名醫別錄: 五臟胃氣의 結積을 담당하고 益氣하며 해독시키고, 흑간(黑皯)을 없애며, 피모를 윤택하게 한다.

　　　　中藥學講義: 分利濕熱, 清解表邪.

性　味 甘, 平.

현대의 효능주치 가벼운 발표작용을 하고 습열을 제거한다. 溫病의 초기, 胸痞, 수종에 의한 팽만, 소변불리, 濕痺, 근육경련, 관절통을 치료한다.

《상한론》《금궤요략》의 운용법

◆效能主治◆
益氣하고, 오장의 기부족을 보하며, 濕痺, 근육경련을 치료한다.

◆대표적인 배합응용과 처방◆

補益強壯作用

대두황권 + **人蔘** (溫補脾胃) → **薯蕷丸**

脾胃를 보하고 허핍을 치료한다. 본 처방에 배합되어 있는 薯蕷, 神麯, 茯苓, 白朮, 大棗와의 조합도 같은 작용을 보인다.

配合處方: 薯蕷丸. 이상 1처방.

蜜㊟㊎ 白蜜㊟㊎ 食蜜㊟ 煉蜜㊎
밀　　백 밀　　식 밀　　연 밀

기　원 꿀벌科 ①유럽꿀벌 *Apis mellifera* Linne 또는 ②동양꿀벌 *A. indica* Ra-

*doszkowski*이 벌집에 모아둔 감미를 띤 물질을 채집한 것. 중국에서는 ①과 꿀벌 *A. cerana* Fabicius가 기원동물이다.

異名·別名	蜂蜜, 石蜜.
성 분	전화당, 자당(sucrose), 단당류, 유기산 등.
인용문헌	**神農本草經**: 心腹邪氣, 제반 驚癎痙를 담당한다. 오장을 편안하게 하고, 제반 부족에 益氣시키며, 補中시키고, 止痛하며, 해독하고, 여러 가지 병을 없애고, 和百藥한다(石蜜 항에서 인용).

藥徵續編: 結毒急痛을 주치한다. 겸하여 제반 약물의 독성을 완화시킨다.

中藥學講義: 潤肺補中, 滑腸, 緩急, 解毒(蜂蜜 항에서 인용).

性 味	甘, 平.
현대의 효능주치	위장계를 보하고 자양강장하며, 胃部의 긴장을 완화시킨다. 진액을 보하고, 점막의 건조를 부드럽게 하며, 진해하고, 변비를 치료한다. 폐의 진액부족에 의한 해수, 건조성 변비, 구내염, 화상을 치료한다.

《상한론》《금궤요략》의 운용법

◆效能主治◆

자양강장작용, 인통 등의 진통완화작용, 烏頭·甘遂·粉(鉛粉) 등의 해독 및 완화작용을 한다. 또, 좌약으로 쓰면 통변작용을 한다(방제로는 蜜煎이 있다). 더욱이 그 외의 용법으로 八味腎氣丸과 桂枝茯苓丸 등의 丸劑를 만들 때에도 사용한다.

①**滋養强壯作用**——대부분 虛證에 쓰고, 다른 補益藥과 함께 자양강장을 도모한다.

②**峻藥解毒作用**——烏頭, 甘遂 등 작용이 강한 약물을 해독한다.

◆대표적인 배합응용과 처방◆

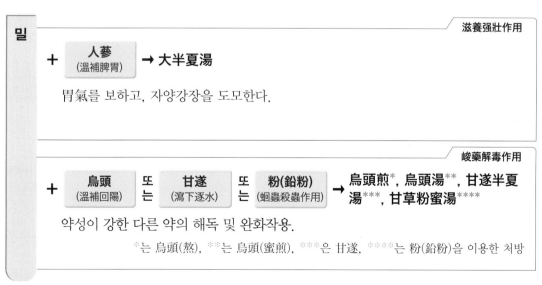

밀

滋養强壯作用

+ **人蔘** (溫補脾胃) → **大半夏湯**

胃氣를 보하고, 자양강장을 도모한다.

峻藥解毒作用

+ **烏頭** (溫補回陽) 또는 **甘遂** (瀉下逐水) 또는 **粉(鉛粉)** (蛔蟲殺蟲作用) → **烏頭煎*, 烏頭湯**, 甘遂半夏湯***, 甘草粉蜜湯******

약성이 강한 다른 약의 해독 및 완화작용.

*는 烏頭(熬), **는 烏頭(蜜煎), ***은 甘遂, ****는 粉(鉛粉)을 이용한 처방

보익강장약

151

配合處方: 烏頭桂枝湯, 烏頭煎, 烏頭湯, 烏梅丸, 栝樓瞿麥丸, 甘草粉蜜湯, 甘遂半夏湯, 九痛丸, 桂枝茯苓丸, 下瘀血湯, 赤石脂丸, 薯蕷丸, 赤丸, 皂莢丸, 大黃䗪蟲丸, 大陷胸丸, 大半夏湯, 猪膚湯, 當歸貝母苦參丸, 八味腎氣丸(팔미지황환), 半夏麻黃丸, 礬石丸, 防己椒目葶藶大黃丸, 麻子仁丸, 蜜煎, 理中丸. 이상 26처방.

◆비고◆

《상한론》《금궤요략》에서 말하는 蜜은 몇 가지의 명칭이 있지만 기본적으로는 모두 蜂蜜을 말한다. 《신농본초경》에 기재된 石蜜은 《명의별록》에 의하면 '生武都山谷河源山谷及諸山 石中'이라 하여 山谷의 돌 사이에서 채집한 것을 가리킨다. 더욱이 500년경의 《신농본초경 집주》에는 일찍이 인가에서 양봉하는 것이 있다는 기재가 있고, 양봉은 상당히 오래 전부터 있어왔음을 짐작할 수 있다. 白蜜은 색이 하얀 것을 가리키지만, 《명의별록》에서는 石蜜의 항에 '色白如膏者良(색이 희고 膏狀인 것이 좋다)'이라고 되어 있어서, 색깔이 흰 것이 좋은 품질인 것으로 생각된다. 食蜜은 본초서 중에는 《本草圖經》에 나오지만, 식용으로 쓰는 꿀 이라는 의미라고 보인다.

煉蜜이라는 명칭에 대하여는, 여러 본초서에 기재되어 있지는 않지만, 《본초강목》에 꿀을 法製하는 방법이 기재되어 있는데, 蜂蜜에 열을 가하여 굳어지게 되도록 하고, 타지는 않도 록 익힌 것이 이것에 해당한다. 煉蜜은 주로 丸藥의 기재로 쓰인다. 또한 일본 에도(江戶) 시대의 《藥能方法辨》에는 煉蜜에 대하여 '설탕을 써서 끓인다. 그 효능은 白蜜과 같다'라고 하였는데, 이는 현대에 말하는 캐러멜에 해당한다. 《古方藥品考》에도 蜂蜜을 끓인 것을 煉 蜜이라고 하면서, 《藥能方法辨》과 마찬가지로 일반인 사이에는 사탕을 끓여서 만든 것도 煉蜜로 사용되고 있다고 하였다. 시대를 따라 내려오면서 이렇게 설탕을 이용하여 만든 것 도 사용하게 되었다고 생각된다.

補津藥 보진약

체내에서 정상적인 생리적 활동에 쓰이는 수분을 진액이라고 하고, 진액이 부족한 때에 진액을 보하는 작용이 있는 약재를 補津藥이라고 한다. 이 진액부족의 개념은 《소문》과 《상한론》《금궤요략》에 일찍이 등장한다. 또, 이러한 서적에는 溫病의 개념도 언급하고 있는데, 청나라에 확립된 溫病學說만큼 진액부족과 溫病과의 관계에 대하여 명확한 것도 없다. 그러나 발한과다, 소변과다, 과도한 사하 등에 의해 망진액하는 상태가 되는 것을 알고 있었다. 다만, 그러한 상태를 표현하는 경우에 진액부족이 아니라 口渴, 舌燥 등의 단어로 표현하고 있다. 補津藥은 그러한 진액부족인 때에 줄 수 있는 약재로 대표방제로는 白虎湯類, 柴胡桂枝乾薑湯, 百合湯類 등이 있고, 補津藥으로는 麥門冬, 天門冬, 百合, 栝樓根, 萎蕤, 粳米, 文蛤, 鱉甲, 猪膽, 人尿 등이 있다. 대부분 石膏 등의 淸熱藥과 함께 쓴다.

麥門冬 맥문동 ⑱⑯

기 원 백합科 소엽맥문동 *Ophiopogon japonicus* Ker-Gawler 의 뿌리의 팽대부.

異名·別名 小葉麥門冬, 川麥冬, 杭麥冬, 脈冬.

성 분 보르네올, steroid saponin(pohiopogonin A~D), homoisoflavonoid 및 다당류 등.

인용문헌 **神農本草經**: 心腹結氣하여 傷中傷飽하고 胃의 낙맥이 絶하여 羸瘦하고 短氣한 것을 담당한다.

藥能方法辨: 淸心潤肺하고 除煩瀉熱하며 消痰止嗽하고 生神行水한다. 따라서 구토, 痿躄, 허로, 客熱, 脈絶, 短氣, 肺痿, 토농, 혈열망행, 結枯乳閉를 치료하고, 또 능히 明目한다. 潤燥하는 효능은 다른 약재에 비하여 우수하다.

中藥學講義: 養陰淸熱, 潤肺止咳.

성 미 甘微苦, 寒.

현대의 효능주치 인후 및 폐의 진액을 보하고 흉부의 번민감을 제거하며 止咳除痰한다. 폐의 진액부족에 의한 乾咳, 토혈, 객혈, 기흉, 肺癰, 허로에 의한 번열, 열병에 의한 체액소모, 咽乾口燥, 건조성 변비를 치료한다.

《상한론》《금궤요략》의 운용법

◆效能主治◆

특히 인후, 폐, 胃腸의 진액을 보하고, 氣逆을 치료하며, 진액부족에 의한 乾咳, 구토를 그친다.

◆대표적인 배합응용과 처방◆

생津作用

맥문동 + **人蔘** (生津止渴) + **甘草** (生津) → 麥門冬湯, 竹葉石膏湯, 溫經湯, 炙甘草湯, 薯蕷丸

生津作用의 기본배합. 특히 인후, 폐, 胃腸의 진액을 보하고 氣逆, 해수, 구토를 치료한다. 더불어 허로를 치료한다.

+ **竹葉** (鎭咳) → 竹葉石膏湯

폐의 진액을 보하고 염증을 가라앉히며 진해거담을 촉진한다. 폐결핵, 만성 기관지염, 만성 인후염 등에 쓴다.

配合處方: 溫經湯, 炙甘草湯, 薯蕷丸, 竹葉石膏湯, 麥門冬湯. 이상 5처방.

天門冬 천 문 동 傷

기 원	백합科 천문동 *Asparagus cochinchinensis* Merill의 코르크화된 외층의 대부분을 제거한 뿌리를 쪄서 말린 것.
異名·別名	天冬
성 분	steroid saponin(Asp–IV'~VII'), 전분 등.
인용문헌	**神農本草經:** 제반 급작스런 풍습으로 偏痺된 것을 담당한다. 골수를 강하게 하고 三蟲을 죽이며 伏尸를 없앤다. **名醫別錄:** 肺氣를 保定하고 去寒熱하며 養肌膚하고, 利小便한다. 차게 하면서 보한다. **中藥學講義:** 養陰淸熱, 潤燥生津.
성 미	甘苦, 寒.
현대의 효능주치	진액을 보하고 咽乾口燥를 치료하며, 肺의 진액을 보하여 염증을 가라앉힌다. 음허발열, 해수도혈, 肺膿瘍, 肺壞疽, 인후종통, 당뇨병 등 口渴을 동반하는 질

환, 건조성 변비를 치료한다.

《상한론》《금궤요략》의 운용법

◆**效能主治**◆

진액을 보하고 해수토혈을 치료하며 인후불리를 치료한다.

◆**대표적인 배합응용과 처방**◆

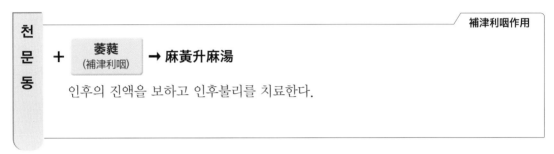

補津利咽作用

천문동 + 萎蕤 (補津利咽) → **麻黃升麻湯**

인후의 진액을 보하고 인후불리를 치료한다.

配合處方: 麻黃升麻湯. 이상 1처방.

百合_金

백 합

| 기　　원 | 백합科 ①참나리 *Lilium lancifolium* Thunberg, ②백합 L. *brownii* F.E. Brown var. *colchesteri* Wilson 또는 그 외 同屬植物의 비늘줄기를 끓는 물에 살짝 익힌 후 건조한 것. 중국에서는 ①과 L. *brownii* F.E. Brown var. *viridulum* Baker, L. *pumilum* DC.가 기원식물이다. |

異名·別名 白百合.

성　　분 전분, 단백질, 지방, alkaloid(colchicein) 등.

인용문헌 **神農本草經:** 邪氣腹脹, 心痛을 담당한다. 대소변불리를 치료하고, 補中益氣한다.

藥能方法辨: 和氣하여 기침을 그치게 하는 효능이 있다.

中藥學講義: 潤肺止咳, 淸心安神.

性　　味 微苦, 平.

현대의 효능주치 폐의 진액을 윤택하게 해서 진해거담하고, 폐의 염증을 가라앉히며, 정신안정작용을 한다. 폐결핵의 久咳, 喀痰帶血, 열병을 앓은 후 여열이 사라지지 않는 것, 허번, 경계, 정신황홀상태, 각기부종을 치료한다.

《상한론》《금궤요략》의 운용법

◆效能主治◆

진액을 보하는 작용을 한다. 진액부족에 동반하는 발열을 제거하고, 허번에 의한 정신불안, 불면을 치료한다. 百合病을 치료하는 主藥이 된다. *비고참조

①**精神安定作用**──진액부족을 보하고, 열병을 앓은 후에 나타나는 정신불안, 동계, 허번, 불면을 치료한다.

②**解熱作用**──원인불명의 미열을 치료한다.

◆대표적인 배합응용과 처방◆

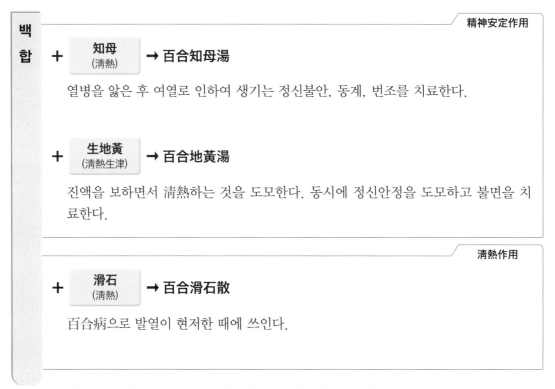

백합

精神安定作用

+ **知母** (清熱) → **百合知母湯**

열병을 앓은 후 여열로 인하여 생기는 정신불안, 동계, 번조를 치료한다.

+ **生地黃** (清熱生津) → **百合地黃湯**

진액을 보하면서 清熱하는 것을 도모한다. 동시에 정신안정을 도모하고 불면을 치료한다.

清熱作用

+ **滑石** (清熱) → **百合滑石散**

百合病으로 발열이 현저한 때에 쓰인다.

配合處方: 滑石代赭湯, 百合滑石散, 百合鷄子湯, 百合地黃湯, 百合洗, 百合知母湯. 이상 6처방.

◆비고◆

《금궤요략》에서는 열병을 앓은 후에 정신불안이 나타나는 것을 百合病이라 부르고, 그 치료방제의 主藥으로 百合을 언급하고 있다.

栝樓根^傷 括蔞根_金

栝樓根[傷] 括蔞根[金]

기　　원	박科 ①하눌타리 *Trichosanthes kirilowii* Maximowicz, ②노랑하눌타리 *T. kirilowii* Maxim. var. *japonicum* Kitamura. 또는 ③큰노랑하눌타리 *T. bracteata* Voigt 의 피층을 제거한 뿌리. 중국에서는 ①과 쌍변하눌타리 *T. rosthornii* Harms가 기원식물이다.

異名·別名 括呂根, 瓜呂根, 瓜蔞根, 蔞根, 天花粉.

성　　분 전분, 아미노산, 지방산, steroid, cucurbitan계 triterpen, lectin 등.

인용문헌 **神農本草經:** 소갈, 신열, 번만, 대열을 담당한다. 補虛安中하고 絶傷을 이어준다(栝樓根 항에서 인용).

藥徵續編: 갈증의 치료를 담당한다(栝樓根 항에서 인용).

中藥學講義: 淸肺化痰, 養胃生津(天花粉 항에서 인용).

性　　味 甘苦酸, 凉.

현대의 효능주치 진액을 生하게 해서 건조감을 부드럽게 하고, 구갈을 그치며, 淸熱하고, 排膿消腫한다. 열병에 의한 口渴, 당뇨병 등 口渴을 동반하는 병, 황달, 폐의 진액부족에 의한 吐血痰, 염증을 동반하는 해수, 화농성 종기, 痔瘻를 치료한다.

《상한론》《금궤요략》의 운용법

◆效能主治◆

미열, 진액부족에 의한 열증상, 여열을 동반하는 구갈의 主藥으로 쓰고, 이러한 열을 다스려서 진액을 보하고 口渴을 그친다. 또, 경련발작을 치료한다.

①**止渴作用**──미열과 여열을 동반하는 구갈의 主藥으로 쓴다. 기본배합은 栝樓根+牡蠣이고, 半夏를 같이 쓰지 않는 것이 원칙이다.

②**治微熱作用**──한열왕래, 百合病의 여열, 瘧證 중에 열증이 심하지 않은 것에 쓴다. 이 점은 현대 중의학의 용법과도 다르다.

③**治痙作用**──어떠한 이유에 의해 체표의 기의 흐름이 원활하지 않으면 경련을 일으키기 쉬운 상태가 되는데, 체표의 진액이 부족하면 기의 흐름이 더욱 나빠진다. 栝樓根의 生津作用과 淸熱作用에 의해 發汗을 억제하면서 진액을 보하고 기의 흐름을 조절하며 경련발작을 치료한다.

보진약

157

◆대표적인 배합응용과 처방◆

괄
루
근

止渴作用

+ 牡蠣
(止渴) → 栝樓牡蠣散

止渴作用을 강화한 배합이다. 단 白虎湯證 같은 實熱證의 구갈에는 쓰지 않는다.

治微熱作用

+ 柴胡
(清熱) + 黃芩
(清熱) → 柴胡桂枝乾薑湯, 柴胡去半夏加栝樓湯

清熱作用과 生津止渴作用에 의해 少陽病의 미열과 한열왕래를 치료한다.

治痙作用

+ 桂枝
(行氣) → 栝樓桂枝湯

체표의 기의 흐름을 조절하고 체표의 진액부족을 보하면서 清熱하여 체표의 진액부족을 동반하는 경련발작을 치료한다. 栝樓根은 桂枝의 行氣作用을 보좌한다.

配合處方: 栝樓瞿麥丸, 栝樓桂枝湯, 栝樓牡蠣散, 柴胡去半夏加栝樓湯, 柴胡桂枝乾薑湯, 牡蠣澤瀉散. 이상 6처방.

萎蕤 ^{위 유} 傷

기 원 백합과 둥굴레 *Polygonatum odoratum*의 根莖.

異名·別名 玉竹, 葳蕤, 女萎, 委萎.

성 분 강심배당체 convallamarin, convallarin, 그 외 비타민A狀 물질, chelidonic acid, azetidine-2-carbonic acid.

인용문헌 **神農本草經**: 中風暴熱, 불능동요, 趺筋結肉, 제부족을 치료한다(女萎 항에서 인용).

中藥學講義: 養陰潤燥, 生津止渴(萎蕤 項에서 引用).

性 味 甘, 平.

현대의 효능주치 補津潤燥하고 除煩止渴한다. 열병에 의한 진액부족, 咳嗽煩渴, 과로에 의한 발열, 식후에 나시 배가 고픈 증상, 빈뇨를 지료한다.

158

◆效能主治◆

진액을 보하고 인후불리를 치료한다.

◆대표적인 배합응용과 처방◆

補津作用

| 위 유 | + | 天門冬 (補津) | → 麻黃升麻湯 |

인후의 진액을 보하고 인후불리를 치료한다.

配合處方: 麻黃升麻湯. 이상 1처방.

粳米 傷金 米 傷金
(갱미) (미)

기　원 벼科 벼 *Oryza sativa* Linne의 종자.

異名·別名 硬米, 大米, 玄米.

성　분 전분, 단백질, 지방 등.

인용문헌 **名醫別錄:** 益氣除煩止洩을 담당한다.

　　藥能方法辨: 원기를 보호하고 和胃補中하며 生津止渴하고 淸熱除煩한다.

性　味 甘, 平.

현대의 효능주치 위장계를 보하고 益氣하며, 脾胃의 기능을 돕고 除煩渴, 止下痢한다. 진액부족, 번갈, 表虛自汗, 脾胃허약, 下痢를 치료한다.

◆效能主治◆

보익해서 진액을 보한다.

①**生津作用**——진액을 보하고 염증을 가라앉히며, 구갈을 치료한다. 白虎湯類에서는 고열에 의한 진액부족에 대하여, 麥門冬湯과 竹葉石膏湯에서는 호흡기 및 인후의 진액부족에 의한 열증상 및 해역상기에 대하여, 생진작용을 목적으로 갱미를 쓴다.

②**補益作用**——胃氣를 보하고 식욕을 증진하며 강장을 도모한다. 陰病으로 약해진 몸을 보

익하는 작용이 있다. 附子와 乾薑을 배합하면 온보보익작용이 증강된다.

◆대표적인 배합응용과 처방◆

갱미

生津作用

+ 石膏 (淸熱生津) → **白虎湯, 白虎加人蔘湯, 白虎加桂枝湯**

생진작용과 淸熱作用을 겸한 배합으로 白虎湯類의 기본이 되는 배합이다. 고열에 의해 일어나는 소갈, 번갈에 쓰고 열을 제거하여 구갈을 그친다.

+ 人蔘 (補益生津) → **白虎加人蔘湯, 麥門冬湯, 竹葉石膏湯**

생진작용과 보익작용을 겸한 배합이다. 고열에 의한 구갈과 호흡기의 진액부족에 의한 해수를 치료한다.

+ 麥門冬 (生津止逆) → **麥門冬湯, 竹葉石膏湯**

진액부족에 의해 일어나는 해역상기를 치료한다.

補益作用

+ 炮附子 (溫補) → **附子粳米湯**

온보작용과 보익작용을 겸한 배합이다. 냉증에 의한 腸鳴, 腹痛을 치료한다.

+ 乾薑 (溫補) → **桃花湯**

온보작용과 보익작용을 겸한 배합이다. 냉증으로 체력이 저하된 것을 치료한다.

配合處方: 烏梅丸, 竹葉石膏湯, 桃花湯, 麥門冬湯, 白虎加桂枝湯, 白虎加人蔘湯, 白虎湯, 附子粳米湯. 이상 8처방.

◆비고◆

《상한론》《금궤요략》에는 散劑를 복용할 때 '白飮으로 부드럽게 복용한다'라는 조문이 있다. 《고방약의》에서 아사다 소하쿠(淺田宗伯)는 白飮이 갱미를 끓인 죽이라고 하고 있다.

*효능에 대해서는 白飮 항 참조

文蛤 <ruby>문<rt>문</rt></ruby><ruby>합<rt>합</rt></ruby> 傷金

기　　원	조개류의 문합 *Meretrix meretrix*를 포함한 그 근연종의 살아있는 채로 잡은 패각. *비고참조
異名·別名	花蛤, 黃蛤, 圓蛤.
성　　분	탄산칼슘, 키틴 등.
인용문헌	**神農本草經**: 악창, 蝕, 五痔를 담당한다.
	名醫別錄: 咳逆胸痺, 腰痛脅急, 서루, 大孔出血, 崩中漏下를 담당한다.
	藥能方法辨: 대부분 牡蠣와 비슷하고, 여기에 흉중의 水飮을 하강시켜서 胃中을 부드럽게 하므로 갈증을 없애고, 다른 효능은 牡蠣와 비슷하다. *牡蠣의 항 참조
性　　味	鹹, 平.
현대의 효능주치	淸熱, 利濕, 거담, 軟堅作用을 한다. 구갈과 번열, 咳逆胸痺, 나력, 임파선염, 부정자궁출혈, 痔瘻를 치료한다.

《상한론》《금궤요략》의 운용법

◆效能主治◆
구갈이 심하여 물을 많이 마시는 것, 또는 물을 마시고 싶지만 실제로 목이 마르지 않은 것 등, 체내의 수분균형이 깨어진 것을 치료한다.

◆대표적인 배합응용과 처방◆

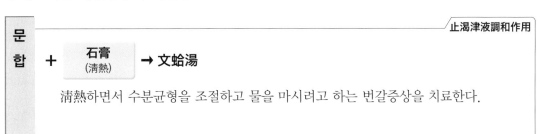

配合處方: 文蛤散, 文蛤湯. 이상 2처방.

◆비고◆
文蛤은 현재 시장에서 '文蛤'으로 유통되지 않고, '海蛤殼'이라는 명칭으로 조개류의 청합(*Cyclina sinensis*의 패각) 과 문합(*M. meretrix*의 패각)이 혼재되어 유통되고 있다. 한편 《신농본초경》을 시작으로 하는 역대 본초서에서는 文蛤과 海蛤이 따로따로 수재되어 있어

보진약

서, 각각이 무엇을 가리키고 있는 것인지에 대하여 옛날부터 이론이 분분했다. 그 논점을 요약해보면 문합은 '살아있는 패각을 가리키는지 아닌지'와 '종의 총칭인지 아닌지'이다.

唐代 이후 《본초습유》 《본초강목》 등 역대 본초서의 기재에 의하면, 文蛤은 '살아있는 채로 포획한 패각'을 가리키는 것을 알 수 있지만, '종의 총칭인지 아닌지' 대하여는 《본초습유》가 文蛤, 海蛤 모두 '종의 총칭'으로 다루고 있는 반면, 宋代의 《몽계필담》, 淸代의 《상한소원집》에 의하면 文蛤을 일종으로 한정하여 花蛤, 즉 文蛤(M. meretrix)으로 하고 있다.

《상한론》 《금궤요략》의 시대에 文蛤을 무엇이라고 하였는지 특정하지는 못하지만, 아마도 文蛤(M. meretrix)을 포함하는 그 근연종의 살아있는 채로 포획한 패각을 쓴 것으로 추정된다.

그러나 임상상의 관점으로 말하자면 《본초강목》과 《상한론집의》에도 기술되어 있듯이, 文蛤 海蛤 모두 성미가 鹹, 平하고, 주요 효능이 공통적으로 淸熱 · 利水(利濕) · 化痰 · 軟堅 作用이라서 현재 시장에서 유통되는 海蛤殼을 文蛤의 대용품으로 쓰는 것은 무방하다.

鱉甲 별갑 金

기　　원	남생이科 ①자라 Amyda japonica Temmink et Schlegel 또는 ②자라 A. sinensis Wiegmann 의 배갑. 중국에서는 ②가 기원동물이다.
異名·別名	土別甲, 別甲, 鼈甲.
성　　분	케라틴 등.

인용문헌

神農本草經: 心腹癥瘕, 堅積寒熱을 담당하고, 痞, 息肉, 陰蝕, 痔, 惡肉을 제거한다(鼈甲 항에서 인용).

藥能方法辨: 이것은 陰分과 血分의 약으로 능히 癥瘕를 없애고, 勞瘦, 骨蒸, 한열왕래, 瘧母, 요통, 脅堅, 血瘕, 폐경, 난산, 瘍癧, 瘡腫, 경간, 痘瘡을 치료한다. 이것은 陰血을 보익하는 효과가 크고 除熱散結하며 和血의 要藥이 된다 (鼈甲 항에서 인용).

中藥學講義: 滋陰潛陽, 散結消癥. 滋陰潛陽에는 대개 生用하고, 軟堅消痞에는 醋炙하여 사용한다.

性　　味 鹹, 平.

현대의 효능주치 滋陰淸熱하고 간기능을 조절하여 肝風內動을 치료하며, 흉복부의 경결을 부드럽게 하여 지통한다. 어혈에 의해 딱딱하게 된 종양 등을 부드럽게 만든다. 骨蒸勞熱, 肝風內動에 의한 경련발작, 만성 말라리아에 의한 비장비대의 제반 증상, 복부의 경결, 월경폐지, 부정자궁출혈, 소아의 경련을 치료한다.

◆效能主治◆

진액을 보하고 淸熱하여 瘧을 치료한다.

◆대표적인 배합응용과 처방◆

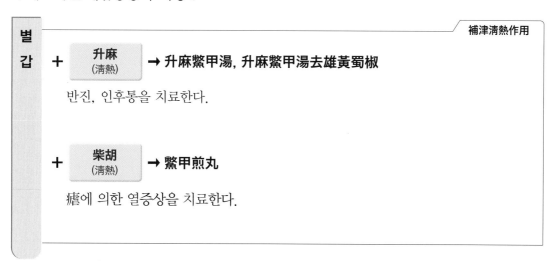

補津淸熱作用

별갑

升麻
(淸熱)
→ **升麻鱉甲湯, 升麻鱉甲湯去雄黃蜀椒**

반진, 인후통을 치료한다.

柴胡
(淸熱)
→ **鱉甲煎丸**

瘧에 의한 열증상을 치료한다.

配合處方: 升麻鱉甲湯, 升麻鱉甲湯去雄黃蜀椒, 鱉甲煎丸. 이상 3처방.

◆비고◆

별갑세공에 쓰는 별갑은 바다거북科의 대모의 껍질이며 약용으로 쓰는 별갑과는 다르다.

猪膽　猪膽汁[傷]　大猪膽[傷]

| 기　원 | 멧돼지科 돼지 *Sus scrofa domestica*의 담낭. |

異名·別名 猪膽

성　분 담즙산, 담즙색소 등.

인용문헌 **名醫別錄:** 傷寒熱渴을 담당한다(豚卵 항의 膽 부분에서 인용).

藥能方法辨: 야생 멧돼지의 膽은 능히 혈기를 소통시키는데, 오로지 血分에 들어가서 血의 응결을 부드럽게 한다. 따라서 心胸의 양기가 창달하지 못해서 혈기가 응축된 것이 膽이 담당하는 바가 된다.

性　味 苦, 寒.

현대의 효능주치 淸熱하고 補津液한다. 胃腸의 염증을 가라앉히고, 인후·흉부의 번조구갈을 치료한다. 변비, 황달, 백일해, 천식, 수양성 下痢, 안충혈, 咽喉腫, 耳漏, 화농성

보진약

본문

종기 · 종창을 치료한다.

《상한론》《금궤요략》의 운용법

◆效能主治◆

진액을 보하고 구갈을 그치고, 배변을 원활하게 하며, 附子와 乾薑 등 열약의 작용을 완화한다.

참고(《상한론》에 나오는 猪膽의 특수한 용법):《상한론》에서 관장제로 사용하고 있는 蜜煎(蜜煎導)의 조문을 보면 '蜜煎으로 대변을 잘 보게 하는 것이 마땅하다. 혹은 土瓜根 및 大猪膽汁, 모두 대변을 잘 나오게 한다' 즉, '蜜煎導는 (대변을) 잘 보게 하는데 좋다. 土瓜根 및 大猪膽汁도 모두 (대변을) 잘 보게 한다'라고 되어 있다. 이를 보면 猪膽汁을 蜜煎導와 같이 관장제로 쓴다는 것을 알 수 있다.

①補津作用——補津作用에 의하여 구갈을 그치고 또 胃腸의 진액을 보하며, 건조변의 배출을 촉진한다.

②熱藥緩和作用——猪膽의 찬 성질 및 補津作用으로 열약의 완화를 도모한다.

◆대표적인 배합응용과 처방◆

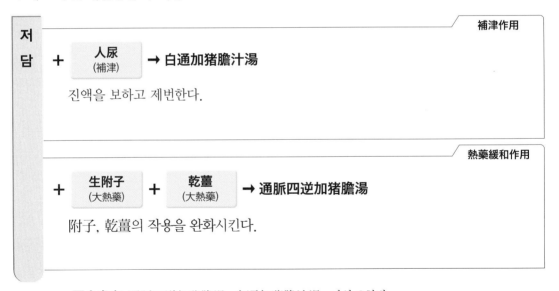

補津作用

저담 + 人尿(補津) → 白通加猪膽汁湯

진액을 보하고 제번한다.

熱藥緩和作用

+ 生附子(大熱藥) + 乾薑(大熱藥) → 通脈四逆加猪膽湯

附子, 乾薑의 작용을 완화시킨다.

配合處方: 通脈四逆加猪膽湯, 白通加猪膽汁湯. 이상 2처방.

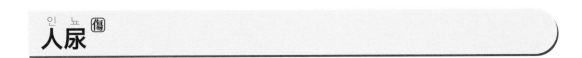

人尿 인뇨 傷

기 원 건강인의 소변의 중간尿(처음 부분을 제외한다).

異名·別名	人溺.
성　　　분	전해질, 尿素, 유산, 요산, 암모니아, 기타 비타민, 호르몬 등.
인용문헌	名醫別錄: 한열, 頭疼, 溫氣를 치료하고, 어린 남자아이의 것이 가장 좋다(人溺의 항에서 인용).
	藥能方法辨: 능히 상부의 기를 끌어내려서 下氣시키며 소변을 통리한다.
性　　　味	鹹, 凉.
현대의 효능주치	滋陰淸熱作用을 하고 지혈하며 어혈을 제거한다. 음허발열, 폐결핵에 의한 血痰, 토혈, 비출혈, 산후어혈, 기립성 저혈압, 타박상, 어혈을 동반하는 통증을 치료한다.

《상한론》《금궤요략》의 운용법

◆效能主治◆

진액을 보한다. 附子, 乾薑 등 열약의 작용을 완화한다.

①補津作用──진액을 보하고, 진액부족에 의한 열감, 번민감을 치료한다.

②熱藥緩和作用──附子·乾薑 등의 大熱藥과 함께 써서 그 작용을 완화시키고 더불어 열약으로 인한 진액의 소모를 방지한다.

◆대표적인 배합응용과 처방◆

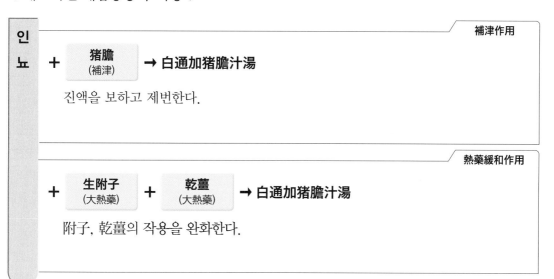

配合處方: 白通加猪膽汁湯. 이상 1처방.

보진약

利水・祛濕藥 이수・거습약

《상한론》《금궤요략》에는 정상적으로 움직이는 인체의 수분을 '진액'이라 하고, 반대로 체내에 남은 비생리적인 수분이 원인이 되어 일어나는 병을 水氣病, 痰飮病(飮病) 등으로 총칭하고 있다. 일본의 古方派에서는 그 상태를 水毒, 水滯라고 한다. 《상한론》《금궤요략》에서는 이러한 수분의 변조에 의한 병을 대단히 중시하고 있고, 상태에 따라 세세하게 분류하고 있다. 痰飮病은 더더욱 협의의 痰飮, 支飮, 溢飮, 懸飮으로 나누고 이를 四飮이라고 한다. 그 외에 상태에 따라 留飮, 宿水 등의 표현도 쓰고 있다. 또 내부에 留滯해 있는 경우를 裏水라고 한다. 水氣病 가운데 체표에 가까운 水滯로 병사와 결합하여 발열, 통증, 마비 등을 동반하는 것을 濕病이라고 한다. 중의학에서는 복부팽만, 軟便, 舌苔厚한 것이 위장에 습사가 들어온 증상이라고 보고 있지만, 《상한론》《금궤요략》에서는 '濕家의 병이 되면 온몸이 아프고 발열하며 身色이 熏黃하게 된다'라고 규정하고 있는 것처럼 濕病에 대하여는 체표에 나타나는 것과 황달병뿐으로 위장계통의 습사로 인한 병증은 상태로서는 존재하지만 개념적으로 인식되지는 않았다고 생각된다.

본서에서는 이러한 痰飮, 水氣病, 濕病을 치료하는 작용을 하는 것을 利水・祛濕藥으로 분류한다. 利水藥과 祛濕藥은 서로 겹치는 것이 많다. 痰飮을 치료하는 利水藥의 대표방제로는 五苓散, 猪苓湯, 茯苓飮 등이 있다. 祛濕藥은 利尿를 도모하고, 체표의 습사를 제거하며, 부종을 없애고, 관절통을 치료하는 작용을 한다. 대표방제로는 麻黃加朮湯, 麻黃杏仁薏苡甘草湯(마행의감탕), 防己黃芪湯, 桂枝附子湯, 去桂加白朮湯, 甘草附子湯, 茵蔯蒿湯, 茵蔯五苓散, 消石礬石散, 梔子大黃湯, 大黃消石湯, 猪膏髮煎 등이 있다. 利水・祛濕藥에는 滑石, 猪苓, 防己, 薏苡仁, 茯苓, 白朮, 茵蔯蒿, 澤瀉, 冬葵子, 石韋, 瞿麥, 葶藶子, 海藻, 椒目, 白魚, 蒲灰, 亂髮, 蕘花 등이 있다.

滑石 _{활석} 傷金

기 원	천연 함수규산 알루미늄 및 이산화규소 등으로 구성된다. *비고참조
異名・別名	軟滑石, 白陶土, 唐滑石, 硬滑石.
성 분	가수 하로사이트(Al$_2$O$_3$・2SiO$_2$・2H$_2$O・2H$_2$O), 카올리나이트(Al$_2$O$_3$・

$2SiO_2 \cdot 2H_2O$)

인용문헌 **神農本草經**: 身熱泄澼, 女子乳難, 癃閉를 담당하고, 利小便하며, 胃中積聚 寒熱을 없애고, 益精氣한다.

重校藥徵: 소변불리를 주치하고 갈증을 겸하여 치료한다.

氣血水藥徵: 혈이 澁滯한 것을 치료한다.

中藥學講義: 利水通淋, 淸解暑熱.

性　　味 甘淡, 寒.

현대의 효능주치 淸熱除濕하여 경락의 소통을 개선시키고 이뇨를 도모한다. 열사병 등의 번갈, 배뇨곤란, 염증에 의한 下痢, 淋瀝, 황달, 수종, 비출혈, 각기, 피부궤양을 치료 한다.

《상한론》《금궤요략》의 운용법

◆效能主治◆

淸熱利水作用이 강하여 신·방광계통의 염증에 쓴다. 또 淸熱除煩作用도 한다.

①淸熱利水作用——방광염·급성 요도염·방광결석 등에 쓰고, 소염 및 이뇨를 도모한다.

②淸熱除煩作用——淸熱作用에 의해 번열을 제거하고 심번, 구갈을 그친다.

◆대표적인 배합응용과 처방◆

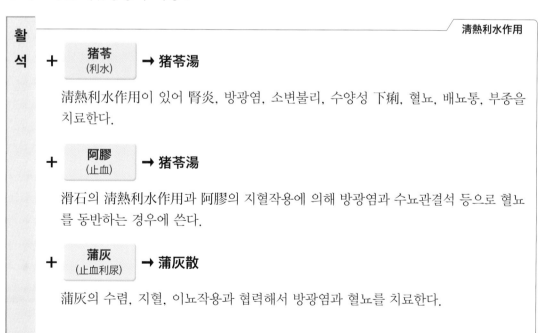

淸熱利水作用

활석 + 猪苓 (利水) → 猪苓湯

淸熱利水作用이 있어 腎炎, 방광염, 소변불리, 수양성 下痢, 혈뇨, 배뇨통, 부종을 치료한다.

활석 + 阿膠 (止血) → 猪苓湯

滑石의 淸熱利水作用과 阿膠의 지혈작용에 의해 방광염과 수뇨관결석 등으로 혈뇨를 동반하는 경우에 쓴다.

활석 + 蒲灰 (止血利尿) → 蒲灰散

蒲灰의 수렴, 지혈, 이뇨작용과 협력해서 방광염과 혈뇨를 치료한다.

이수·거습약

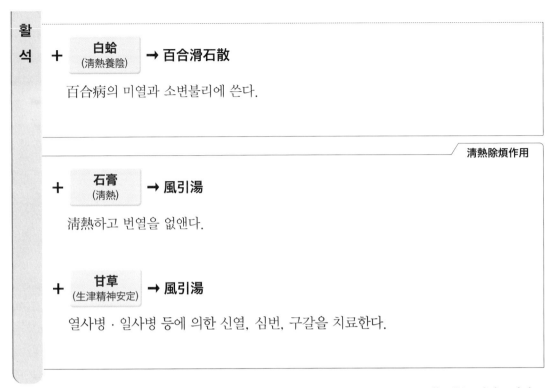

配合處方: 滑石代赭湯, 滑石白魚散, 猪苓湯, 百合滑石散, 風引湯, 蒲灰散. 이상 6처방.

◆비고◆

현재 일본에서 유통되고 있는 滑石에는 함수규산마그네슘을 주성분으로 하는 硬滑石(탤크: $3MgO \cdot 4SiO_2 \cdot H_2O$)와 함수규산알루미늄을 주성분으로 하는 軟滑石(가수 하로사이트 등)이 있는데, 〈正倉院 御物 중의 약물연구〉에 의해 당시의 滑石은 軟滑石인 것이 확인되었다. 이로 인하여 적어도 《상한론》《금궤요략》시대를 포함하여 당나라 이전의 滑石은 軟滑石이었을 것으로 생각된다.

현대 중국에서는 滑石으로 硬滑石을 사용하고 있지만, 硬滑石과 軟滑石은 물질이 다르기 때문에 혼동하지 않도록 주의한다. 아직 일본의 한방에서는 軟滑石을 쓰고 있다.

猪苓 傷金

기 원 구멍쟁이버섯科 저령 *Polyporus umbellatus* Fries의 균핵.

異名·別名 豕零, 豨苓.

성 분 sterol류(ergosterol), 지방산, 다당류.

인용문헌 **神農本草經:** 痎瘧을 담담한다. 蠱毒痒不祥을 없애고 利水道한다.

168

重校藥徵: 갈증과 소변불리를 주치한다.

氣血水藥徵: 血滯하고 수도불통한 것을 치료한다.

中藥學講義: 利水滲濕.

性　　味 　甘淡, 平.

현대의
효능주치 　구갈을 그치고, 이뇨해서 除濕한다. 소변불리, 수종, 각기, 下痢, 淋濁, 대하를
치료한다.

《상한론》《금궤요략》의 운용법

◆效能主治◆

이수작용으로 수분대사를 조절하고 구갈을 없애며, 신·방광계통의 염증, 부종, 수종, 소변
불리를 치료한다. 또, 이뇨하여 腸中의 수분을 제거하고, 腸中 수분대사의 부조에 의해 발
생하는 하리를 치료한다. 하지만 猪苓은 이수작용은 강하지만 白朮과 茯苓에 있는 脾胃를
보하는 작용이 없다.

◆대표적인 배합응용과 처방◆

利水作用

저
령
+ 　滑石
(利水淸熱)
또
는
澤瀉
(利水淸熱)
→ 猪苓湯*, 五苓散**, 茵蔯五苓散**

淸熱藥을 배합하여 신·방광계통의 염증을 가라앉히고, 腎炎, 방광염, 소변불리,
수양성 下痢, 혈뇨, 배뇨통, 부종을 치료한다.

*는 滑石과 澤瀉, **는 澤瀉를 쓰는 처방

+ 茯苓
(利水)
→ 猪苓散, 猪苓湯, 五苓散

胃內停水를 제거하고, 구갈, 부종, 소아의 구토, 소아의 多唾, 소변불리를 치료한
다. 猪苓은《상한론》《금궤요략》에서 반드시 茯苓과 함께 쓴다.

配合處方: 茵蔯五苓散, 五苓散, 猪苓散, 猪苓湯. 이상 4처방.

이
수
·
거
습
약

방 기　　　목 방 기
防己金 木防己金

기　　원 　댕댕이덩굴科 방기 *Sinomenium acutum* Rehder et Wilson의 덩굴성 줄기 및
根莖. 중국에서는 댕댕이덩굴科 粉防己 *Stephania tetrandra* S. Moore의 뿌

리를 쓴다. *비고참조

異名·別名 防已, 漢防己, 石解, 靑藤, 靑風藤.

성　　분 alkaloid, 스테롤 등.

인용문헌 **神農本草經:** 풍한과 溫瘧의 열기 및 諸癎을 담당한다. 사기를 없애고 利大小
便한다.

重校藥徵: 수습을 주치한다.

氣血水藥徵: 혈기순환이 안되어 水滯가 된 것을 치료한다.

中藥學講義: 利水退腫, 祛風止痛.

性　　味 苦, 寒.

**현대의
효능주치** 수분대사를 촉진하고 하초의 습열을 제거한다. 진통작용을 한다. 수종이 심한
것, 습열에 의한 각기, 수족경련통, 습진, 종기를 치료한다.

附　　記 廣防己에 대하여: Aristolochia fangchi Wu.를 기원으로 하는 중국산 광방기에
는 腎障害의 부작용이 있다고 의심되는 아리스톨로킥산이 확인된다. 近年에는
《중화인민공화국약전》(2005년판)에서도 삭제되어 중국에서도 거의 유통되지 않
는다.

《상한론》《금궤요략》의 운용법

◆效能主治◆

利水作用에 의해 체표의 풍습과 風水·皮水를 제거하고 몸이 무겁고 수족이 붓고, 自汗이
있는 것을 치료한다. 또, 횡격막 주위에 위치한 水滯와 장의 水滯를 제거한다. 여기에 水滯
가 있는 부위에 따라 배합하는 생약이 다르다.

◆대표적인 배합응용과 처방◆

利水作用

**방
기** + **黃芪**
(利表濕) → **防己黃芪湯**

風水라고 하여 체표가 허하고 水氣가 울체해서 얼굴이 붓고 몸이 무겁고 오한을 동
반하는 증상을 치료한다.

+ **茯苓**
(利水) → **防己茯苓湯**

皮水라고 하여 風水보다 약간 깊은 곳에 위치한 水滯에 의해 일어나는 병증으로 몸
이 붓고 사지가 무겁고 마비감도 있으며 가벼운 경련을 동반하는 증상을 치료한다.

+ 石膏
(淸熱)
또
는
芒硝
(淸熱利水)
→ 木防己湯*, 木防己湯去石膏加茯苓芒消湯**

흉격부에 열과 수습이 울체해서 심하부가 견경하고 喘滿하는 것을 치료한다. 淸熱利水作用에 의해 흉격부의 水滯와 염증을 제거한다.

+ 葶藶子
(利水)
→ 防己椒目葶藶大黃丸

장의 水滯를 치료한다. 이뇨작용에 의해 利水를 도모하고, 장에 水滯가 있어서 복부가 팽만한 것을 치료한다. 변비가 있는 때에는 大黃을 첨가한다.

*는 石膏, **는 芒硝를 쓰는 처방

配合處方: 防己黃芪湯, 防己地黃湯, 防己椒目葶藶大黃丸, 防己茯苓湯, 木防己湯, 木防己湯去石膏加茯苓芒消湯. 이상 6처방.

◆비고◆

1) 《금궤요략》에는 防己와 木防己가 등장하지만, 역대 본초서에 木防己라는 명칭이 보이는 것은 당나라 이후의 일이다. 따라서 《상한론》《금궤요략》시대에 防己와 木防己가 동일한 것인지 아닌지는 명확하지 않다.

2) 防己에는 당나리 이후 防己와 木防己라는 종류의 구별이 나타나고 있다. 《新修本草》에서는 '防己는 漢中의 것으로 단면에 바퀴살 같은 무늬[菊花紋]가 있고, 색은 황색으로 충실하며 향기가 난다. 색이 靑白하고 虛軟한 것은 木防己다'라고 한다. 더욱이 이 漢中의 防己는 나중에 漢防己라고 불리고, 漢防己와 木防己라는 2종류의 명칭이 나타난다.

3) 이 2종의 명칭은 일본에도 전해져서 일본에는 漢防己(防己)와 木防己의 구별이 존재한다. 漢防己는 에도(江戶)시대, 중국에서 수입한 粉防己를 썼지만, 그 후 일본산 방기를 대신 쓰게 되었고 이후에 일본에서는 漢防己(防己)라고 하면 防己를 지칭하게 되었다. 木防己는 일본에서는 댕댕이덩굴科 木防己(Cocculus trilobus)를 가리키지만, 중국의 생약시장에서는 木防己라고 하여 廣防己 등이 주로 유통되고 있다. 그러나 근년 일본·중국 모두 木防己라고 유통되고 있었던 식물도 아리스톨로킥산의 부작용의 문제에 의해 거의 유통되지 않게 되어 漢防己·木防己라고 하는 구별은 의미가 없게 되었다. 현재는 防己라고 통일되어 일본에서는 防己가, 중국에서는 粉防己가 쓰이고 있다.

薏苡仁 ⦿金

薏苡仁 (의이인)

기　원	벼科 율무 *Coix lacryma-jobi* Linne var. *mayuen* Stapf의 種皮를 제거한 씨
異名·別名	율무, 八斗麥, 玉珠, 起實, 苡米, 薏米.
성　분	전분, 단백질, 지방유, 다당류, sterol, coixenolide 등.
인용문헌	**神農本草經**: 근급구련, 굴신불리, 風濕痺, 下氣를 담당한다(薏苡仁 항에서 인용).
	重校藥徵: 癰膿을 주치하고 부종, 身疼을 겸치한다.
	氣血水藥徵: 肌表의 혈기순환이 안 되는 것을 치료한다.
	中藥學講義: 利水滲濕, 除痺, 清熱排膿, 健脾止瀉.
性　味	甘淡, 凉.
현대의 효능주치	이뇨하고 除水腫하며 除瘀血하고 사마귀를 없애며, 피부를 윤택하게 하고 肺氣를 조절하며 肺痿, 肺癰, 咳嗽를 치료한다. 清熱하고 除濕하며 관절통, 신경통, 류머티즘, 사지근육의 경련, 각기, 소변혼탁, 대하를 치료한다. 炒하여 쓰면 下痢를 그치게 한다.

《상한론》《금궤요략》의 운용법

◆效能主治◆

利水作用에 의해 風濕을 제거하고 부종, 근육 · 관절통을 치료하며, 또 배농작용에 의해 화농성 종기를 치료한다.

①**利水袪濕作用**——利水作用을 하는 薏苡仁과 麻黃(發表藥)과 附子(溫補鎭痛藥)를 배합하면 발표시켜서 風濕을 제거하고, 또 溫補利水해서 한습을 제거하며, 비증을 치료한다.

②**排膿作用**——배농작용을 하는 敗醬과 冬瓜子를 배합하면 薏苡仁의 배농작용을 끌어내어 화농성 질환을 치료한다.

◆대표적인 배합응용과 처방◆

利水袪濕作用

의이인 + **麻黃** (發汗袪濕) → **麻黃杏仁薏苡甘草湯**

風濕을 제거하고 부종과 권태감을 동반하는 근육통 · 관절통 · 저림 등의 증상, 이른바 風濕痺를 치료한다.

| 의
이
인 | + | 炮附子
(溫補鎭痛) | → 薏苡附子散 |

한습을 제거하며 심한 냉증과 부종을 동반하는 근육관절의 통증·저림 등의 증상, 이른바 寒濕痺를 치료한다.

排膿作用

| + | 敗醬
(排膿) | 또
는 | 冬瓜子
(排膿) | → 薏苡附子敗醬散*, 葦莖湯** |

敗醬과 冬瓜子를 배합하면, 薏苡仁의 배농작용을 끌어내어 화농성 질환을 치료한다.

*는 敗醬, **는 冬瓜子를 쓴 처방

配合處方: 葦莖湯, 麻黃杏仁薏苡甘草湯(麻杏薏甘湯), 薏苡附子散, 薏苡附子敗醬散. 이상 4처방.

茯苓 [傷] [金]
복 령

기   원 구멍쟁이버섯科 복령 *Poria cocos* Wolf의 균핵으로 통상 외층을 거의 다 제거한 것.

異名·別名 伏苓, 赤茯苓, 茯神, 伏神, 茯菟, 茯靈.

성   분 triterpene(pachymic acid), sterol, 다당류(β−pachyman) 등.

인용문헌 **神農本草經:** 胸脇逆氣, 憂恚驚邪恐悸, 心下結痛, 한열, 번만, 해역, 口焦舌乾 등을 담당하고, 利小便한다.

重校藥徵: 利水를 담당한다. 따라서 능히 停水, 宿飮, 소변불리, 眩, 悸, 瞤動을 치료하고, 번조, 구갈, 不利, 咳, 短氣를 겸치한다.

氣血水藥徵: 血分에 水氣가 있는 것을 치료한다.

性   味 甘淡, 平.

**현대의
효능주치** 습을 제거하여 수분대사를 촉진하고, 脾胃를 보하며 胃腸의 운동을 촉진하고 정신을 안정시킨다. 소변불리, 수종에 의한 脹滿과 부종, 胃內停水를 동반하는 해수, 구토, 수양성 下痢, 遺精, 尿混濁, 정신불안에 의한 경련발작, 건망증을 치료한다.

173

《상한론》《금궤요략》의 운용법

◆效能主治◆

脾胃를 보하고, 利水를 도모하며, 체내의 수분균형을 조절해서 수종·부종을 치료한다. 또 桂枝 등의 降氣藥을 배합하면, 降氣精神安定作用을 한다.

①**利水作用**──脾胃의 기능을 높이고 수종, 부종, 소변불리 및 기타 水滯를 치료한다. 腎炎과 방광염에 잘 쓴다. 이뇨작용을 증강하기 위해서 白朮과 배합하는 경우가 많다.

②**降氣精神安定作用**──茯苓의 정신안정작용은 茯苓 단독으로는 나타나기 힘들지만, 降氣作用이 있는 桂枝와 배합하면 상충한 기를 하강시키고 정신안정을 도모한다.

③**健胃作用**──人蔘, 生薑, 乾薑, 白朮 등과 배합해서 胃內停水를 제거하면서 위장기능을 조절한다. 동시에 보익강장작용도 같이 한다.

◆대표적인 배합응용과 처방◆

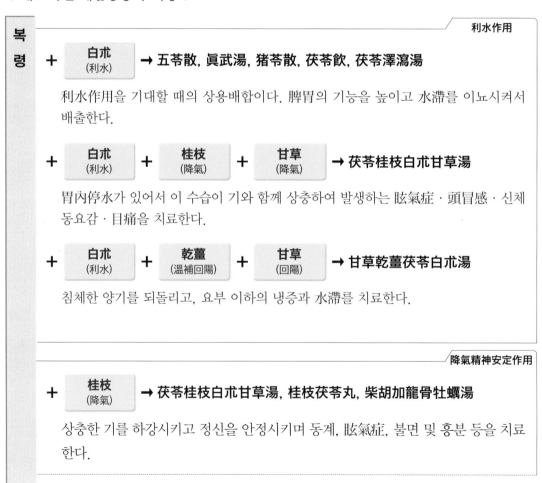

利水作用

복령 **+** 白朮 (利水) **→** 五苓散, 眞武湯, 猪苓散, 茯苓飮, 茯苓澤瀉湯

利水作用을 기대할 때의 상용배합이다. 脾胃의 기능을 높이고 水滯를 이뇨시켜서 배출한다.

+ 白朮 (利水) **+** 桂枝 (降氣) **+** 甘草 (降氣) **→** 茯苓桂枝白朮甘草湯

胃內停水가 있어서 이 수습이 기와 함께 상충하여 발생하는 眩氣症·頭冒感·신체동요감·目痛을 치료한다.

+ 白朮 (利水) **+** 乾薑 (溫補回陽) **+** 甘草 (回陽) **→** 甘草乾薑茯苓白朮湯

침체한 양기를 되돌리고, 요부 이하의 냉증과 水滯를 치료한다.

降氣精神安定作用

+ 桂枝 (降氣) **→** 茯苓桂枝白朮甘草湯, 桂枝茯苓丸, 柴胡加龍骨牡蠣湯

상충한 기를 하강시키고 정신을 안정시키며 동계, 眩氣症, 불면 및 흥분 등을 치료한다.

+ | **桂枝**
(降氣) | + | **甘草**
(降氣) | + | **大棗**
(降氣精神安定) | → **茯苓桂枝甘草大棗湯**

배꼽 부근에서 빙글빙글 도는 듯한 기의 움직임을 느끼면서 안정되지 않고, 또 臍部의 동계가 강하며, 여러 종류의 불편을 호소하는 때 효과가 있다.

健胃作用

+ | **人蔘**
(補益强壯) | → **茯苓四逆湯, 附子湯, 茯苓飮, 薯蕷丸**

위장의 움직임을 활발하게 해서 胃內停水를 제거하고 정신안정을 도모한다. 茯苓은 인삼의 강장작용을 더욱 강화시켜서 기력을 충실하게 한다.

+ | **生薑**
(補脾胃止嘔) | 또는 | **乾薑**
(溫補止嘔) | → **小半夏加茯苓湯*, 茯苓四逆湯**, 眞武湯*,
半夏厚朴湯*, 茯苓飮***

건위작용과 동시에 止嘔作用을 한다.

*는 生薑, **는 乾薑을 쓰는 처방

+ | **生薑**
(補脾胃止嘔) | 또는 | **乾薑**
(溫補止嘔) | + | **半夏**
(去胃內停水止嘔) | → **小半夏加茯苓湯*, 半夏厚朴湯*,
苓甘五味加薑辛半夏杏仁湯****

半夏를 첨가하면 止嘔作用이 더욱 증강된다.

*는 生薑, **는 乾薑을 쓰는 처방

配合處方: 茵蔯五苓散, 栝樓瞿麥丸, 甘草乾薑茯苓白朮湯(영강출감탕), 葵子茯苓散, 桂枝去桂加茯苓白朮湯, 桂枝茯苓丸, 桂苓五味甘草去桂加乾薑細辛半夏湯, 桂苓五味甘草湯, 侯氏黑散, 五苓散, 柴胡加龍骨牡蠣湯, 酸棗湯(산조인탕), 小半夏加茯苓湯, 薯蕷丸, 眞武湯, 赤丸, 猪苓散, 猪苓湯, 當歸芍藥散, 八味腎氣丸(팔미지황환), 半夏厚朴湯, 茯甘五味加薑辛半杏大黃湯(영감강미신하인황탕), 茯苓飮, 茯苓甘草湯, 茯苓杏仁甘草湯, 茯苓桂枝甘草大棗湯(영계감조탕), 茯苓桂枝白朮甘草湯(영계출감탕), 茯苓四逆湯, 茯苓戎鹽湯, 茯苓澤瀉湯, 附子湯, 防己茯苓湯, 麻黃升麻湯, 木防己湯去石膏加茯苓芒消湯, 苓甘五味加薑辛半夏杏仁湯(영감강미신하인탕), 苓甘五味薑辛湯. 이상 36처방.

白朮 ^{백 출} 傷金

기　원 국화科 ①삽주 *Atractylodes japonica* Koidzumi ex Kitamura의 根莖(일백출) 또는 ②당백출 *A. ovata* De Candolle 의 根莖. 중국에서는 ②가 기원식물이다.

異名·別名 和白朮, 唐白朮, 朮.

175

성 분 精油(eudesm-4(14),atractylon, atractylolide I~III) 등.

인용문헌 **神農本草經:** 風寒濕痺, 死肌, 痙, 疸을 담당하고, 止汗除熱消食한다(朮 항에서 인용).

名醫別錄: 大風이 얼굴과 몸에 있을 때 風眩, 동통, 目淚出을 담당한다. 消痰水하고 피부 사이의 風水結腫을 없애며, 心下急滿 및 곽란, 吐下, 下痢不止, 腰臍間의 어혈을 제거하고, 益津液, 暖胃, 消穀, 식욕을 도와준다(朮 항에서 인용).

重校藥徵: 利水를 담당한다. 따라서 소변불리, 自利, 부종, 止飮眩冒, 失精下痢를 치료하고, 沈重疼痛, 骨節疼痛, 嘔渴, 喜唾를 겸하여 치료한다(朮 항에서 인용).

氣血水藥徵: 水氣가 순환하지 못하는 것을 치료한다(朮 항에서 인용).

中藥學講義: 補裨益氣, 燥濕利水, 固表止汗.

性 味 苦甘, 溫.

현대의 효능주치 補胃胃, 제습, 건위·이뇨·진정작용을 한다. 소화기계가 약한 허약체질, 식욕부진, 피로권태감, 복부팽만감, 下痢, 胃內停水, 수종, 황달, 관절염, 관절종통, 신경통, 각기, 배뇨곤란, 현기증, 盜汗, 임부의 부종을 치료한다.

《상한론》《금궤요략》의 운용법

◆效能主治◆

脾胃의 기능을 보한다. 또, 白朮 단미로는 利水作用이 없지만 다른 利水藥과 發汗藥을 배합하면 利水作用을 발휘하고, 체내의 수분균형을 조절한다. 胃腸의 水滯를 제거하고 복부팽만감과 軟便下痢를 치료하며 식욕을 증진시킨다. 또 安胎作用을 한다.

①**利水祛濕作用**──다른 利水藥인 茯苓, 澤瀉, 猪苓 및 發汗藥인 麻黃과 桂枝를 배합하면 利水作用을 발휘한다. 체표의 濕 및 胃內停水를 제거한다.

②**健胃强壯作用**──白朮의 강장작용은 건위작용의 연장선상에 있다. 胃腸이 허약한 사람의 식욕부진·복부팽만감·下痢 등을 치료하고 강장을 도모한다.

③**安胎作用**──脾胃를 강화시켜서 습사를 제거하고 安胎를 도모한다.

◆대표적인 배합응용과 처방◆

백출	+	茯苓 (利水)	→ 五苓散, 茵蔯五苓散, 茯苓澤瀉湯, 當歸芍藥散	利水祛濕作用

한의학에서 利水作用을 기대하는 경우의 상용배합이다.

+ 澤瀉
(利水) **→** 澤瀉湯, 五苓散, 茵蔯五苓散, 茯苓澤瀉湯

胃內停水가 원인이 되어 일어나는 頭重感과 현기증을 치료한다.

+ 麻黃
(發汗) **→** 麻黃加朮湯, 越婢加朮湯

實證인 수종·부종·관절수종, 습사가 원인이 되는 신경통·류머티즘·관절염 등에 쓴다. 白朮의 분량이 많은 때에는 麻黃의 發汗力이 利尿作用으로 변하고, 체표의 습사와 水滯를 제거한다.

+ 炮附子
(溫補) **→** 甘草附子湯, 附子湯, 眞武湯, 去桂加白朮湯

溫補利水作用을 담당한다. 냉증이 심해서 체내의 水滯가 제거되지 않는 경우에 附子의 溫補回陽作用에 의해 白朮의 利水作用을 돕는다.

+ 黃芪
(利表濕) **→** 防己黃芪湯

表濕除去作用이 강하여 체표의 水滯를 제거하고 表虛에 의한 自汗을 치료한다. 후세에는 강장작용을 증강하는 배합으로 補中益氣湯과 十全大補湯 등에 응용하게 되었다.

健胃强壯作用

+ 人蔘
(補益脾肺) **→** 人蔘湯, 理中丸, 桂枝人蔘湯, 附子湯, 茯苓飮

胃內停水가 있어서 식욕부진, 사지권태가 있는 경우에 쓴다. 건위작용을 중심으로 강장작용이 증강된다.

+ 枳實
(行氣) **→** 枳朮湯

건위하고 宿食을 제거하며 利水作用으로 胃의 활력을 강화시켜 胃中의 水滯를 제거한다.

安胎作用

+ 黃芩
(安胎) **→** 當歸散

후세에 安胎의 聖藥이라 불리는 배합이다. 특히 염증과 발열을 동반하는 때에 유효하다.

白朮 ＋ 川芎 (溫補活血行氣) → 白朮散

補血安胎作用을 나타낸다.

配合處方: 茵蔯五苓散, 越婢加朮湯, 黃土湯, 甘草乾薑茯苓白朮湯(영강출감탕), 甘草附子湯, 枳朮湯, 去桂加白朮湯, 桂枝去桂加茯苓白朮湯, 桂枝芍藥知母湯(계작지모탕), 桂枝人蔘湯, 侯氏黑散, 五苓散, 朮附子湯, 薯蕷丸, 眞武湯, 澤瀉湯, 猪苓散, 天雄散, 當歸散, 當歸芍藥散, 人蔘湯, 白朮散, 茯苓飲, 茯苓桂枝白朮甘草湯(영계출감탕), 茯苓戎鹽湯, 茯苓澤瀉湯, 附子湯, 防己黃芪湯, 麻黃加朮湯, 麻黃升麻湯, 理中丸. 이상 31처방.

◆비고◆

白朮과 蒼朮에 대하여:《상한론》《금궤요략》에는 白朮이라는 명칭만 보이고,《신농본초경》에는 朮이라는 기재만 있고, 또 蒼朮이라는 명칭은 등장하지 않고 있다. 아마《상한론》《금궤요략》이전에는 朮이라고 하면 白朮 한 종류 밖에 없었다고 생각된다. 다만 500년경까지 시대가 내려오면《신농본초경집주》의 주에 '출에는 두 종류가 있다'라고 하여 白朮과 赤朮의 구별이 있음이 기술되어 있다. 더욱이 蒼朮이라는 기술은 더욱 후대로 내려와서 宋代의《本草衍義》에 처음 나타난다.

茵蔯蒿 (인진호) 傷金

기 원	국화과 ①사철쑥 *Artemisia capillaris* Thunberg의 頭花. 중국에서는 ① 및 *A. scoparia* Waldst. et Kit.의 건조 지상부가 기원이다. *비고참조
異名·別名	茵蔯蒿, 茵蔯, 綿茵蔯, 因蔯.
성 분	精油(capilline, capillarin, 메칠오이게놀), 6,7-dimethoxycoumarin, 쿠로몬 유도체(capillarisin), flavonoid 등.
인용문헌	**神農本草經:** 풍습한열의 사기를 담당하고, 熱結黃疸을 치료한다. **重校藥徵:** 發黃, 소변불리를 주치한다. **氣血水藥徵:** 수습이 있으면서 瘀熱이 있는 것을 치료한다. **中藥學講義:** 除濕淸熱退黃.
性 味	苦辛, 凉.
현대의 효능주치	淸熱除濕하고, 황달을 치료한다. 습열에 의한 황달·소변불리·風疹을 치료한다.

《상한론》《금궤요략》의 운용법

◆效能主治◆

淸熱除濕作用, 利膽作用을 하고, 간장·담낭질환에 의한 발열 및 少陽病에 의한 발열에 대하여 해열작용을 발휘한다. 또, 모든 황달을 치료한다. 중국에서는 황달의 특효약이라고 알려져 있다.

◆대표적인 배합응용과 처방◆

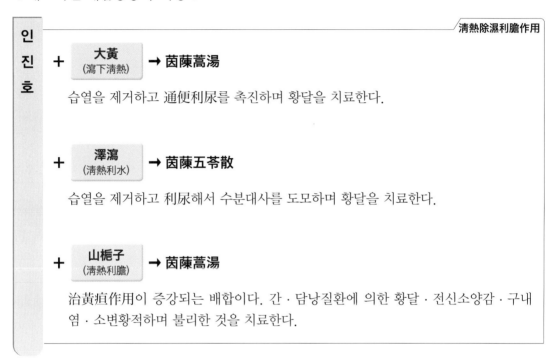

인진호

淸熱除濕利膽作用

+ **大黃** (瀉下淸熱) → **茵蔯蒿湯**

습열을 제거하고 通便利尿를 촉진하며 황달을 치료한다.

+ **澤瀉** (淸熱利水) → **茵蔯五苓散**

습열을 제거하고 利尿해서 수분대사를 도모하며 황달을 치료한다.

+ **山梔子** (淸熱利膽) → **茵蔯蒿湯**

治黃疸作用이 증강되는 배합이다. 간·담낭질환에 의한 황달·전신소양감·구내염·소변황적하며 불리한 것을 치료한다.

配合處方: 茵蔯蒿湯, 茵蔯五苓散. 이상 2처방.

◆비고◆

중국에서는 茵蔯의 기원이 건조한 지상부라고 하고 있지만, 그 수확시기에 따라 약용부위가 다르다. 봄에는 어린 싹을 쓰는데 綿茵蔯이라 부르고, 가을에는 頭花를 쓰는데 茵蔯蒿라고 칭한다.

이수·거습약

택 사
澤瀉 傷 金

기 원 택사科의 질경이택사 *Alisma orientale* Juzepczuk 의 塊莖으로 보통은 周皮를 제거한 것.

異名·別名 川澤瀉, 建澤瀉, 信州澤瀉.

성 분 triterpenoid(alisol A,B, alisol A monoacetate), 전분, lecithin 등.

인용문헌 **神農本草經**: 風寒濕痺, 乳難, 消水를 담당하고, 養五臟하며, 益氣力하고 건강하게 한다(澤瀉 항에서 인용).

重校藥徵: 소변불리를 주치한다. 따라서 支飮, 冒眩을 치료하고, 吐, 渴, 涎沫을 겸치한다.

氣血水藥徵: 기혈을 핍박하여 수습이 정체되는 것을 치료한다.

中藥學講義: 利水滲濕泄熱.

性 味 甘, 寒.

현대의 효능주치 이뇨하여 수분대사를 담당하고, 습과 水滯를 제거하며, 염증을 가라앉힌다. 소변불리, 수종, 복부팽만감, 구토, 下痢, 胃內停水, 각기, 현기증, 淋瀝, 혈뇨를 치료한다.

《상한론》《금궤요략》의 운용법

◆效能主治◆

淸熱利尿作用에 의해 신·방광계통의 염증을 치료하고, 체내의 수분균형을 조절한다. 胃內停水를 제거하여 현기증, 頭重感을 치료하고, 腸內停水를 제거하며, 부종·수종·소변불리를 치료한다.

①**利水作用**──胃內停水에 의한 頭重感·현기증을 치료하고, 腸內停水에 의한 下痢와 부종·수종·소변불리, 잔뇨감도 치료한다. 白朮, 猪苓, 茯苓 등과 배합해서 쓰는 경우가 많다.

②**淸熱作用**──澤瀉의 淸熱利水作用을 이용해서, 신·방광계통의 염증을 치료한다.

◆대표적인 배합응용과 처방◆

택 사		利水作用
	白朮 (補脾胃利水) → 澤瀉湯, 五苓散, 當歸芍藥散	
	胃內停水가 원인이 되어 발생하는 頭重感과 현기증을 치료한다.	
	茯苓 (利水) → 五苓散, 猪苓湯, 當歸芍藥散	
	胃內停水를 제거하고 이뇨작용에 의해 부종, 수종을 치료한다.	

山茱萸
(補腎縮尿) + → **八味腎氣丸**

補腎하여 小便淋瀝 및 잔뇨감을 치료한다.

當歸
(溫補) + → **當歸芍藥散**

냉성의 부종 등에 대하여 溫補利水作用을 한다.

清熱作用

滑石
(清熱利水) + → **猪苓湯**

清熱利水作用에 의해 신·방광계통의 염증에 의한 구갈·혈뇨·소변불리·배뇨통을 치료한다.

配合處方: 茵蔯五苓散, 五苓散, 澤瀉湯, 猪苓湯, 當歸芍藥散, 八味腎氣丸(팔미지황환), 茯苓澤瀉湯, 牡蠣澤瀉散. 이상 8처방.

冬葵子 葵子 金

동 규 자 · 규 자

기　　원 아욱科 동규자 *Malva verticillata*의 종자.

異名·別名 葵菜子.

성　　분 중성 및 산성의 다당(D-galactose 가 β-1,3 결합한 주쇄의 galactose의 제6위에 galactoserk β-1,3 및 β-1,6 결합한 core 구조를 가짐), 지방유.

인용문헌 **神農本草經:** 오장육부의 한열, 羸瘦, 五癃을 담당하고 利小便한다.
藥能方法辨: 寒滑潤利하는 공이 있어 潤燥, 利竅, 行津液, 利小便, 消水腫, 下乳, 滑胎한다.
中藥學講義: 利水通淋, 潤腸, 下乳.

性　　味 感, 寒.

**현대의
효능주치** 利水作用, 潤腸作用, 催乳作用을 한다. 便秘, 소변불리, 소변삽, 수종, 乳汁분비부족, 乳房腫痛을 치료한다.

이수·거습약

《상한론》《금궤요략》의 운용법

◆效能主治◆

利尿作用에 의해 利水를 촉진하고 수종을 제거하며 현기증을 치료한다.

◆대표적인 배합응용과 처방◆

利水作用

동규자 **+** 茯苓 (利水) **→** **葵子茯苓散**

利水해서 수종을 제거하고 현기증을 치료한다.

配合處方: 葵子茯苓散. 이상 1처방.

石韋 ^{석 위} 金

기　원	고사리科 석위 *Pyrrosia lingua* 및 기타 동속식물의 잎.
異名·別名	石葦, 石䎀, 石皮, 金星草, 石蘭.
성　분	triterpene diploptene(*P. lingua*의 성분).
인용문헌	**神農本草經:** 勞熱邪氣, 五癃閉하여 불통하는 것을 담당하고, 利小便한다.

藥能方法辨: 능히 방광을 통하게 하고 利水道하며 勞熱, 淋閉, 崩漏, 癰疽를 치료한다(石葦 항에서 인용).

中藥學講義: 利水通淋(石葦 항에서 인용).

性　味	苦甘, 凉.
현대의 효능주치	利水하고 尿澁이나 잔뇨감을 치료한다. 폐의 염증을 가라앉힌다. 방광염에 의한 통증, 혈뇨, 요로결석, 腎炎, 부정자궁출혈, 세균성 下痢, 폐의 염증에 의한 해수, 만성 기관지염, 切傷, 화농성 종기를 치료한다.

《상한론》《금궤요략》의 운용법

◆效能主治◆

淸熱利水作用을 한다.

清熱利水作用

| 석위 | + | 瞿麥 (淸熱利水) | + | 葶藶子 (利水) | → 鱉甲煎丸 |

淸熱利水作用을 하는 약물의 배합. 다른 利水藥과 배합하여 利水作用을 강화하고 더불어 瘧疾의 열증을 치료한다.

配合處方: 鱉甲煎丸. 이상 1처방.

瞿麥 구 맥 ⦗金⦘

| 기 원 | 패랭이꽃科 석죽 *Dianthus chinensis* 또는 구맥 *D. superbus*의 全草. |

| 異名·別名 | 巨句麥, 大蘭, 山瞿麥, 南天竺草. |

| 성 분 | triterpenoid saponin. |

| 인용문헌 | **神農本草經:** 關格, 諸癃結, 소변불통을 담당하고, 가시를 빼내며 癰腫을 풀고 明目去瞖하며 하태하고 閉血을 내린다(瞿麥 항에서 인용).

藥能方法辨: 능히 利水破血하고 癰腫을 없애며 淋瀝을 통하게 하며 하강진정시키는 효능이 있어서 淋病을 치료하는 要藥이 된다(瞿麥 항에서 인용).

中藥學講義: 利水通淋, 淸熱破血. |

| 性 味 | 苦, 寒. |

| 현대의 효능주치 | 淸熱하고 利水하며, 去瘀血하여 생리가 잘 나오도록 한다. 소변불통, 소변삽, 수종, 무월경, 화농성 종기, 안충혈, 翼狀片, 감기 등에 의한 급성 습진을 치료한다. |

《상한론》《금궤요략》의 운용법

◆效能主治◆

淸熱利水하고 癥瘕를 치료한다.
①**淸熱利水作用**──다른 利水藥과 배합하여 淸熱利水를 도모하고 소변불리를 치료한다.
②**治血熱作用**──어혈을 제거하고 淸熱하며 癥瘕를 치료한다.

이수·거습약

◆대표적인 배합응용과 처방◆

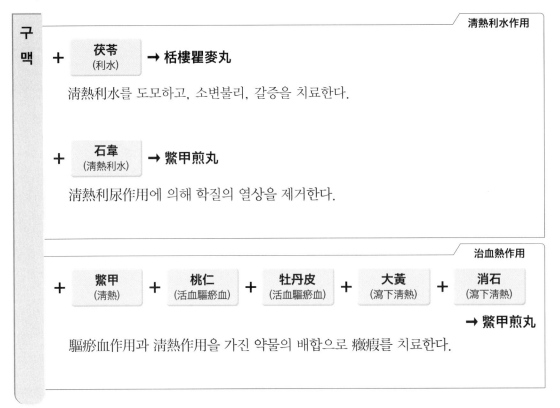

淸熱利水作用

구
맥

+ 茯苓
(利水) **→** 栝樓瞿麥丸

淸熱利水를 도모하고, 소변불리, 갈증을 치료한다.

+ 石韋
(淸熱利水) **→** 鱉甲煎丸

淸熱利尿作用에 의해 학질의 열상을 제거한다.

治血熱作用

+ 鱉甲
(淸熱) **+** 桃仁
(活血驅瘀血) **+** 牡丹皮
(活血驅瘀血) **+** 大黃
(瀉下淸熱) **+** 消石
(瀉下淸熱)

→ 鱉甲煎丸

驅瘀血作用과 淸熱作用을 가진 약물의 배합으로 癥瘕를 치료한다.

配合處方: 栝樓瞿麥丸, 鱉甲煎丸. 이상 2처방.

葶藶子 ⒮ 葶藶 ⒢

기　원 십자화과 재쑥[播娘蒿] *Descurainia sophia* (L.) Webb ex Prantl, 다닥냉이[獨行菜]의 종자. 중국에서는 이상이 기원식물이다. 일본산에서는 꽃다지 *Draba nemorosa*의 종자를 쓴다.

異名·別名 蒂藶子, 大適, 大室, 蕇蒿.

성　분 강심배당체(helveticoside).

인용문헌 神農本草經: 癥瘕, 적취, 結氣, 飮食, 한열을 담당하고, 破堅逐邪하며 수도를 통리.

重校藥徵: 수도를 통리하는 것을 담당한다.

氣血水藥徵: 흉부의 水氣를 치료한다.

中藥學講義: 袪痰定喘, 瀉肺行水.

性味 辛苦, 寒.

현대의
효능주치
利水作用에 의해 腸中·肺中의 水滯 및 사지의 부종을 제거하고, 진해거담을
도모하며, 肺氣를 순환시킨다.

《상한론》《금궤요략》의 운용법

◆效能主治◆

강심이뇨작용에 의해 전신의 부종을 제거한다. 또 폐부위의 水滯를 제거하는 작용이 우수
하고, 진해거담을 도모한다.

①**利水作用**──강심이뇨작용에 의해 안면, 흉부, 腸中, 하지 등 전신의 水滯를 利水한다.

②**鎭咳作用**──흉부의 水滯가 원인이 되어 일어나는 해수에 쓰고 水滯를 제거하며 진해를 도
　모한다.

◆대표적인 배합응용과 처방◆

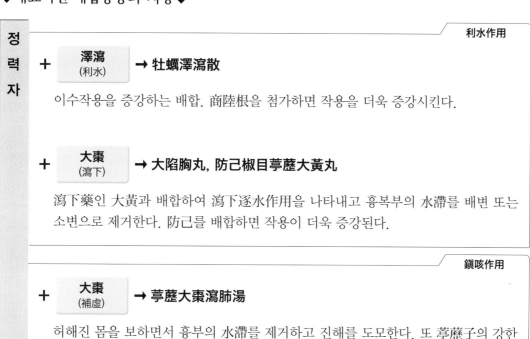

정
력
자

利水作用

+ 澤瀉
(利水) → **牡蠣澤瀉散**

이수작용을 증강하는 배합. 商陸根을 첨가하면 작용을 더욱 증강시킨다.

+ 大棗
(瀉下) → **大陷胸丸, 防己椒目葶藶大黃丸**

瀉下藥인 大黃과 배합하여 瀉下逐水作用을 나타내고 흉복부의 水滯를 배변 또는
소변으로 제거한다. 防己를 배합하면 작용이 더욱 증강된다.

鎭咳作用

+ 大棗
(補虛) → **葶藶大棗瀉肺湯**

허해진 몸을 보하면서 흉부의 水滯를 제거하고 진해를 도모한다. 또 葶藶子의 강한
작용을 완화하는 효능도 있다.

配合處方: 小兒疳蟲蝕齒, 大陷胸丸, 葶藶大棗瀉肺湯, 鱉甲煎丸, 防己椒目葶藶大黃丸,
牡蠣澤瀉散. 이상 6처방.

이수·거습약

185

海藻 ^{해 조 傷}

기 원 모자반科 小葉海藻의 羊栖菜 *Sargassum fusiforme*, 또는 大葉海藻인 海蒿子 *S. pallidum*의 全草.

異名·別名 落首, 海帶花, 海蘿.

성 분 alginic acid, mannitol, 요소, 미네랄 등.

인용문헌 **神農本草經:** 癭瘤氣, 경부의 痰核을 담당한다. 結氣, 癰腫, 癥瘕, 堅氣, 腹中上下의 腸鳴을 없애며, 十二水腫을 제거한다.

藥能方法辨: 능히 行水하여 泄熱하고 따라서 癭瘤, 결핵, 陰癀의 堅聚, 痰飮, 각기, 부종의 습열을 치료한다.

中藥學講義: 消痰結, 散癭瘤.

性 味 苦鹹, 寒.

현대의 효능주치 軟堅作用을 하고 祛痰利水하며 淸熱한다. 나력, 癭瘤, 소화불량, 적취, 수종, 각기, 고환종통을 치료한다.

《상한론》《금궤요략》의 운용법

◆效能主治◆
利水作用을 한다.

◆대표적인 배합응용과 처방◆

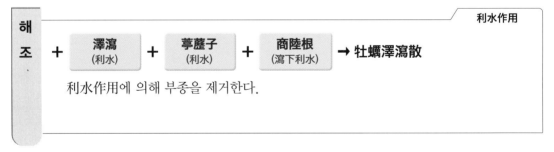

利水作用

해조 + 澤瀉(利水) + 葶藶子(利水) + 商陸根(瀉下利水) → 牡蠣澤瀉散

利水作用에 의해 부종을 제거한다.

配合處方: 牡蠣澤瀉散. 이상 1처방.

椒目 <ruby>椒<rt>초</rt>目<rt>목</rt></ruby> 金

기　　원	귤科 산초나무 *Zanthoxylum bungeanum* Maxim.의 종자.
異名·別名	川椒目.
성　　분	미상.
인용문헌	**重修政和經史證類備用本草**: 水氣와 腹脹滿을 담당하고 利小便한다(蜀椒 항 唐本注 椒目 부분에서 인용). **藥能方法辨**: 수도를 통리하고, 아울러 蜀椒의 공을 겸하며, 脹滿을 없애고 定喘한다(蜀椒의 항 중 椒目 부분에서 인용). **中藥學講義**: 行水氣, 平喘滿.
性　　味	苦辛, 寒.
현대의 효능주치	장부위의 水滯에 의한 腹滿, 痰飮의 상역에 의한 喘鳴·숨찬 것을 치료한다.

《상한론》《금궤요략》의 운용법

◆效能主治◆
利水作用에 의해 복부의 水滯를 제거하고, 복부팽만을 치료한다.

◆대표적인 배합응용과 처방◆

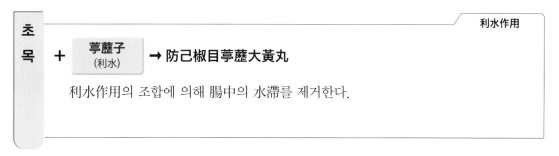

利水作用

```
초
목    +    葶藶子    →  防己椒目葶藶大黃丸
          (利水)
```

利水作用의 조합에 의해 腸中의 水滯를 제거한다.

配合處方: 防己椒目葶藶大黃丸. 이상 1처방.

◆비고◆
초목의 기원식물인 산초나무 *Zanthoxylum* bungeanum Maxim.의 과피는 蜀椒이다.
*蜀椒의 항 참조

白魚 백어 _金

기　원 좀科 서양좀 *Lepisma saccharina*의 全蟲.

異名·別名 衣魚, 衣中白魚, 蛃魚, 壁魚, 蠹魚.

성　분 미상.

인용문헌 **神農本草經**: 婦人疝瘕, 소변불리, 소아중풍을 담당한다. 項背强急에는 이것으로 문지른다(衣魚 항에서 인용)

　　　　　藥能方法辨: 능히 淋瀝, 尿血, 轉胞, 소변불통을 치료하고, 창상에 발라서 반흔을 없애며, 소아의 淋閉에는 배꼽과 小腹에 문지르면 즉시 통하게 된다.

性　味 鹹, 溫.

현대의 효능주치 이뇨하고 소변삽을 치료한다. 거풍해서 화농성 종기를 치료한다. 소변불리, 소아전간, 화농성 피부질환, 백내장을 치료한다.

《상한론》《금궤요략》의 운용법

◆效能主治◆
利水作用에 의해 소변불리를 치료한다.

◆대표적인 배합응용과 처방◆

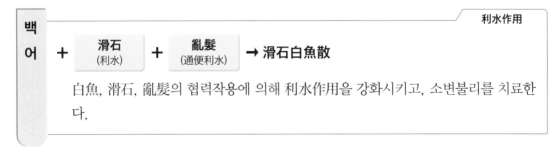

配合處方: 滑石白魚散. 이상 1처방.

蒲灰 포회 _傷_金

기　원 부들科 ①수촉향포 *Typha angustifolia*, ②부들 *T. latifolia*, 또는 기타 동속식물의 화분. 중국에서는 ①② 외에 *T. angustata*도 기원식물이다. *비고참조

| 異名·別名 | 蒲黃, 蒲厘花粉, 蒲花, 蒲草黃. |

| 成 分 | isorhamnetin 및 그 配糖體, pentacosan 등. |

| 引用文獻 | **神農本草經:** 心腹膀胱寒熱을 담당하고, 利小便하며, 지혈, 消瘀血한다(蒲黃 항에서 인용).

藥能方法辨: 능히 滲濕利水하고, 蒲는 능히 어혈을 흩어버리고, 수도를 통리하며 따라서 습열로 인해 소변불리, 淋瀝한 것에 蒲灰를 쓴다.

中藥學講義: 生用하면 행혈, 消瘀하며 炒用하면 지혈한다(蒲黃 항에서 인용). |

| 性 味 | 甘辛, 凉. |

| 현대의
효능주치 | 凉血止血作用, 活血驅瘀血作用을 한다. 신선한 것은 경폐복통, 산후의 어혈에 의한 통증, 타박에 의한 어혈, 瘡癤에 쓰고, 검게 볶은 것은 토혈, 비출혈, 자궁출혈, 혈변, 血痢, 혈뇨, 대하에 쓰며, 외용하면 重舌, 口瘡, 염증에 의한 耳漏, 耳中出血, 음부소양을 치료한다. |

《상한론》《금궤요략》의 운용법

◆效能主治◆
소변불리를 치료하고 皮水를 제거한다.

◆대표적인 배합응용과 처방◆

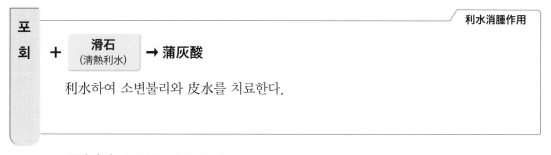

포회 + **滑石** (清熱利水) → **蒲灰酸**

利水消腫作用

利水하여 소변불리와 皮水를 치료한다.

配合處方: 蒲灰散. 이상 1처방.

◆비고◆
일본 에도시대 의료계에서는 蒲灰의 기원에 대하여 '부들을 태워서 재로 만든 것'이라고 이해하고 있었다. 하지만 역대 본초서에는 '蒲灰'라는 기록이 보이지 않고, 《금궤요략》에도 蒲灰가 '부들을 태운 재'라고 하는 기재는 없다. 그러면 어떻게 이런 설이 일반화된 것일까? 그 흔적을 더듬어 보면 《본초강목》의 기재를 만나게 된다. 李時珍은 '敗蒲席(부들의 全草로 만든 돗자리)'의 부방 부분에서, 《금궤요략》의 蒲灰散을 인용하고, 그 처방내용에 대하여는 '소변불리: 蒲席灰 7分, 滑石 2分, 가루로 만들어 方寸匕 복용한다'라고 기재되어 있다. 여기에는 蒲灰散의 蒲灰가 蒲席灰(부들방석을 태워 재로 만든 것)에 해당한다. 또, 일본에서도

多紀元簡이《금궤요략집의》의 蒲灰散 항에서 '蒲灰는 바로 부들방석을 태운 재다'라고 하였다. 이러한 설이 전해져 오는 가운데, '蒲灰=蒲席灰=부들방석을 태운 재'로 되었고, 더나아가 '蒲灰= 부들을 태운 재'로 변화된 후 현재까지 이 설이 전해져 온 것으로 추측된다. 그러나 지금《본초강목》의 설을 약효의 관점에서 검토해 보면, 역대 본초서에 나오는 '부들방석을 태운 재'의 효능은 唐代의《본초습유》에 '霍亂轉筋'이란 기재가 있을 뿐,《금궤요략》의 蒲灰散에 보이는 것 같이 '소변불리를 치료한다'는 효능을 기재한 본초서는 보이지 않는다. 한편,《신농본초경》의 蒲黃(부들의 화분)의 주치에는 利小便이 있고, 이는《금궤요략》의 용법과도 일치한다. 또 시대적으로는 더 후대지만 淸代의《본경소증》에 '蒲黃의 질은 灰와 비슷하다'라고 되어 있듯이, 부들의 화분의 성상이 재와 비슷하기 때문에,《상한론》《금궤요략》당시에도 부들의 화분이 '蒲灰'라고 불렸을 가능성도 충분히 있을 것으로 생각된다. 아마도 이시진은《금궤요략》의 雜病 부분에 敗蒲席을 쓴 처방이 있는 것과 또 蒲灰의 자구에서 볼 때 '부들의 재'라고 생각한 것 같지만, 본서에서는 효과라는 관점에서 蒲灰를 蒲黃에 해당하는 것으로 생각한다.

亂髮 (난발) 金

기 원 사람의 두발을 검게 태워 재로 만든 것.

異名·別名 髮髲, 血餘.

성 분 硬단백질, 회분 중의 칼슘, 나트륨, 칼륨 등의 금속이 미량 포함된 것.

인용문헌 神農本草經: 五癃, 關格不通, 소변불통불리, 소아경간, 대인의 痓를 담당한다 (髮髲 항에서 인용).

藥能方法辨: 능히 補陰하고 消瘀하며 제반 血疾을 치료하고 여러 약재를 합하여 膏로 만들면 능히 凉血去瘀하고 長肉하는데, 胎髮의 효과가 더욱 좋다(亂髮 항에서 인용).

中藥學講義: 지혈, 散瘀, 補陰, 이뇨(血餘 항에서 인용).

性 味 苦, 溫.

현대의 효능주치 어혈을 제거하고 지혈한다. 토혈, 비출혈, 치은출혈, 血痢, 혈뇨, 자궁부정출혈을 치료한다.

《상한론》《금궤요략》의 운용법

◆效能主治◆

利小便 하고 겸하여 황달을 치료한다.

참고: 亂髮은 후세에는 지혈약으로 쓰고 있지만《금궤요략》에는 지혈의 용법이 없다.

◆대표적인 배합응용과 처방◆

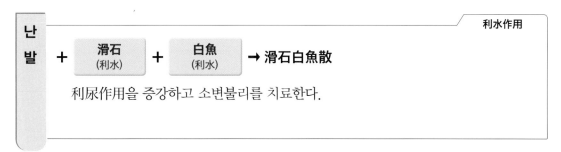

配合處方: 滑石白魚散, 猪膏髮煎. 이상 2처방.

蕘花 (要 화) 傷

기　원 주로 다음과 같은 설들이 있지만 문헌 자체가 적어서 현 상태로는 확정하기 어렵다. ①팥꽃나무科 하삭화 *Wikstroemia chamaedaphne* Meissn.의 화뢰(《국역본초강목》의 蕘花 항), ②팥꽃나무科 산닥나무 *W. trichotoma*, 안피 *W. sikokiana*, 거문도닥나무 *W. ganpi* 등의 꽃(《신정화한약》). ③팥꽃나무科 *W. canescens* Meissn.의 꽃(《중약대사전》). 단, 모두 *Wikstroemia* 속의 꽃을 말한다.

성　분 미상.

인용문헌 **神農本草經:** 傷寒溫瘧을 담당하고, 十二水를 내려주며, 積聚大堅, 癥瘕를 깨뜨리고, 腸胃 중에 留癖한 음식, 한열사기를 蕩滌하며 利水道한다.

古方藥議續錄: 利水道하고 積聚大堅癥瘕를 깨뜨리며 腸中의 留癖飲食을 蕩滌하고 담음해수를 치료한다. 議曰 (중략) 능히 수도를 통리하고 腸中을 蕩滌한다.

古方藥品考: 利水하는 것이 芫花와 다르지 않다.

性　味 苦, 寒.

현대의 효능주치 痰飲과 積聚를 제거한다. 留飲, 해역상기, 수종, 癥瘕, 痃癖을 치료한다.

이수·거습약

《상한론》《금궤요략》의 운용법

◆**效能主治**◆

利水를 도모한다.

참고:《상한론》《금궤요략》에 蕘花의 운용은 小靑龍湯의 가미방에 '만약 약간 下痢하면 麻黃을 去하고 蕘花를 가한다'고 하여 한 처방 있을 따름으로 상세한 것은 명확하지 않다.

◆**대표적인 배합응용과 처방**◆

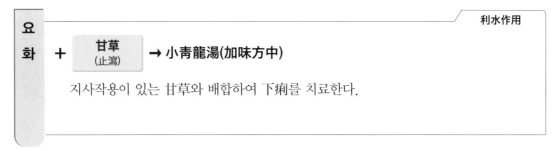

요
화
+
甘草
(止瀉)
→ **小靑龍湯(加味方中)**

利水作用

지사작용이 있는 甘草와 배합하여 下痢를 치료한다.

配合處方: 小靑龍湯(가미방중). 이상 1처방.

◆비고◆

하삭화는 芫花 대용으로 쓰이고 있어서 이따금 芫花와 혼용되는 경우가 있다.

192

鎭咳祛痰藥 _{진해거담약}

주로 진해거담을 도모하는 약물을 말한다. 痰飮이 원인이 되는 경우에는 利水를 도모하고, 痰飮을 제거하면서 진해거담을 도모한다. 그 대표방제로는 小靑龍湯, 苓甘五味薑辛湯이 있다. 염증이 있는 경우에는 淸熱하면서 진해거담을 도모하고, 그 대표방제로는 麻黃杏仁甘草石膏湯(麻杏甘石湯), 越婢加半夏湯이 있다. 또 肺癰 등 화농이 있는 경우에는 배농을 멈추거나 혹은 반대로 촉진하면서 진해거담을 도모한다. 그 대표방제로는 白散, 桔梗湯, 葶藶大棗瀉肺湯 등이 있다. 진액부족에 의한 경우에는 진액을 보하면서 진해거담을 도모한다. 그 代表方劑로는 麥門冬湯이 있다. 진해거담약으로는 杏仁, 貝母, 桔梗, 五味子, 半夏, 栝樓實, 射干, 訶子, 澤漆, 款冬花, 紫菀, 皂莢, 白前이 있다.

杏仁 _{행 인} 傷金

기 원 장미科 ①살구 *Prunus armeniaca* Linne 또는 ② 살구 *P. armeniaca* Linne var. *ansu* Maximowicz의 종자. 중국에서는 ①② 및 *P. sibirica* L, *P. mandshurica* (Maxim.) Koehne가 기원식물이다.

異名·別名 杏核仁, 杏子, 苦杏仁, 甛杏仁.

성 분 청산배당체(amygdalin), 지방유 등.

인용문헌 **神農本草經:** 해역상기, 雷鳴, 喉痺를 담당하고 下氣, 催乳하며, 금창, 寒心, 奔豚을 담당한다(杏核仁의 항에서 인용).

重校藥徵: 胸間의 停水를 주치한다. 따라서 능히 喘症을 치료하고, 心痛, 결흉, 흉만, 胸痺, 短氣, 부종을 겸치한다.

氣血水藥徵: 表水, 氣閉하는 것을 치료한다.

中藥學講義: 止咳定喘, 潤腸通便.

性 味 苦, 寒.

현대의 효능주치 祛痰止咳하고, 천식발작을 가라앉히며, 潤腸通便한다. 感冒에 의한 해수, 천식에 의한 흉부팽만감, 喉痺, 건조성 변비를 치료한다.

《상한론》《금궤요략》의 운용법

◆效能主治◆

진해거담작용이 있어 喘咳와 흉부의 氣塞과 短氣를 치료한다. 또 潤腸通便作用으로 은근히 완화작용을 한다.

①鎭咳祛痰作用——일체의 咳·천식에 쓸 수 있고, 천식발작을 부드럽게 하며 진해거담한다.

②治胸痺作用——기가 상충해서 흉부에 쌓이고 가벼운 胸痺가 된 경우에 기의 상충, 氣塞, 短氣를 치료한다.

③潤腸通便作用——杏仁의 緩下作用은 35~50% 정도 함유되어 있는 지방유의 영향이다. 이 때문에 건조성 변비에 효과가 있다. 또 杏仁의 緩下作用은 은은하여서 杏仁 단독 혹은 桃仁 등과 써서 노인의 체력이 저하된 때나 虛證일 때에 쓰는 것이 좋다. 그러나 大黃 등 강한 사하작용이 있는 것과 배합하면 사하작용을 보좌하는 형태가 되어 작용이 강화된다.

◆대표적인 배합응용과 처방◆

鎭咳祛痰作用

행인 + 麻黃 (鎭咳) → 麻黃湯, 麻黃杏仁甘草石膏湯, 大靑龍湯, 厚朴麻黃湯

강한 진해거담작용이 있다.

+ 細辛 (溫補鎭咳) → 苓甘五味加薑辛半夏杏仁湯, 茯甘五味加薑辛半杏大黃湯

혈허와 胃弱 등으로 麻黃을 쓰기 어려운 경우, 심한 오한, 寒飮이 있는 경우에는 몸을 따뜻하게 하면서 진해거담을 도모한다.

+ 厚朴 (降氣鎭咳) → 桂枝加厚朴杏子湯

表虛證의 病證에 麻黃의 발한작용이 적당하지 않은 경우 진해에 쓴다.

治胸痺作用

+ 甘草 (行氣) → 茯苓杏仁甘草湯

기가 상충하여 흉부에 쌓이고 가벼운 胸痺가 된 경우에 기의 상충, 氣塞, 短氣를 치료한다. 이 배합은 진해거담작용도 같이 한다.

194

+ 桃仁 (潤下) **→ 大黃䗪蟲丸**

桃仁도 지방유를 50% 함유하여, 緩下作用을 하므로 두 가지 모두를 배합하면 건조성 변비에 유효하다.

+ 大黃 (瀉下) **→ 麻子仁丸, 大陷胸丸, 大黃䗪蟲丸**

大黃의 강력한 사하작용을 杏仁의 潤腸作用으로 보좌하는 배합이다.

+ 巴豆 (逐水瀉下) **→ 走馬湯**

巴豆의 강력한 사하작용을 杏仁이 보좌하는 배합이지만, 작용이 강하기 때문에 虛證에는 금기이다.

配合處方: 桂枝加厚朴杏子湯, 桂枝二麻黃一湯, 桂枝麻黃各半湯(계마각반탕), 厚朴麻黃湯, 薯蕷丸, 走馬湯, 續命湯, 大黃䗪蟲丸, 大陷胸丸, 大靑龍湯, 礬石丸, 茯甘五味加薑辛半杏大黃湯(영감강미신하인황탕), 茯苓杏仁甘草湯, 文蛤湯, 麻黃加朮湯, 麻黃杏仁甘草石膏湯(마행감석탕), 麻黃杏仁薏苡甘草湯(마행의감탕), 麻黃湯, 麻黃連軺赤小豆湯, 麻子仁丸, 苓甘五味加薑辛半夏杏仁湯(영감강미신하인탕). 이상 21처방.

貝母 ^{패 모} 傷金

기　　원 백합科 ①검나리 *Fritillaria verticillata* Willdenow var. *thunbergii* Baker 의 인경. 중국에서는 浙貝母로 ①, 川貝母로 *F. cirrhosa* D. Don, 暗紫貝母로 *F. unibracteata* Hsiao et K. C. Hsia, 甘肅貝母로 *F. przewalskii* Maxim. 혹은 棱砂貝母로 *F. delavayi* Franch.를 기원식물로 하고 있다. *비고참조

異名·別名 浙貝母, 浙貝, 象貝母, 川貝母.

성　　분 steroid alkaloid(verticine, Verticinone, verticirine, fritillarine), 알칼로이드 배당체(peiminoside) 등.

인용문헌 **神農本草經:** 상한의 번열, 淋瀝, 사기, 疝瘕, 喉痺, 乳難, 금창, 風痙을 담당한다.

名醫別錄: 腹中의 結實, 心下滿, 오풍한, 目眩, 項强, 해수상기를 치료한다. 번열을 없애고 갈증을 그치며 땀을 나게 하고 오장을 편안하게 하며 골수를 부

드럽게 한다.

重校藥徵: 흉격의 울결, 痰飮을 주치한다.

氣血水藥徵: 痰飮, 흉격의 울결을 치료한다.

中藥學講義: 止咳化痰, 淸熱散結.

性 味 大苦, 寒.

현대의 효능주치 淸熱除痰하고 나력을 치료한다. 風熱에 의한 해수, 폐의 화농성 질환에 의한 인후폐색, 나력, 종기를 치료한다.

《상한론》《금궤요략》의 운용법

◆效能主治◆

진해거담작용과 배농작용을 모두 한다. 또, 흉부의 열과 水滯에 의해 발생하는 結胸을 치료한다.

①**鎭咳祛痰排膿催吐作用**——진해거담작용과 배농작용을 하여 肺癰의 膿과 痰을 배출한다.

②**治結胸作用**——逐水性의 下劑와 배합하여 결흉을 치료한다.

◆대표적인 배합응용과 처방◆

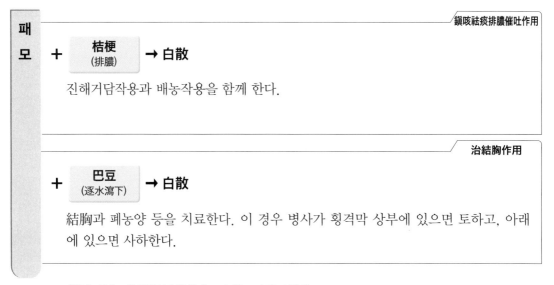

패모 + 桔梗 (排膿) → 白散

鎭咳祛痰排膿催吐作用

진해거담작용과 배농작용을 함께 한다.

治結胸作用

+ 巴豆 (逐水瀉下) → 白散

結胸과 폐농양 등을 치료한다. 이 경우 병사가 횡격막 상부에 있으면 토하고, 아래에 있으면 사하한다.

配合處方: 當歸貝母苦參丸, 白散. 이상 2처방.

◆비고◆

중국에서 현재 貝母를 浙貝母와 川貝母로 나누고 있지만《본초강목》이전의 문헌에는 이 구분이 없고 양자 모두 패모로 취급하고 있다.

桔梗 ^{길 경} 傷金

기 원	초롱꽃科 도라지 *Platycodon grandiflorum* A. De Candolle의 뿌리.
異名·別名	苦桔梗, 白藥.
성 분	triterpenoid saponin(platycodin D), sterol류 등.
인용문헌	**神農本草經**: 胸脇刺痛, 복만, 腸鳴幽幽, 驚恐, 심계를 담당한다.
	重校藥徵: 濁唾腫膿을 주치한다.
	氣血水藥徵 : 血氣上拍을 치료한다.
	中藥學講義 : 升提肺氣, 祛痰排膿.
性 味	苦辛, 平.
현대의 효능주치	거담하여 폐의 기능을 조절하고 진해하며, 배농작용을 촉진한다. 外感에 의한 해수, 인후의 종통, 흉부팽만감, 脇痛, 下痢腹痛, 화농성 질환을 치료한다.

《상한론》《금궤요략》의 운용법

◆效能主治◆
진해서담작용 및 배농작용 외에 治結胸作用이 있다.

①鎭咳祛痰作用──感冒·폐렴·기관지염에 쓰고, 점성의 痰을 동반하는 해수를 치료한다. 또 편도선염·급성 인후염 등에 쓰고 인통을 치료한다.

②排膿作用──맥립종·축농증·폐농양 기타 화농성 질환에 쓰고 배농을 촉진한다.

③治結胸作用──巴豆 등의 逐水性 下劑와 배합하여 결흉을 치료한다.

◆대표적인 배합응용과 처방◆

> 鎭咳祛痰作用

길경 + **甘草** (祛痰治咽痛) → **桔梗湯**

桔梗:甘草=1:2의 비율로 배합한다. 진해거담작용을 발휘한다. 肺中의 농을 痰의 형태로 배출하고 인후통을 치료한다.

> 排膿作用

+ **甘草** (排膿) → **排膿湯**

桔梗:甘草=3:2의 비율로 배합한다. 배농작용이 중심이다.

+ 貝母
(鎭咳祛痰排膿) → 白散

진해거담작용과 배농작용을 함께 한다.

治結胸作用

+ 貝母
(治結胸排膿) + 巴豆
(逐水瀉下) → 白散

결흉과 폐농양 등을 치료한다. 이 경우, 병사가 횡격막보다 위에 있으면 토하고, 아래에 있으면 사하한다.

配合處方: 桔梗湯, 侯氏黑散, 薯蕷丸, 竹葉湯, 排膿散, 排膿湯, 白散. 이상 7처방.

五味子 傷金
오 미 자

| 기　　원 | 목련科 오미자 *Schisandra chinensis* Baillon의 과실. |

異名·別名 北五味子, 茉, 玄及, 會及, 五梅子.

성　　분 精油, 유기산, 지방유 등.

인용문헌 **神農本草經:** 益氣, 해역상기, 勞傷羸瘦를 담당하고, 부족을 보하며 陰을 증강하고, 남자에게는 益精한다.

重校藥徵: 해역을 주치하고 겸하여 갈증을 치료한다.

氣血水藥徵: 水氣凌心을 치료한다.

中藥學講義: 斂肺滋腎, 澁精止瀉, 生津斂汗.

性　　味 酸, 溫.

**현대의
효능주치** 斂肺하고 腎의 진액을 보하며 澁精한다. 肺虛에 의한 喘咳, 구중건조, 구갈, 自汗, 盜汗, 과로에 의한 羸瘦, 몽정, 遺精, 발기부전, 만성 下痢를 치료한다.

《상한론》《금궤요략》의 운용법

◆效能主治◆

溫補하여 痰飮을 제거하고, 진해거담에 효과가 있다. 또 降氣作用에 의해 흉부와 인후에 상충한 結氣를 내려준다.

①鎭咳祛痰作用──배합하는 약물의 성질에 따라 溫肺, 발표, 淸熱하면서 진해한다.

②降氣作用──降氣作用을 하는 다른 약물과 배합하여 기의 상충을 내려준다.

③降氣止逆作用──止嘔作用이 있는 약물과 배합하여 기의 상충을 내려주고 구토를 그치게 한다.

◆대표적인 배합응용과 처방◆

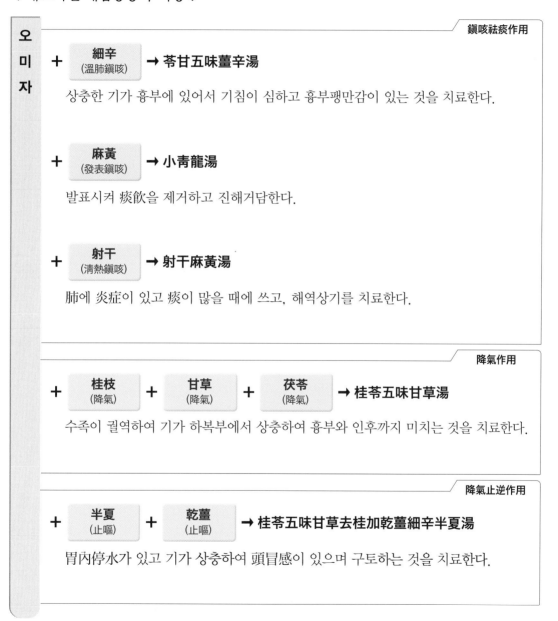

配合處方: 桂苓五味甘草去桂加乾薑細辛半夏湯, 桂苓五味甘草湯, 厚朴麻黃湯, 小靑龍加石膏湯, 小靑龍湯, 茯甘五味加薑辛半杏大黃湯(영감강미신하인황탕), 射干麻黃湯, 苓甘五味加薑辛半夏杏仁湯(영감강미신하인탕), 苓甘五味薑辛湯. 이상 9처방.

진해거담약

_{반 하}半夏 傷金

기　　원	천남성과 반하 *Pinellia ternata* Breitenbach의 코르크층을 제거한 塊莖.
異名·別名	珠半夏, 法半夏, 羊眼半夏.
성　　분	호모겐치진산 glycoside, 3,4-dihydroxy benzaldehyde glycoside, 전분 등.
인용문헌	**神農本草經:** 상한, 한열, 心下堅을 담당하고 下氣하며 인후종통, 頭眩, 胸脹, 해역, 腸鳴을 담당하고, 止汗한다.

인용문헌

神農本草經: 상한, 한열, 心下堅을 담당하고 下氣하며 인후종통, 頭眩, 胸脹, 해역, 腸鳴을 담당하고, 止汗한다.

重校藥徵: 痰飮, 구토를 주치한다. 겸하여 心痛, 逆滿, 腹中雷鳴, 咽痛, 咳嗽 驚悸를 치료한다.

氣血水藥徵: 痰飮에 의한 氣逆을 치료한다.

中藥學講義: 降逆止嘔, 燥濕祛痰, 寬中消痞, 下氣散結.

性　　味	辛, 溫.
현대의 효능주치	除濕하고, 거담을 촉진하며 갑자기 올라오는 구토·기침을 그친다. 반위, 咳喘 多痰, 구토, 흉부팽만감, 두통, 현기증을 치료한다.
附　　記	半夏는 생식하면 침출물과 점막에 강한 자극감이 나타나기 때문에 사용에 주의 해야 한다. 半夏의 침출물은 3,4-dihydroxy benzaldehyde, 구순점막에 대한 자극감은 점액세포 중의 수산칼슘의 뾰족한 결정형태 때문이라고 생각된다. 이 자극감은 끓이면 소실되는데, 이것은 煎湯할 때 점액이 팽창하여 뾰족한 결정을 감싸기 때문인 것으로 생각된다. 또 生薑 또는 生薑汁과 같이 복용하면 이러한 침출물과 자극감은 감소한다.

《상한론》《금궤요략》의 운용법

◆效能主治◆

胃內停水를 제거하고 止嘔한다. 진해거담을 도모하고 흉부의 水滯를 제거하며 止痛한다.

①**止嘔作用**──胃의 기능을 조절하고 胃內停水를 제거하며 止嘔한다. 대부분 生薑, 乾薑과 함께 배합한다.

②**除胃內停水作用**──胃內停水는 구역질·현기증·頭冒感·咳·痰·복부팽만감 등 다양 한 증상의 원인이 되는데, 그러한 胃內停水를 제거하여 증상을 완화시킨다.

③**鎭咳祛痰作用**──대부분의 해수에 쓰고, 특히 濕性 해수에 쓴다. 습사를 제거하고 降氣시 켜 진해거담을 도모하는 데 특효가 있다.

④**治胸痺作用**──흉부의 水滯에 의한 胸痛·心痛·背痛을 치료한다.

**반
하**

止嘔作用

＋ | 生薑 (止嘔) | 또는 | 乾薑 (止嘔) | → 小半夏湯*, 半夏瀉心湯**

半夏의 침출물과 자극감을 억제하고 止嘔作用을 증강한다.《상한론》에서 止嘔作用을 목적으로 하는 가장 기본적인 배합법이다.　　　*은 生薑, **은 乾薑을 쓴 처방

除胃內停水作用

＋ | 生薑 (止嘔) | **＋** | 茯苓 (利水) | → 小半夏加茯苓湯

胃內停水를 제거하고 구역질을 그친다.

＋ | 甘遂 (逐水) | → 甘遂半夏湯

腹中에 留飮이 있어 心下堅 脹滿하는 것을 치료한다.

鎭咳祛痰作用

＋ | 厚朴 (鎭咳祛痰) | → 半夏厚朴湯

신경성의 인후질환, 梅核氣 등을 치료한다.

＋ | 麻黃 (鎭咳祛痰) | → 小靑龍湯

胃內에 寒飮이 있어서 해수하며 투명하고 맑은 痰이 있는 것을 치료한다.

治胸痺作用

＋ | 栝樓實 (治結胸) | → 栝樓薤白半夏湯

흉부의 양기부족에 의해 痰飮이 흉중에 쌓이고 강한 흉통, 心痛, 背痛을 일으키는 것을 치료한다.

配合處方: 溫經湯, 越婢加半夏湯, 黃芩加半夏生薑湯, 外臺黃芩湯, 黃連湯, 葛根加半夏湯, 栝樓薤白半夏湯, 乾薑人蔘半夏丸, 甘草瀉心湯, 甘遂半夏湯, 苦酒湯, 桂枝五味甘草去桂加乾薑細辛半夏湯, 厚朴生薑半夏甘草人蔘湯, 厚朴麻黃湯, 柴胡加芒消湯, 柴胡加

진해거담약

龍骨牡蠣湯, 柴胡桂枝湯, 小陷胸湯, 生薑瀉心湯, 生薑半夏湯, 小柴胡湯, 小靑龍加石膏湯, 小靑龍湯, 小半夏加茯苓湯, 小半夏湯, 赤丸, 旋覆代赭湯, 大柴胡湯, 大半夏湯, 澤漆湯, 竹葉石膏湯, 麥門冬湯, 半夏乾薑散, 半夏厚朴湯, 半夏散及湯, 半夏瀉心湯, 半夏麻黃丸, 茯甘五味加薑辛半杏大黃湯(영감강미신하인황탕), 附子粳米湯, 鱉甲煎丸, 奔豚湯, 射干麻黃湯, 苓甘五味加薑辛半夏杏仁湯(영감강미신하인탕). 이상 43처방.

栝樓實 괄루실 傷金 括蔞實 괄루실 金 括蔞 괄루 金

기 원	박科 ①하눌타리 *Trichosanthes kirilowii* Maximowicz, ②노랑하눌타리 *T. kirilowii* Maximowicz var. *japonica* Kitamura 또는 ③*T. bracteata* Voigt 의 과실. 중국에서는 ① 및 쌍변괄루 *T. rosthornii* Harms가 기원식물이다.
異名·別名	栝蔞實, 瓜呂實, 瓜蔞實, 全瓜蔞.
성 분	지방산 등.
인용문헌	**名醫別錄:** 胸痺를 담당하고 얼굴을 윤택하게 한다(栝樓根 열매 항에서 인용). **重校藥徵:** 痰飮을 주치하고 따라서 결흉, 胸痺, 心痛, 천식, 咳唾를 치료한다(栝樓實 항에서 인용). **氣血水藥徵:** 痰飮血氣의 폐색을 치료한다(瓜呂實 항에서 인용). **中藥學講義:** 淸熱散結, 化痰導滯(瓜蔞의 全瓜蔞 항에서 인용).
성 미	甘, 寒.
현대의 효능주치	肺의 건조를 부드럽게 하고 거담하며 腸의 대사를 왕성하게 한다. 열성의 痰과 기침, 건조성 변비, 화농성 종기, 乳汁의 분비부족을 치료한다.
附 記	潤腸通便하는 작용이 있어서 軟便性의 下痢가 있는 경우에는 사용에 주의해야 한다.

《상한론》《금궤요략》의 운용법

◆效能主治◆

흉부의 痰飮을 제거하고, 결흉, 천식, 해수, 痰多, 胸心痛, 短氣, 胸痺를 치료한다.

①治胸痺作用——痰飮을 제거하여 胸痺를 치료한다. 《금궤요략》에는 栝樓實을 胸痺치료의 특효약으로 생각하고 있다.

②治結胸作用——痰飮을 제거하여 小結胸을 치료한다. 더불어 더욱 심한 증상을 보이는 大結胸에는 大黃을 主藥으로 하는 大陷胸湯을 쓴다.

◆대표적인 배합응용과 처방◆

<table>
<tr><td rowspan="4">괄
루
실</td><td colspan="2" style="text-align:right">治胸痹作用</td></tr>
<tr><td>+ 薤白
(治胸痹) → 栝樓薤白白酒湯, 栝樓薤白半夏湯</td></tr>
<tr><td>흉부의 水滯에 의해 일어나는 胸痹를 치료한다. 胸痹治療의 기본배합이다.</td></tr>
</table>

<table>
<tr><td colspan="2" style="text-align:right">治結胸作用</td></tr>
<tr><td>+ 半夏
(祛痰) → 小陷胸湯</td></tr>
<tr><td>강력한 祛痰飮作用이 있다. 水滯와 熱이 결합된 胸痹에 痰飮이 동반한 상태를 치료한다. 더욱이 淸熱健胃作用을 하는 黃連을 첨가하면 小結胸의 주방제인 小陷胸湯이 된다.</td></tr>
</table>

配合處方: 栝樓薤白白酒湯, 栝樓薤白半夏湯, 枳實薤白桂枝湯, 小陷胸湯. 이상 4처방.

射干⊛ 烏扇⊛
(사 간) (오 선)

기 원 붓꽃科 범부채 *Belamcanda chinensis*의 根莖을 건조한 것.

異名·別名 烏蒲, 黃遠, 烏吹.

성 분 flavon 배당체(belamcandin, iridin).

인용문헌 **神農本草經:** 해역상기, 喉痹咽痛, 不得消息을 담당한다. 散結氣하고 腹中邪逆, 食飮大熱을 담당한다(射干 항에서 인용).

藥能方法辨: 능히 瀉熱散血하고 消腫解痰結하며 消老血하고 陰分의 積痰을 돌게 하고 喉痹, 咽痛의 要藥이 된다. 또 능히 結核, 瘰疬, 便毒, 瘧母를 없애고 經閉를 통하게 하며 利大便하며 기를 가라앉히고 明目한다(烏扇의 항에서 인용).

中藥學講義: 淸熱解毒, 消痰涎, 利咽喉(射干 항에서 인용).

성 미 苦, 寒.

현대의 효능주치 淸熱解毒, 行血, 거담작용을 한다. 목의 종통, 해역상기, 痰多, 나력, 瘧母, 무월경, 화농성 종기를 치료한다.

진해거담약

203

《상한론》《금궤요략》의 운용법

◆效能主治◆

해역상기를 치료하고 인후를 부드럽게 하며 喘鳴을 치료한다. 또 淸熱하고 散結한다.

①鎭咳祛痰作用——기를 내려주고 인후부의 염증을 치료한다. 또 淸熱하고 散結한다.

②淸熱散結作用——淸熱해서 瘧母를 치료한다.

◆대표적인 배합응용과 처방◆

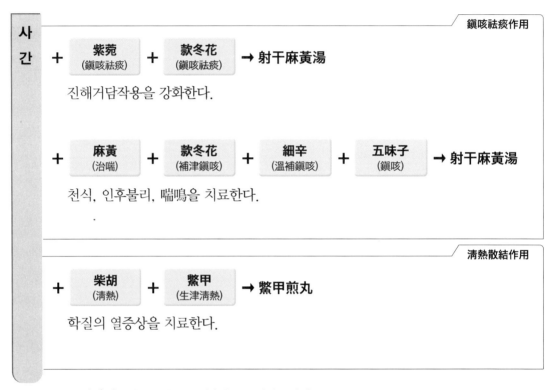

사간

鎭咳祛痰作用

＋ 紫菀 (鎭咳祛痰) ＋ 款冬花 (鎭咳祛痰) → 射干麻黃湯

진해거담작용을 강화한다.

＋ 麻黃 (治喘) ＋ 款冬花 (補津鎭咳) ＋ 細辛 (溫補鎭咳) ＋ 五味子 (鎭咳) → 射干麻黃湯

천식, 인후불리, 喘鳴을 치료한다.

淸熱散結作用

＋ 柴胡 (淸熱) ＋ 鱉甲 (生津淸熱) → 鱉甲煎丸

학질의 열증상을 치료한다.

配合處方: 鱉甲煎丸, 射干麻黃湯. 이상 2처방.

訶子 訶梨勒 ⦿

가 자　가 리 륵

기　　원 사군자科 ①가자 *Terminalia chebula* Retzius의 과실. 중국에서는 ① 및 *T. chebula* Retz. var. *tomentella* Kurt.가 기원식물이다.

異名·別名 訶黎勒, 唐訶子.

성　　분 tannin 20~40% 등.

인용문헌 **重修政和經史證類備用本草:** 냉기, 심복창만, 消食을 담당한다(訶梨勒 항에

서 인용).

藥能方法辨: 능히 泄氣消痰하고 止瀉開胃하며, 氣膈, 腹脹冷痛, 구역, 痰嗽喘急, 泄痢, 탈항, 腸風崩胎를 치료하고, 開音止渴한다(訶黎勒 항에서 인용).

中藥學講義: 澁腸止瀉, 斂肺下氣(訶黎勒 항에서 인용).

性　味 苦酸澁, 溫.

현대의 효능주치 斂肺作用이 있고, 장을 수렴해서 下痢를 그치게 하며, 아래로부터 치솟아 오르는 기침을 치료한다. 만성적인 해수에 소리는 잘 나지 않는 것, 만성 下痢, 탈항, 혈변, 부정자궁출혈, 대하, 遺精, 빈뇨를 치료한다.

《상한론》《금궤요략》의 운용법

◆效能主治◆

위장허약하여 복부가 팽만하고 下痢하며 방귀와 더불어 대변이 실금하는 것을 치료한다. 또 배합처방인 訶梨勒散은 약재가 한 가지뿐이지만 散劑를 복용할 때 쓰는 죽이 胃腸을 따뜻하게 하는 작용을 하고, 지사작용을 보조하는 역할을 하고 있다. 전체적으로는 胃腸을 따뜻하게 하고 복부의 팽만감과 만성 下痢를 치료하는 작용을 한다.

◆대표적인 배합응용과 처방◆

訶梨勒散은 단미처방이기 때문에 배합응용은 없다.

配合處方: 訶梨勒散. 이상 1처방

澤漆 택 칠 ⦿金

기　원 대극科 등대풀 *Euphorbia helioscopia*의 全草.

異名·別名 澤漆汁, 漆莖, 五鳳草, 綠葉綠花草, 猫兒眼睛草.

성　분 Flavonoid, 刺戟成分 등.

인용문헌 **神農本草經:** 피부의 열, 복부의 水氣, 사지면목의 부종, 음기부족을 담당한다(澤漆 항에서 인용).

藥能方法辨: 능히 消痰退熱, 止嗽殺蟲, 行水治腫, 利大小腸한다(澤漆 항에서 인용).

中藥學講義: 行水消痰(澤漆 항에서 인용).

性　味 辛苦, 凉.

| | 현대의 효능주치 | 利水作用, 거담작용을 한다. 수종, 천해, 말라리아, 세균성 下痢, 나력, 疥癬, 백선, 결핵성 치루, 골수염을 치료한다. |

《상한론》《금궤요략》의 운용법

◆效能主治◆

利水를 도모하고, 진해거담한다.

◆대표적인 배합응용과 처방◆

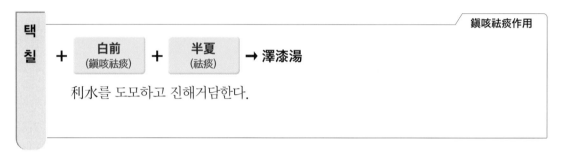

配合處方: 澤漆湯. 이상 1처방.

◆비고◆

澤漆湯은 澤漆을 東流水에 끓여서 澤漆汁으로 만들고 여기에 여러 약재를 넣어서 끓인 것이다. *東流水의 항 참조

款冬花 관동화 金

기　　원	국화科 관동화 *Tussilago farfara* Linne의 꽃봉오리를 건조한 것.
異名·別名	冬花, 款花.
성　　분	triterpenoid, Flavonoid, triterpenoid saponin, tannin 등.
인용문헌	**神農本草經:** 해역상기하여 발생한 喘症, 喉痺, 제반 경간, 한열사기를 담당한다. **藥能方法辨:** 능히 瀉熱潤肺하고 消痰除煩하며 定驚明目하여 咳逆上氣, 氣喘, 喉痺, 肺痿, 肺癰, 吐膿血을 치료한다. 이것은 해수를 치료하는 要藥이 되며 寒熱虛失에 모두 쓸 수 있다. **中藥學講義:** 止咳下氣.
性　　味	辛, 溫.

현대의 효능주치 肺의 진액을 보하고, 아래로부터 상충하는 해수를 치료하며 거담한다. 천식, 인후부의 痰結을 치료한다.

附 記 성분 중 파라디올, 아르니디올에는 발암활성이 있다는 보고가 있다.

《상한론》《금궤요략》의 운용법

◆效能主治◆

肺의 진액을 보하고, 인후불리를 치료하며 냉증을 제거하고 咳嗽喘鳴을 치료한다.

◆대표적인 배합응용과 처방◆

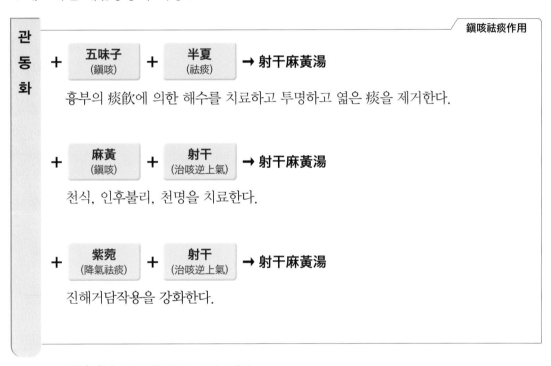

관동화

鎮咳祛痰作用

+ 五味子 (鎮咳) + 半夏 (祛痰) → 射干麻黃湯

흉부의 痰飮에 의한 해수를 치료하고 투명하고 엷은 痰을 제거한다.

+ 麻黃 (鎮咳) + 射干 (治咳逆上氣) → 射干麻黃湯

천식, 인후불리, 천명을 치료한다.

+ 紫菀 (降氣祛痰) + 射干 (治咳逆上氣) → 射干麻黃湯

진해거담작용을 강화한다.

配合處方: 射干麻黃湯. 이상 1처방.

紫菀 (자완) ㊎

기 원 국화科 자완 *Aster tataricus* Linne fil.의 뿌리 및 根莖.

異名·別名 軟紫菀, 靑菀.

성 분 triterpenoid, triterpenoid saponin 등.

인용문헌 **神農本草經:** 해역상기, 흉중한열, 結氣를 담당한다. 蠱毒, 痿躄을 없애고, 오장을 편안하게 한다(紫菀 항에서 인용).

藥能方法辨: 능히 肺氣를 윤택하게 하고 下氣시키며 消痰止渴하고 한열, 結氣, 咳逆上氣, 喘嗽, 토농혈, 폐부의 허열, 소아경간을 치료한다. 또 능히 喉痺를 개선시키고 惡涎을 없앤다.

中藥學講義: 止咳化痰(紫菀 항에서 인용).

性　味 苦, 溫.

현대의
효능주치 폐를 따뜻하게 하여 기능을 촉진시키고, 상충한 기를 하강시키며, 除痰止咳한다. 풍한에 의한 해수, 천식, 피로에 의한 해수로 농혈을 토하는 것, 喉痺, 소변불리를 치료한다.

《상한론》《금궤요략》의 운용법

◆效能主治◆
폐기능을 조절하여 降氣시키고 진해거담작용을 촉진한다.

◆대표적인 배합응용과 처방◆

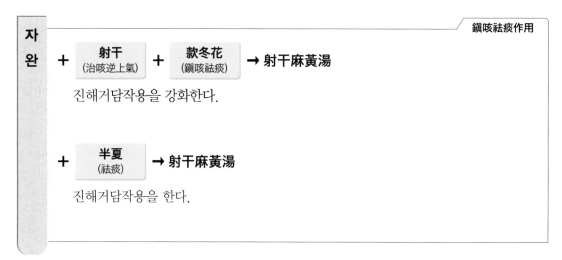

鎭咳祛痰作用

자완 + 射干 (治咳逆上氣) + 款冬花 (鎭咳祛痰) → 射干麻黃湯

진해거담작용을 강화한다.

+ 半夏 (祛痰) → 射干麻黃湯

진해거담작용을 한다.

配合處方: 射干麻黃湯. 이상 1처방.

皂莢 조 협 金

기　원 콩科 ①주엽나무 *Gleditsia japonica* 또는 ②조각(자)나무 *G. sinensis*의 과실. 중국에서는 ②가 기원식물이다.

異名·別名	皁莢, 皀莢, 皂角, 大皁莢, 大皁角.

<table>
<tbody>
<tr><td>成　　分</td><td>triterpenoid saponin(Gleditshia saponin, Gleditshioside) 등.</td></tr>
</tbody>
</table>

인용문헌　**神農本草經**: 風痺, 死肌, 邪氣, 風頭, 淚出을 담당하고 利九竅하며 殺精物한다.

名醫別錄: 腹脹滿을 치료하고 消穀하며 咳嗽囊結을 제거하고 부인포의불하를 담당하며 明目益精한다.

藥能方法辨: 능히 肺氣를 조화시키고 搜風泄熱하며 上下九竅를 개통하며 痰涎을 湧吐하게 하고, 搐鼻하면 바로 噴嚏한다. 肺痿, 肺癰, 中風口噤, 胸痺, 喉痺를 치료하고 除濕去垢하며 消痰, 破堅, 살충, 下胎하고 또 풍습, 風癩, 痰喘, 腫滿, 堅癥, 囊結을 치료한다.

中藥學講義: 祛痰, 開竅.

性　　味　辛, 溫.

현대의 효능주치　祛風痰하고 濕의 울체를 제거하며 구충한다. 안면신경마비, 돌발성 두통, 腸風으로 인한 혈변, 下痢, 口噤, 화농성 종기, 변독, 疥癬狀의 피부병을 치료한다.

《상한론》《금궤요략》의 운용법

◆效能主治◆

해역상기를 치료하고 거담한다. 또 肺癰을 치료한다.

①治咳逆祛痰作用──降氣作用에 의해 진해하고 거담을 도모한다.

②治肺癰作用──배농작용을 하여 肺癰을 치료한다.

◆대표적인 배합응용과 처방◆

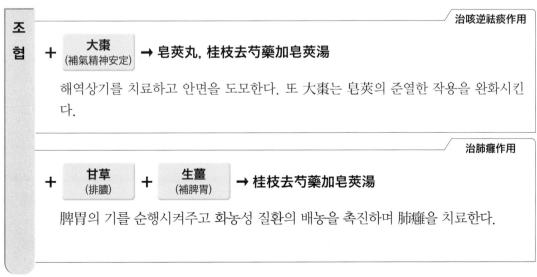

조협

治咳逆祛痰作用

+ **大棗**(補氣精神安定) → **皁莢丸, 桂枝去芍藥加皁莢湯**

해역상기를 치료하고 안면을 도모한다. 또 大棗는 皁莢의 준열한 작용을 완화시킨다.

治肺癰作用

+ **甘草**(排膿) + **生薑**(補脾胃) → **桂枝去芍藥加皁莢湯**

脾胃의 기를 순행시켜주고 화농성 질환의 배농을 촉진하며 肺癰을 치료한다.

配合處方: 桂枝去芍藥加皁莢湯, 皁莢丸. 이상 2처방.

진해거담약

白前 백전 金

기　　원	박주가리科 화엽백전 *Cynanchum glaucescens*, 또는 유엽백전 *C. stauntonii* 의 뿌리와 根莖.
異名·別名	石藍, 嗽藥.
성　　분	세코 스테로이드 배당체(Glaucoside A~J: C. glaucescens 의 성분).
인용문헌	名醫別錄: 胸脇의 逆氣, 해수상기를 담당한다.
	藥能方法辨: 주 효능은 降氣하는 것으로 下痰止嗽하여 肺氣壅實, 흉격의 逆滿을 치료한다.
	中藥學講義: 降氣, 荷擔, 止嗽.
性　　味	辛甘, 微溫.
현대의 효능주치	降氣作用, 瀉肺作用에 의해 진해거담을 도모한다. 폐의 염증에 의한 흉부팽만감 · 천식 · 해수 · 痰多, 위의 동통을 치료한다.

《상한론》《금궤요략》의 운용법

◆效能主治◆

진해거담작용을 한다.

◆대표적인 배합응용과 처방◆

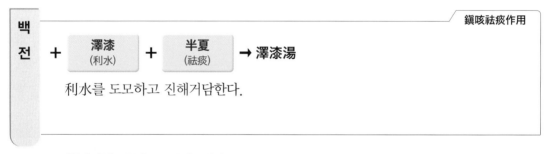

鎭咳祛痰作用

백전 + 澤漆 (利水) + 半夏 (祛痰) → 澤漆湯

利水를 도모하고 진해거담한다.

配合處方: 澤漆湯. 이상 1처방.

血藥 혈약

血藥은 혈액을 순환시켜주는 약물의 총칭이고 補血藥, 止血藥, 活血驅瘀血藥(破血藥 포함)이 있다. 補血藥은 빈혈 등 혈액이 적어지거나 혈액이 묽어져서 발생하는 병증에 대하여 혈액을 보충하며, 그 증상을 개선하는 약물이다. 止血藥은 출혈현상을 동반하는 병증에 대하여 지혈을 도모하면서 병증상을 개선하는 약물이다. 또 活血驅瘀血藥은 혈액이 체내에서 순환하지 않고 일부에 울체하여 어혈이 되고, 또 이러한 어혈로 인하여 일어나는 증상에 대해 어혈을 제거하여 개선하는 약물을 말한다. 또 驅瘀血作用이 특히 강한 것을 破穴藥이라고 한다. 또한 어혈을 제거하는 작용이 있는 약물을 총칭해서 驅瘀血藥이라고도 한다.

I 補血藥 보혈약

혈액성분을 보충하고 빈혈과 그에 동반하는 피로권태감, 현기증, 기립성 현훈, 냉증 등을 개선하고 부인과계의 이상인 월경불순, 월경통, 경폐, 불임증 등을 치료하는 약물이다. 대표방제로는 當歸芍藥散, 當歸散, 白尤散, 當歸生薑羊肉湯, 內補當歸建中湯(당귀건중탕), 薯蕷丸, 黃連阿膠湯 등이 있고, 補血藥으로는 阿膠, 當歸, 芍藥, 生地黃, 乾地黃 등이 있다.

阿膠 아교 傷金

기　　원 말科 당나귀 *Equus asinus* Linne의 털을 제거한 가죽, 뼈, 힘줄 또는 인대를 물로 가열추출하고 지방을 제거한 후 농축건조한 것.

異名·別名 煮皮, 膠, 白阿膠, 玉阿膠, 三千本膠.

성　　분 collagen, amino acid 등.

인용문헌 **神農本草經:** 心腹內崩(여자의 하혈이 腹內崩한 것)하여 勞極하고 학질이 있는 것처럼 으슬으슬하고, 腰腹痛, 四肢酸疼, 胎動不安한 것을 담당한다. 구복하면 경신익기한다.

藥徵續編: 제반 血證을 주치한다. 따라서 心煩不得眠을 겸하여 치료한다.

中藥學講義: 補血, 止血, 滋陰, 潤燥.

性　　味 甘, 平.

진액을 보하고 보혈하며 安胎作用을 한다. 혈허, 과로로 인한 해수, 토혈, 비출혈, 혈변, 월경불순, 자궁의 부정대량출혈, 유산위험이 있는 것을 치료한다.

《상한론》《금궤요략》의 운용법

◆效能主治◆

여러 종류의 출혈을 그치고 보혈하며 혈허를 보하고 滋潤해서 정신안정을 도모하고 불면을 치료한다. 또 血虛下痢를 치료한다.

①補血作用──阿膠 자체는 보혈작용을 하지만 當歸, 川芎, 芍藥과 배합하면 한층 더 작용이 증강된다.

②止血作用──모든 출혈성 질환(비출혈, 토혈, 喀血, 혈변, 혈뇨 등)에 적용이 가능하고, 지혈한다.

③滋潤作用──혈허를 잘 보하는 작용이 있어서 혈허에 의한 번민·정신불안·불면을 치료한다.

④健胃補血止瀉作用──人蔘, 生薑, 甘草 등을 가하여 하리를 치료하고 건위를 도모하면서 보혈한다.

◆대표적인 배합응용과 처방◆

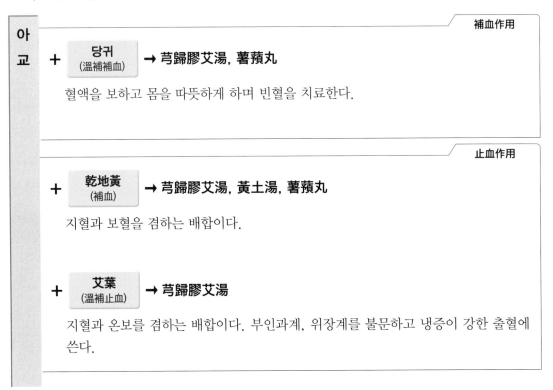

補血作用

아
교 + 당귀 (溫補補血) → 芎歸膠艾湯, 薯蕷丸

혈액을 보하고 몸을 따뜻하게 하며 빈혈을 치료한다.

止血作用

+ 乾地黃 (補血) → 芎歸膠艾湯, 黃土湯, 薯蕷丸

지혈과 보혈을 겸하는 배합이다.

+ 艾葉 (溫補止血) → 芎歸膠艾湯

지혈과 온보를 겸하는 배합이다. 부인과계, 위장계를 불문하고 냉증이 강한 출혈에 쓴다.

아
교

滋潤作用

黃連 + → **黃連阿膠湯, 白頭翁加甘草阿膠湯**
(淸熱精神安定)

滋潤해서 혈허를 치료하고, 淸熱해서 번민감을 제거하며 정신안정을 도모한다. 또 지혈과 지사를 겸한다.

健胃補血止瀉作用

인삼 + → **炙甘草湯, 溫經湯, 薯蕷丸, 鱉甲煎丸**
(溫補脾胃補血)

위장계가 약해서 보혈제를 투여해도 충분히 보혈하기 어려운 경우에 위장계도 보하면서 보혈한다.

甘草 + → **白頭翁加甘草阿膠湯, 溫經湯**
(補氣)

하리해서 몸이 허할 때에 쓴다.

配合處方: 溫經湯, 黃土湯, 黃連阿膠湯, 芎歸膠艾湯, 炙甘草湯, 薯蕷丸, 大黃甘遂湯, 猪苓湯, 白頭翁加甘草阿膠湯, 鱉甲煎丸. 이상 10처방.

當歸 당귀 傷金

기 원 산형科 일당귀 *Angelica acutiloba* Kitagawa 또는 북해도당귀 *A. acutiloba* Kitagawa var. *sugiyamae* Hikino의 뿌리를 일반적으로 살짝 데친 것. 중국에서는 중국당귀 *A. sinensis* Diels가 기원식물이다.

異名·別名 大和當歸, 大深當歸, 北海當歸, 唐當歸, 朝鮮當歸.

성 분 精油(리구스치리도, butylidene−phthalide), 폴리아세틸렌류, 콜린, 쿠마린 등.

인용문헌 **神農本草經:** 해역상기, 溫瘧寒熱이 은은하게 피부에 있는 것, 부인의 漏下, 絕子, 諸惡瘡瘍, 金瘡을 담당한다. 달여서 이것을 마신다.

氣血水藥徵: 血滯하여 氣不循環하는 것을 치료한다.

中藥學講義: 補血和血, 調經止痛, 潤腸通便.

性 味 甘辛, 溫.

현대의 효능주치 보혈하고 혈행을 촉진하여 냉증을 제거하고 止痛하며 월경부조를 다스리고 장의 진액을 보하며 활동을 빠르게 한다. 외용해서 입욕제로 사용하여 혈행을 촉진하여 냉증을 없앤다. 연고제로 하면 피부조직의 회복을 빠르게 한다. 월경불순, 월경폐지, 복통, 癥瘕, 부정자궁출혈, 빈혈성 두통, 현기증, 마비, 건조성 변비, 下痢, 무지근한 배, 화농성의 각종 종기, 타박상을 치료한다.

《상한론》《금궤요략》의 운용법

◆效能主治◆

보혈하고 몸을 따뜻하게 하며 한기를 제거하고 활혈해서 혈류를 개선시키고 냉증에 의해 滯留된 어혈을 제거하며 복통을 치료하고 월경을 조절하며 불임을 치료하고 安胎를 도모한다.

①溫補補血作用──모든 血病을 치료하고 보혈의 要藥이 된다. 보혈하고 혈행을 촉진하며 몸을 따뜻하게 하고 냉증을 제거하며 궐역을 치료한다.

②活血驅瘀血作用──신체가 냉하여 혈류가 나빠진 경우에 驅瘀血藥과 함께 당귀를 배합해서 溫補하면서 혈류를 개선한다.

③安胎作用──온보·보혈해서 혈류를 개선하고 월경을 조절하며 安胎를 도모하고 불임을 치료한다.

◆대표적인 배합응용과 처방◆

당귀

溫補補血作用

芍藥 (補血) → 當歸散, 內補當歸建中湯, 當歸四逆湯, 芎歸膠艾湯, 當歸四逆加吳茱萸生薑湯, 溫經湯

溫補補血鎭痛에 쓰는 기본배합이다. 芍藥은 溫補補血作用을 강하게 할 뿐 아니라 當歸의 혈류촉진작용을 돕는다.

芍藥 (補血) + **桂枝** (回陽降氣) + **甘草** (補氣止痛) → 內補當歸建中湯, 當歸四逆湯, 當歸四逆加吳茱萸生薑湯, 溫經湯

사지말단의 궐역을 치료함과 동시에 진통완화한다. 生附子가 배합되어 있는 四逆湯을 써야 할 정도는 아닌 궐역을 치료한다.

羊肉 (溫補) → 當歸生薑羊肉湯

胃腸을 따뜻하게 하고 기혈을 잘 보한다. 藥膳수프의 원조라고도 할 수 있다. 통상적으로 生薑을 가해서 중독을 예방하고 위장기능을 촉진한다.

牡丹皮 (驅瘀血) → 溫經湯

체내에 장기간에 걸쳐 어혈이 있어서 전체적으로 虛寒證이 나타나는 경우에 쓰는 배합이다.

活血驅瘀血作用

+ 赤小豆
(排膿) → 赤豆當歸散

체내 얕은 부분의 어혈을 제거하는 때의 배합이다. 체표의 종기와 치질에 화농이 있
는 경우에 쓴다.

+ 鱉甲
(補血散瘀) → 升麻鱉甲湯, 升麻鱉甲湯去雄黃蜀椒

血熱에 의해 斑疹, 인후종통으로 농혈이 배출되는 것과 같은 병변, 요즘 말하는 온
병으로 血分에 속하는 병변에 쓴다.

安胎作用

+ 芍藥
(補血止痛) + 川芎
(活血) → 當歸散, 當歸芍藥散, 芎歸膠艾湯, 溫經湯

補血祛寒作用을 가장 增强시킨 배합으로, 《상한론》《금궤요략》에서 溫補補血作
用의 기본배합이 된다. 부인의 월경불순, 빈혈, 불임증 등에 자주 사용한다.

+ 芍藥
(補血) + 川芎
(活血) + 黃芩
(淸熱) + 白朮
(補益) → 當歸散

芍藥, 川芎의 배합에 黃芩과 白朮을 더한 것으로 安胎作用이 증강된다.

+ 芍藥
(補血) + 川芎
(活血) + 艾葉
(止血) + 阿膠
(止血) + 乾地黃
(止血)

→ 芎歸膠艾湯

芍藥, 川芎의 배합에 艾葉, 阿膠, 乾地黃을 더한 것이며, 출혈이 심한 경우에 쓴
다. 임신중의 출혈, 부정자궁출혈, 痔出血, 胃腸出血 등 각종 출혈에 쓴다.

配合處方: 烏梅丸, 溫經湯, 芎歸膠艾湯, 侯氏黑散, 升麻鱉甲湯, 升麻鱉甲湯去雄黃蜀椒,
薯蕷丸, 赤豆當歸散(적소두당귀산), 續命湯, 當歸散, 當歸四逆加吳茱萸生薑湯, 當歸四
逆湯, 當歸芍藥散, 當歸生薑羊肉湯, 當歸貝母苦參丸, 內補當歸建中湯(당귀건중탕), 奔
豚湯, 麻黃升麻湯. 이상 18처방.

芍藥 ⑱ᢚ 白芍藥 ⑱

기　　원	미나리아재비科 ①작약 *Paeonia lactiflora* Pallas의 뿌리. 중국에서는 ①은 白芍藥 및 赤芍藥의 기원식물이다. 또 기타 *P. veitchii* Lynch를 赤芍藥의 기원식물로 들고 있다.
異名·別名	白芍, 金芍藥, 眞芍, 赤芍, 赤芍藥, 山芍.
성　　분	안식향산, 가로탄닌 등.

인용문헌　**神農本草經:** 사기복통을 담당하고 血痺를 제거하며 堅積, 寒熱疝瘕를 깨뜨리고, 止痛하며 利小便하고 益氣한다.

重校藥徵: 結實하여 구련하는 것을 주치한다. 따라서 腹滿, 복통, 두통, 신체동통, 不仁을 치료하고 下痢, 번계, 血證, 癰膿을 겸치한다.

氣血水藥徵: 혈기가 급박하여 순환하지 못하는 것을 치료한다.

中藥學講義: 柔肝止痛, 養血斂陰, 平抑肝陽(白芍의 항에서 인용).

性　　味　苦酸, 凉.

현대의 효능주치　보혈하고 간기능을 조절하며 胃部의 긴장을 완화하고 止痛하며 수렴작용에 의해 止汗한다. 胸腹脇肋의 동통, 下痢에 의한 복통, 自汗, 盜汗, 음허발열, 월경불순, 부정자궁출혈, 대하를 치료한다.

《상한론》《금궤요략》의 운용법

◆效能主治◆

긴장완화작용에 의해 복통, 근육·관절통을 치료한다. 瀉下藥과 배합하여 사하작용을 하고 복통을 완화한다. 또 보혈하여 혈류를 촉진하고 생리불순, 생리통 등의 부인과계 기능개선을 도모한다.

①**緊張緩和作用**──사지 및 복부의 긴장완화를 도모하고, 사지의 근육통·경련 및 복통을 치료하며 통변작용을 한다. 더불어 강장작용을 한다.

②**排膿鎭痛作用**──排膿止痛한다.

③**補血鎭痛作用**──보혈해서 혈류를 촉진하고, 어혈을 제거하며 부인과계의 활동을 조절하여 생리불순·대하·생리통을 치료한다.

◆대표적인 배합응용과 처방◆

작
약

緊張緩和作用

+ **桂枝**
(治腹痛虛勞)
→ **桂枝加芍藥湯, 小建中湯**

복통과 허로를 치료한다. 芍藥의 배합비율을 높이면 하초의 양기를 보하고 강장작용·통변작용을 한다.

+ **甘草**
(緊張緩和)
→ **芍藥甘草湯**

긴장을 완화하고, 내장통, 근육통을 치료한다. 다만 습사와 水滯를 동반하는 경우에는 쓰지 않는다. *甘草의 항 참조

+ **大黃**
(瀉下)
→ **桂枝加大黃湯**

사하작용을 완화하고 大黃 단독으로 쓸 때 동반하기 쉬운 복통을 부드럽게 한다.

排膿鎭痛作用

+ **枳實**
(排膿)
→ **枳實芍藥散, 排膿散**

배농하고 화농성 질환을 치료한다. 또, 복통을 치료한다.

補血鎭痛作用

+ **當歸**
(補血)
→ **當歸芍藥散, 當歸散, 芎歸膠艾湯, 溫經湯**

보혈해서 혈류를 촉진하고 몸을 따뜻하게 하며 부인과계의 기능개선을 도모하며 생리통, 생리불순, 불임증, 냉증을 치료하며 겸하여 安胎作用을 한다.

配合處方: 烏頭桂枝湯, 烏頭湯, 溫經湯, 黃芪桂枝五物湯, 黃芪建中湯, 黃芪芍藥桂枝苦酒湯, 黃芩加半夏生薑湯, 黃芩湯, 王不留行散, 黃連阿膠湯, 葛根加半夏湯, 葛根湯, 栝樓桂枝湯, 甘遂半夏湯, 枳實芍藥散, 芎歸膠艾湯, 桂枝加黃芪湯, 桂枝加葛根湯, 桂枝加桂湯, 桂枝加厚朴杏子湯, 桂枝加芍藥生薑各一兩人蔘三兩新加湯, 桂枝加芍藥湯, 桂枝加大黃湯(계지가작약대황탕), 桂枝加附子湯, 桂枝加龍骨牡蠣湯, 桂枝去桂加茯苓白朮湯, 桂枝芍藥知母湯(계작지모탕), 桂枝湯, 桂枝二越婢一湯, 桂枝二麻黃一湯, 桂枝茯苓丸, 桂枝麻黃各半湯(계마각반탕), 柴胡桂枝湯, 四逆散, 芍藥甘草湯, 芍藥甘草附子湯, 小建中湯, 小靑龍加石膏湯, 小靑龍湯, 薯蕷丸, 眞武湯, 大黃䗪蟲丸, 大柴胡湯, 當歸散, 當歸四逆加吳茱萸生薑湯, 當歸四逆湯, 當歸芍藥散, 土瓜根散, 內補當歸建中湯(당귀건중탕), 排膿散, 附子湯, 鱉甲煎丸, 奔豚湯, 麻黃升麻湯, 麻子仁丸. 이상 55처방.

◆비고◆

1) 《상한론》《금궤요략》에 芍藥은 통상 '芍藥'이라고만 기재되었고, 赤芍藥은 등장하지 않는다. 白芍藥도 芍藥甘草湯 1처방에만 등장할 뿐이다. 또, 이 白芍藥의 기재는 아래에서 서술하는 것처럼 후인이 잘못 썼을 가능성이 높다고 생각된다. 중국의 赤芍藥과 白芍藥은 아마도 뿌리의 색깔로 적백으로 구별한 것이라 생각된다. 이 구분이 처음 나타나는 것은 500년경으로 《신농본초경집주》에 그 기재가 보이고, 약효의 차이도 약간 언급하고 있다. 역대 본초서를 검토해보면 宋代에는 적백의 구별이 제법 확실해졌다고 생각된다.

2) 현재 중국에서는 白芍藥과 赤芍藥을 명확하게 구별하고, 둘 다 내장통 · 부인과계 질환에 쓰고 있는데, 위장계 질환 및 自汗이 있는 것에는 白芍藥을, 어혈배설의 효과를 기대할 때에는 赤芍藥을 많이 사용하고 있다.

地黃 生地黃傷金 乾地黃金
(지황) (생지황) (건지황)

기 원 현삼科 ①지황 *Rehmannia glutinosa* Liboschitz var. *purpurea* Makino 또는 ②*R. glutinosa* Liboschitz의 뿌리. 중국에서는 ②가 기원식물이다. 또 신선한 것을 生地黃(중국에서는 鮮地黃), 건조한 것을 乾地黃이라고 한다.

異名 · 別名 鮮地黃, 地髓, 原生地, 乾生地, 芐, 芑, 生地黃汁.

성 분 iridoid 배당체(catalpol), 요논 배당체, 등.

인용문헌 **神農本草經:** 折跌絕筋, 傷中을 담당하고 血痺를 쫓으며 골수를 충실하게 하고 기육을 長하게 하며 湯으로 하면 한열적취를 제거하고 除痺한다. 신선한 것이 좋다(乾地黃 항에서 인용).

重校藥徵: 血證 및 水病을 주치한다.

氣血水藥徵: 血脫을 치료한다.

中藥學講義: 鮮地黃은 淸熱, 凉血生津, 乾地黃은 대체로 비슷하며 滋陰하는 데 더 우수하다(鮮地黃 항에서 인용).

性 味 甘苦, 凉.

현대의 효능주치 진액과 혈을 자양하고 淸熱한다. 음허발열, 당뇨병, 토혈, 비출혈, 부정자궁출혈, 월경불순, 임신중의 胎動不安, 건조성 변비를 치료한다.

附 記 소화작용을 억제하는 결점이 있어서 胃腸을 보호하기 위해서는 이따금 인삼이 배합되는 방제와 병용한다.

《상한론》《금궤요략》의 운용법

◆效能主治◆

보혈하여 血熱, 허로, 번열을 치료하고, 정신안정을 도모하며, 지혈작용에 의해 하혈을 그친다. 더불어 利水止渴作用을 한다. 生地黃은 특히 治血熱·生津作用에 우수하다.

①補血止血作用──보혈하고 지혈한다. 다른 지혈약과 배합하면 지혈작용이 한층 증강된다.

②清熱滋潤作用──진액과 혈을 잘 자양하고 清熱하고 건조성 해수를 그친다. 주로 진액부족한 체질에 쓴다. 이 작용은 生地黃이 乾地黃보다 강하다.

③治血除煩作用──다른 清熱藥과 배합해서 血熱에 의한 번열을 치료한다. 이러한 효과를 이용하여 血熱에 의한 피부소양증을 치료할 수 있다.

④補虛作用──다른 자양강장약과 배합해서 血虛를 치료한다.

⑤利水止瀉作用──다른 利水藥과 배합하여 利水作用을 한다.

◆대표적인 배합응용과 처방◆

지황	+ 阿膠 (止血) → 炙甘草湯*, 黃土湯**, 芎歸膠艾湯**, 薯蕷丸**	補血止血作用

출혈성 질환에 쓰는 기본배합이다. 보혈지혈작용이 있어 부인과계의 출혈에 종종 사용한다.　　　　　　　*는 生地黃, **는 乾地黃을 쓰는 處方(以下 同一)

清熱滋潤作用

+ 百合 (生津精神安定) → 白蛤地黃湯*

진액을 보하면서 清熱하고 번조, 허번에 의한 불면을 치료한다. 또 정신안정을 도모한다.

治血熱除煩作用

+ 苦蔘 (清熱) → 三物黃芩湯**

수족의 번열 외에도 염증성 피부염, 피부소양증에 쓴다.

+ 牡丹皮 (治血熱) → 八味腎氣丸**

血熱을 잘 치료한다. 번열을 없애고 피부소양을 치료하며 각종 출혈을 치료한다.

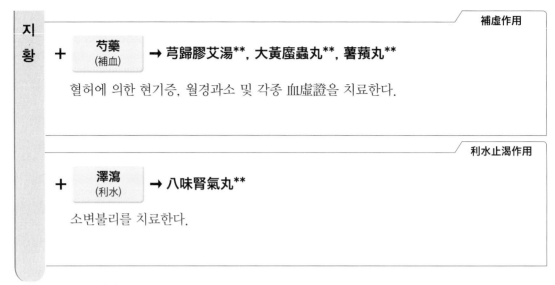

補虚作用

芍藥
(補血)
→ 芎歸膠艾湯**, 大黃䗪蟲丸**, 薯蕷丸**

혈허에 의한 현기증, 월경과소 및 각종 血虛證을 치료한다.

利水止渴作用

澤瀉
(利水)
→ 八味腎氣丸**

소변불리를 치료한다.

配合處方:
- 生地黃으로 처방하는 것/ 炙甘草湯, 百合地黃湯, 防己地黃湯. 이상 3처방.
- 乾地黃으로 처방하는 것/ 黃土湯, 芎歸膠艾湯, 三物黃芩湯, 薯蕷丸, 大黃䗪蟲丸, 八味腎氣丸(八味地黃丸). 이상 6처방.

◆비고◆

1) 《상한론》《금궤요략》에서는 乾地黃과 生地黃이 쓰이고, 熟地黃은 존재하지 않는다. 熟地黃은 송나라의 《본초도경》에 처음 나온다. 그 당시, 虛證이 심하면 몸을 차게 하지 않도록 쪄서 말린 熟地黃을 사용했다.

2) 현대의 중약학에서는 生地黃(鮮地黃)과 乾地黃은 동일하게 淸熱凉血藥으로 분류하지만, 熟地黃은 補血藥으로 분류하고 生地黃(鮮地黃) · 乾地黃과는 명확하게 나누고 있다.

Ⅱ 止血藥지혈약

痔出血, 하혈, 월경출혈과다, 비출혈, 위궤양 · 십이지장궤양에 의한 출혈, 타박상에 의한 출혈 등 각종 출혈성 질환에 쓰이고, 출혈을 그치게 하여 증상의 개선을 도모하는 약물이다. 대표방제로는 芎歸膠艾湯, 白頭翁加甘草阿膠湯, 栢葉湯(백엽탕), 黃土湯, 赤豆當歸散(적소두당귀산), 桃花湯, 王不留行散 등이 있다. 지혈약으로는 艾葉, 伏龍肝, 側柏葉, 王不留行, 桑白皮, 蒴藋細葉, 馬通汁 등이 있다.

艾葉金 艾金
애 엽 애

기　원 국화科 사자발쑥 *Artemisia princeps* Pampanini 또는 산쑥 *A. montana* Pampanini의 잎과 가지의 끝부분. 중국에서는 사자발쑥과 근연식물인 황해쑥 *A. argyi* Levl. et Vant.가 기원식물이다.

異名·別名 艾叶, 醫草, 灸草, 家艾.

성　분 tannin류, 精油(cineole) 등.

인용문헌 **名醫別錄:** 모든 병에 뜸을 뜰 때에 사용한다. 下痢, 토혈, 下部蟹瘡, 여성의 漏血을 그치고, 利陰氣하며, 生肌肉하고, 風寒을 없애며, 불임증에 이것을 달여서 복용한다.

藥能方法辨: 純陽의 성질이 끊어지려고 하는 때에 원양을 회복시키고 理氣血, 逐寒濕, 暖子宮하며 諸血을 그치고 溫中開鬱, 調經安胎하며 吐衄崩帶, 복통, 冷痢, 곽란전근을 치료하고 殺蚘治癬한다. 이것으로 뜸을 뜨면 기혈을 소통시켜서 온갖 질병을 치료한다. 그러나 血熱邪熱이 있는 경우에는 금하여야 한다. 이것을 일반인들이 잘 알아야 한다.

中藥學講義: 散寒除濕, 溫經止血(艾葉 항에서 인용).

성　미 苦辛, 溫.

현대의 효능주치 기혈의 흐름을 조절하고 寒濕을 제거하며 혈행을 촉진하고 止血安胎한다. 복부의 냉증에 의한 통증, 下痢에 의한 근육의 경련, 만성 下痢, 토혈, 비출혈, 하혈, 빈혈, 월경불순, 부정자궁출혈, 대하, 유산 우려가 있을 때, 종기, 疥癬을 치료한다. 외용할 때는 입욕제로 사용하여 혈행을 촉진하고 냉증을 제거한다.

《상한론》《금궤요략》의 운용법

◆效能主治◆
虛寒性의 출혈성 질환(자궁출혈 · 혈변 · 혈뇨 · 토혈)에 쓰고 지혈하며 身冷血虛를 치료하고 유산을 예방한다.

◆대표적인 배합응용과 처방◆

애엽	+	側柏葉 (止血)	→ 栢葉湯(柏葉湯)	止血作用

다른 지혈약과 함께 배합하여 虛寒性의 출혈성 질환(자궁출혈 · 혈변 · 혈뇨 · 토혈)에 쓰고 지혈한다.

애 엽	+	阿膠 (止血補血虛)	→ 芎歸膠艾湯

출혈로 인한 血虛에 지혈해서 몸을 따뜻하게 하고 血虛를 보한다. 또 유산 예방에도 쓴다.

配合處方: 芎歸膠艾湯, 栢葉湯(柏葉湯). 이상 2처방.

◆비고◆

《상한론》《금궤요략》에는 외용방으로 灸法이 등장하지만 뜸에 사용하는 약쑥은 艾葉의 섬모를 모은 것이다. 灸法의 기원은 옛날 《맹자》에 일찍이 등장하고 있다. 본초서에 처음으로 나온 것은 《명의별록》에서이다.

伏龍肝 竈中黃土 金
<small>복 룡 간 　조 중 황 토</small>

기　　원 중국의 황토로 만들어지고 다년간 사용한 부엌의 바닥의 불에 그을린 흙.

異名·別名 竈內黃土, 竈中土, 釜下土, 竈心黃土, 黃土.

성　　분 황토지대의 부뚜막의 불에 그을린 흙: SiO_3, Fe_2O_3, MgO, 알칼리, 알칼리 흙류. 熱灼七輪의 파편(일본산으로 伏龍肝의 대용품): SiO_3, MgO, CaO, Na_2O, K_2O, SiO_3, Cl, Fe_2O_3, Al_2O_3.

인용문헌 **名醫別錄:** 婦人崩中, 토혈을 담당하고 해역을 그치며 지혈하고 癰腫毒氣를 없앤다.

藥能方法辨: 調中祛濕하며 消腫하고 해역, 반위, 吐衄崩帶, 요혈, 遺精, 腸風, 癰腫을 치료한다.

性　　味 辛, 溫.

**현대의
효능주치** 위장을 따뜻하게 하고 제습하며 止嘔하고 지혈한다. 구토, 반위, 복통, 하리, 토혈, 비출혈, 혈변, 혈뇨, 姙娠惡阻, 부정자궁출혈, 대하, 화농성 종기가 궤파된 것을 치료한다.

《상한론》《금궤요략》의 운용법

◆效能主治◆

脾胃를 따뜻하게 하고 지혈힌다.

◆대표적인 배합응용과 처방◆

止血作用

| 복룡간 | + | 阿膠 (止血) → 黃土湯 |

지혈작용을 증강하는 배합이다. 하혈과 토혈, 부정자궁출혈을 치료한다.

配合處方: 黃土湯. 이상 1처방.

側柏葉　栢葉 金

기　　원 측백나무科 측백 *Thuja orientalis*(*Biota orientalis*)의 잎. 중국에서는 *Platy-cladus* orientalis (L.) Franco 의 枝梢 및 잎이 기원이다.

異名·別名 柏葉, 叢柏葉.

성　　분 精油, 로우(유니페린산), 사비닌산, tannin, flavonoid 등.

인용문헌 **名醫別錄:** 토혈, 衄血, 痢血, 崩中赤白을 담당하고 경신익기한다. 더위와 주위에 잘 견디게 하고, 濕痺를 제거하며, 배고픔을 그치게 한다(柏實 항의 柏葉 부분에서 인용).

藥能方法辨: 淸血하는 효능이 뛰어나고 보혈의 要藥이 되며 吐衄崩利의 일체의 혈증을 그치고 冷風, 濕痺歷節風痛을 없애며 生肌殺蟲하고, 炙하여 동창을 가라앉히며, 즙은 머리털을 검게 한다(栢葉 항에서 인용).

中藥學講義: 凉血, 지혈(側柏葉 항에서 인용).

性　　味 苦澁, 寒.

현대의 효능주치 凉血, 지혈, 거풍습작용을 한다. 종기의 소염을 도모한다. 토혈, 비출혈, 혈뇨, 血便下痢, 腸風, 부정자궁출혈, 류머티즘성 痺痛, 세균성 下痢, 고혈압, 해수, 丹毒, 이하선염, 화상을 치료한다.

《상한론》《금궤요략》의 운용법

◆效能主治◆

지혈작용을 한다.

◆대표적인 배합응용과 처방◆

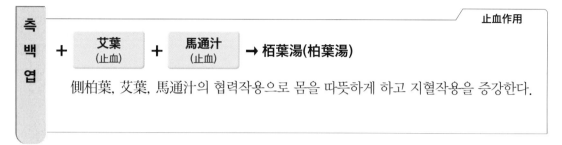

止血作用

側柏葉, 艾葉, 馬通汁의 협력작용으로 몸을 따뜻하게 하고 지혈작용을 증강한다.

配合處方: 栢葉湯(柏葉湯). 이상 1처방.

王不留行 ⓕ
왕 불 류 행

| 기 원 | 석죽과 맥람채 *Vaccaria segetalis*(*V. pyramidata*)의 성숙한 종자. |
| | |

異名·別名 不留行, 王不流行, 禁宮花, 金盞銀臺.

성 분 전분, triterpenoid saponin, alkaloid, flavonoid, steroid 등.

인용문헌 **神農本草經:** 금창을 담당하고 지혈하며 逐痛하고 가시를 빼내며 風痺內寒을 없앤다.

藥能方法辨: 능히 금창의 亡血을 치료하고 止血逐痛, 利小便하며 대나무나 나무의 가시를 빼내고, 실수로 鐵石을 삼킨 것을 치료하고, 瘀毒을 없애며 혈맥을 통하게 한다.

中藥學講義: 行血調經, 下乳消腫.

性 味 苦, 平.

현대의 효능주치 行血·통경작용, 최유작용을 하고, 종기가 부은 것을 치료한다. 무월경, 乳汁분비곤란, 난산, 혈뇨, 淋瀝, 화농성 종기, 금창출혈을 치료한다.

《상한론》《금궤요략》의 운용법

◆效能主治◆

태워서 재로 만든 것을 내복하거나 혹은 외용하여 칼에 의한 외상과 화농성 종기에 쓴다. 또 내복해서 산후의 출혈을 치료한다.

참고: 《금궤요략》에는 王不留行의 催乳消腫作用과 活血通經作用에 대한 사용례는 없다.

◆대표적인 배합응용과 처방◆

止血治金瘡作用

왕
불
류
행

$+$ 桑白皮(灰)
(止血)
$+$ 蒴藋細葉(灰) → 王不留行散

지혈작용이 있고, 칼에 의한 외상 등에 쓴다. 외용, 내복에 모두 쓴다.

配合處方: 王不留行散. 이상 1처방.

상 백 피　　상·동·남·근
桑白皮　桑東南根 金

기　　원	뽕나무科 뽕나무 *Morus alba* Linne의 근피.
異名·別名	桑東南根白皮, 桑根白皮, 桑根皮, 桑皮, 白桑皮.
성　　분	morusin, kuwanon A~H, triterpenoid 등.

인용문헌 　**神農本草經:** 중초를 상하거나 五勞六極에 의해 利水, 崩中, 脈絶하는 것을 담
당하고, 보허익기한나(桑白皮 항에서 인용).

藥能方法辨: 능히 대소변을 통리하고 어혈을 흩으며 下氣行水하고 消痰止嗽
하며 肺熱, 喘滿, 唾血, 熱渴, 수종, 臚脹을 치료한다.

中藥學講義: 瀉肺平喘, 行水消腫.

性　　味　甘, 寒.

**현대의
효능주치**　폐의 염증을 가라앉혀 천해를 치료하고, 水滯·수종을 제거한다. 폐의 염증으
로 의한 천해, 토혈, 수종, 각기, 소변불리를 치료한다.

《상한론》《금궤요략》의 운용법

◆效能主治◆

태워서 재로 만든 것을 내복 또는 외용하여 칼에 의한 외상과 화농성 종기를 치료한다. 또
내복해서 산후의 출혈을 치료한다.

참고: 《금궤요략》에는 진해작용을 이용한 사용법은 없다.

◆대표적인 배합응용과 처방◆

止血作用

상백피(灰) + 蒴藋細葉(灰) (止血) + 王不留行(灰) (止血) → 王不留行散

지혈작용이 있고, 칼에 의한 외상 등에 쓴다. 외용, 내복에 모두 쓴다.

配合處方: 王不留行散. 이상 1처방.

삭조세엽
蒴藋細葉 金 *비고참조

기   원 인동科 접골초 *Sambucus chinensis*의 잎.

異名·別名 蒴藋, 陸英, 接骨草.

성   분 우루솔산, 초산칼륨, β-sitosterol 등.

인용문헌 **神農本草經:** 骨間의 諸痺, 사지구련, 疼酸, 膝寒痛, 음위, 短氣不足, 脚腫을 담당한다(陸英 항에서 인용).

名醫別錄: 風瘙癮疹, 身痒, 濕痺를 담당한다(蒴藋 항에서 인용).

藥能方法辨: 능히 骨折의 諸痺, 四肢拘攣疼酸, 膝脛寒痛, 脚腫을 치료한다. 입욕시에 쓰면 風瘙, 皮肌惡痒, 癮疹濕痺를 치료한다(蒴藋 항에서 인용).

性   味 甘酸, 溫.

현대의 효능주치 祛風濕作用, 活血驅瘀血作用을 한다. 류머티즘성 동통, 腎炎에 의한 수종, 각기에 의한 부종, 이질, 황달, 만성 기관지염, 감기에 의한 피부발진과 가려움증, 단독, 종기, 타박상을 치료한다.

《상한론》《금궤요략》의 운용법

◆效能主治◆

태워서 재로 만든 것을 내복 또는 외용하여 칼에 의한 외상과 화농성 종기를 치료한다. 또 내복해서 산후의 출혈을 치료한다.

◆대표적인 배합응용과 처방◆

삭조세엽(灰)				止血作用
+	桑白皮(灰) (止血)	+	王不留行(灰) (止血)	→ 王不留行散

지혈작용이 있고, 칼에 의한 외상 등에 쓴다. 외용, 내복에 모두 쓴다.

配合處方: 王不留行散. 이상 1처방.

◆비고◆

蒴藋와 陸英에 대하여 唐代의 《약성론》과 《신수본초》는 이것들을 같은 것으로 보았지만 후대에 異論이 나왔다. 현재 陸英은 蒴藋의 꽃이라고 여겨지지만 이 설은 宋代의 《본초도경》에 처음 나타난다.

馬通汁 마 통 즙 ㊎

기　　원	말의 糞便을 짜서 나온 액체를 말한다.
異名·別名	馬通, 白馬通.
성　　분	미상.
인용문헌	**名醫別錄:** 婦人崩中을 담당하고 止渴하며 토하혈, 鼻衄, 금창을 담당하고 지혈한다(白馬莖 항의 屎 부분에서 인용).
性　　味	微溫.
현대의 효능주치	미상.

《상한론》《금궤요략》의 운용법

◆效能主治◆

血熱을 진정시키고 지혈한다.

◆대표적인 배합응용과 처방◆

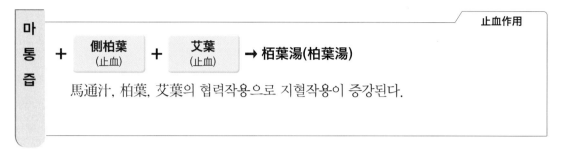

止血作用

마통즙 + 側柏葉(止血) + 艾葉(止血) → 栢葉湯(柏葉湯)

馬通汁, 柏葉, 艾葉의 협력작용으로 지혈작용이 증강된다.

配合處方: 栢葉湯(柏葉湯). 이상 1처방.

III 活血驅瘀血藥활혈구어혈약

체내의 비생리적인 혈액이 울체해서 어혈이 되고 이것이 원인이 되어 일어나는 제증상을 치료하는 약물이다. 어혈에 의해 일어나는 병증으로는 월경통, 월경불순, 월경폐지, 불임증, 냉증, 정신불안, 히스테리, 비출혈, 견통, 두통, 현기증, 고혈압, 타박에 의한 내출혈, 여드름(뾰루지), 치질 등이 있다. 이러한 부인과계의 병증 그 자체는 보혈약의 적응증과 비슷하지만 원인은 정반대이다. 더욱이 이렇게 驅瘀血作用이 강한 것을 破血藥이라고 한다. 驅瘀血作用이 있는 대표적인 처방에는 桂枝茯苓丸, 桃核承氣湯, 下瘀血湯, 大黃牡丹湯(대황목단피탕), 溫經湯, 旋覆花湯, 土瓜根散, 大黃甘遂湯 등이 있고, 破血作用이 있는 대표적인 처방에는 抵當湯, 抵當丸, 大黃䗪蟲丸 등이 있다. 驅瘀血藥으로는 牡丹皮, 桃仁, 川芎, 乾漆, 土瓜根, 紅花, 紫葳 등이 있고, 破血藥으로는 蝱蟲, 水蛭, 䗪蟲, 蠐螬, 鼠婦, 蟅蟘 등 동물성 약재가 있다.

牡丹皮 목단피 金 牡丹 목단 金

| 기　　원 | 목단科 목단 Paeonia suffruticosa Andrews(Paeonia moutan Sims)의 근피. |

異名·別名 丹皮, 牡丹根皮, 牡丹, 丹根.

성　　분 Phenol류(Paeonol, paeonoside), monoterpenoid 배당체(paeoniflorin, oxy-paeoniflorin), tannin 등.

인용문헌 神農本草經: 한열, 中風瘈瘲, 痙, 경간사기를 담당한다. 癥堅瘀血이 腸胃에 있는 것을 제거하고 오장을 편안하게 하며 癰瘡을 치료한다(牡丹 항에서 인용).

氣血水藥徵: 少腹에 혈이 응결한 것을 치료한다.

中藥學講義: 淸熱凉血, 活血行瘀.

性・味 辛苦, 涼.

현대의 효능주치 淸熱하여 血熱을 진정시키고, 어혈을 제거하여 월경을 조절한다. 溫病으로 열이 혈분에 들어간 제증상(발반, 경련성 발작, 토혈, 비출혈, 혈변, 骨蒸勞熱), 월경불순, 복부의 경결, 충수염 등의 화농성 질환, 타박상을 치료한다.

《상한론》《금궤요략》의 운용법

◆效能主治◆

淸熱하여 어혈을 제거하고, 혈열·번열을 치료한다. 어혈에 동반하는 복통·월경통·월경불순·두통을 치료한다. 또 화농성 종기를 치료한다.

①**驅瘀血作用**——驅瘀血作用이 우수하고 특히 여성의 어혈 및 어혈로부터 파생한 복통, 폐경, 월경불순, 뾰루지 등의 치료에 쓴다. 驅瘀血作用이 있는 桃仁, 大黃, 芍藥, 桂枝 등과 배합하는 것이 많다.

②**治血熱作用**——어혈 및 血熱에 의한 염증과 번열을 제거한다. 大黃 및 乾地黃과 배합한다.

◆대표적인 배합응용과 처방◆

驅瘀血作用

목단피

+ **桃仁** (驅瘀血) → **桂枝茯苓丸, 大黃牡丹湯**

驅瘀血藥의 조합으로는 가장 대표적인 배합이고, 월경통과 월경불순, 화농성 종기를 치료한다.

+ **芍藥** (行血緊張緩和) → **桂枝茯苓丸, 溫經湯**

침체한 어혈을 움직이게 하고 驅瘀血作用을 증강시키며 아울러 복통, 월경통 등의 진통을 도모한다.

+ **桂枝** (回陽止痛) → **桂枝茯苓丸, 八味腎氣丸, 溫經湯**

냉증과 어혈이 동시에 존재하는 경우에 回陽시켜서 血行을 촉진하여 驅瘀血作用을 돕는다. 또 냉증이 상충하는 것을 제거하고 진통을 도모한다.

+ **桂枝** (回陽止痛) + **芍藥** (行血緊張緩和) → **桂枝茯苓丸**

어혈에 동반하는 복통, 두통 등을 치료한다.

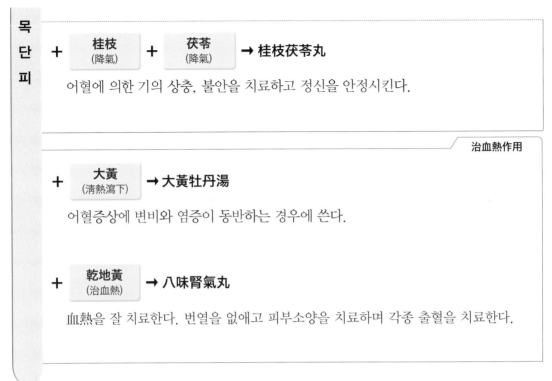

목
단
피

桂枝
(降氣)
＋
茯苓
(降氣)
→ **桂枝茯苓丸**

어혈에 의한 기의 상충, 불안을 치료하고 정신을 안정시킨다.

治血熱作用

＋
大黃
(淸熱瀉下)
→ **大黃牡丹湯**

어혈증상에 변비와 염증이 동반하는 경우에 쓴다.

＋
乾地黃
(治血熱)
→ **八味腎氣丸**

血熱을 잘 치료한다. 번열을 없애고 피부소양을 치료하며 각종 출혈을 치료한다.

配合處方: 溫經湯, 桂枝茯苓丸, 大黃牡丹湯(大黃牡丹皮湯), 八味腎氣丸(八味地黃丸), 鱉甲煎丸. 이상 5처방.

桃仁 ^{도 인} 傷金

기　원 　국화科 복사[桃] *Prunus persica* Batsch 또는 *P. persica* Batsch var. *david-iana* Maximowicz의 종자.

異名·別名 　桃核仁, 桃核人.

성　분 　청산배당체(Amygdalin), 지방유 등.

인용문헌 　**神農本草經:** 어혈, 血閉瘕, 사기를 담당하고 小蟲을 죽인다(桃核仁의 항에서 인용).

　　　　　　藥徵續編: 어혈, 少腹滿痛을 주치하며, 따라서 腸癰 및 부인의 경수불리를 겸치한다.

　　　　　　中藥學講義: 破血祛瘀, 潤燥滑腸.

性　味 　苦甘, 平.

현대의 효능주치 　어혈을 제거하고 行血을 촉진하며 장의 진액을 더해주고 통변을 부드럽게 하며, 무월경, 癥瘕, 어혈에 의한 발열 · 종통, 관절 류머티즘통, 말라리아, 타박상, 건조성 변비를 치료한다.

《상한론》《금궤요략》의 운용법

◆效能主治◆

驅瘀血作用이 강하여 완고하고 오래된 어혈을 제거하고 소복급결을 치료하며 어혈에 의한 염증을 가라앉히고 정신착란을 치료하며, 더불어 월경불순을 치료하고 또 緩下作用을 한다.

①**驅瘀血作用**──驅瘀血作用이 강하여 월경불순을 개선시키며 어혈성 충혈 및 염증을 치료한다.

②**緩下作用**──桃仁의 기름 성분은 杏仁과 비슷한 緩下作用을 한다. 大黃과 冬瓜子 등 다른 사하약과 배합하여 사하작용을 증강시킨다.

◆대표적인 배합응용과 처방◆

도인

驅瘀血作用

+ 䗪蟲(破血) **+** 水蛭(破血) **→ 抵當丸, 抵當湯, 大黃䗪蟲丸**

䗪蟲, 水蛭의 배합에 의해 강력한 驅瘀血作用을 하고, 식물성 驅瘀血藥만으로는 치료하기 어려운 완고하고 오래된 변비를 없앤다.

+ 䗪蟲(破血) **→ 下瘀血湯, 大黃䗪蟲丸, 鱉甲煎丸**

䗪蟲의 驅瘀血作用은 䗪蟲, 水蛭과 거의 비슷하지만 작용은 약간 온화하다.

+ 牡丹皮(驅瘀血) **→ 桂枝茯苓丸, 大黃牧丹湯**

식물성 驅瘀血劑의 기본배합이다.

瀉下作用

+ 大黃(瀉下) **→ 下瘀血湯, 抵當湯, 桃核承氣湯, 大黃牡丹湯, 大黃䗪蟲丸**

사하작용이 필요한 경우의 驅瘀血劑의 기본배합으로 사하작용을 증강시킬 뿐 아니라 大黃의 驅瘀血作用을 합하여 驅瘀血作用이 한층 더 증강된다.

도인 + 冬瓜子 (緩下排膿) → 大黃牡丹皮湯

冬瓜子의 거담, 배농, 利濕作用 및 緩下作用에 의해 驅瘀血排膿作用과 동시에 緩下作用이 증강된다.

配合處方: 葦莖湯, 桂枝茯苓丸, 下瘀血湯, 大黃䗪蟲丸, 大黃牡丹湯(大黃牡丹皮湯), 抵當丸, 抵當湯, 桃核承氣湯, 鱉甲煎丸. 이상 9처방.

川芎 芎藭 金

기원 산형과 천궁 *Cnidium officinale* Makino의 根莖을 일반적으로 물에 약간 데친 것. 중국에서는 *Ligusticm chuanxiong* Hort.가 기원식물이다.

異名·別名 胡藭.

성분 精油

인용문헌 **神農本草經:** 중풍이 뇌에 들어가서 오는 두통, 寒痺, 筋攣緩急, 금창, 부인혈폐, 無子를 담당한다.

氣血水藥徵: 血氣上攻하는 것을 치료한다.

藥能方法辨: 이는 곧 血中의 氣藥으로 능히 助陽氣, 開血鬱, 潤血燥, 和血虛하고 頭目으로 상행하고 血海로 하행하며 祛風散瘀, 調經止痛하고 濕氣在頭, 혈허두통, 복통, 脇風, 氣鬱, 혈울, 습사, 血痢, 寒痺, 筋攣, 心下毒痛, 癰疽, 瘡瘍, 目疾, 남녀의 일체 血症, 일체의 癥瘕을 치료하고 능히 破宿血, 生新血하니 이 방법을 잘 알아야 한다.

中藥學講義: 活血行氣, 祛風止痛(川芎 항에서 인용).

성미 辛, 溫.

현대의 효능주치 울체한 기를 행하게 하며, 풍사 · 습사를 제거한다. 活血止痛한다. 풍한에 의한 두통 · 현기증, 脇腹疼痛, 한사에 의한 근마비, 무월경, 난산, 산후 惡露不下, 화농성 종기를 치료한다.

《상한론》《금궤요략》의 운용법

◆**效能主治**◆

울체한 기를 행하게 하며 어혈을 제거하고 몸을 따뜻하게 하며, 월경불순을 치료하고 安胎 시키며, 또 풍습을 제거하고 관절염과 신경통 등의 통증을 치료한다.

①**溫補活血行氣作用**——울체한 기혈을 행하게 하고 몸을 따뜻하게 하며 생리불순, 생리통, 난산, 불임증, 두통, 냉증 등을 치료한다.

②**活血驅風止痛作用**——麻黃, 桂枝 등의 發汗藥과 배합하면 풍습을 제거하고 관절염과 신경 통의 통증을 그치게 한다.

◆**대표적인 배합응용과 처방**◆

천궁

溫補活血行氣作用

+ **當歸**
(溫補補血)
+ **芍藥**
(活血補血)
→ **當歸芍藥散, 芎歸膠艾湯, 奔豚湯, 溫經湯**

몸을 따뜻하게 하고 기혈을 행하게 하며 보혈한다.

+ **白朮**
(安胎)
→ **當歸散, 當歸芍藥散, 白朮散**

補血安胎作用이 있다. 여기에 當歸와 芍藥을 가미하면 當歸散과 當歸芍藥散 의 기본배합이 되고, 溫補藥인 蜀椒를 가하면 白朮散의 기본배합이 된다. 각각 安胎藥의 대표처방이다.

+ **酸棗仁**
(精神安定)
→ **酸棗湯**

과로와 허핍 등으로 혈류가 정체하여 신경이 과민해져서 불면증이 된 것을 치료한 다.

活血驅風止痛作用

+ **麻黃**
(發汗止痛)
→ **續命湯**

活血行氣作用과 발한작용의 배합에 의해 혈류개선, 발한, 거습작용을 강화하고 관 절염과 신경통에 진통작용을 발휘한다. 桂枝를 가하면 효과가 더욱 증강된다.

配合處方: 溫經湯, 芎歸膠艾湯, 侯氏黑散, 酸棗湯(酸棗仁湯), 薯蕷丸, 續命湯, 當歸散, 當歸芍藥散, 白朮散, 奔豚湯. 이상 10처방.

◆비고◆

川芎의 명칭은 본래《신농본초경》과《금궤요략》에 기재되어 있는 芎藭인데, 四川省에서 생산된 것이 유명하여서 川芎이라는 명칭이 일반화되었다.

乾漆 _{건 칠} ㊎

| 기 원 | 옻나무科 옻나무 *Rhus verniciflua*의 수피에 상처를 내어 삼출되는 漆汁을 모은 생칠을 건조하고 딱딱한 덩어리가 되도록 굳힌 것. |

異名·別名 漆渣, 漆底, 漆脚.

성 분 페놀화합물 urushiol, 고무질.

인용문헌 **神農本草經:** 상처를 없애고 중초를 보하며 근골을 이어주고 髓腦를 건실하게 하며 오장, 五緩, 六急, 風寒濕痺를 편안하게 하는 것을 담당한다.

名醫別錄: 해수를 치료하고, 어혈, 痞結, 요통, 疝瘕를 없애며, 利小腸하고 회충을 제거한다.

藥能方法辨: 능히 行血하고 살충하며 오래되어 견결된 적체를 제거하며 오래되어 뭉친 어혈을 깨뜨린다. 傳尸, 勞瘵, 疝瘕, 회충을 치료한다.

中藥學講義: 祛瘀破癥, 通經殺蟲한다(乾漆 항에서 인용).

性 味 辛, 溫.

현대의 효능주치 驅瘀血한다. 적취를 제거하고 기생충을 죽인다. 월경폐지, 癥瘕, 어혈, 기생충에 의한 복부의 경결을 치료한다.

《상한론》《금궤요략》의 운용법

◆效能主治◆

어혈을 제거하고, 여자의 疝瘕를 치료한다.

◆대표적인 배합응용과 처방◆

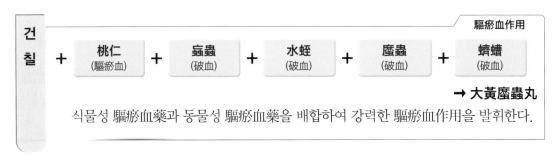

| 건칠 | + | 桃仁
(驅瘀血) | + | 䗪蟲
(破血) | + | 水蛭
(破血) | + | 蝱蟲
(破血) | + | 蠐螬
(破血) | 驅瘀血作用 |

→ 大黃䗪蟲丸

식물성 驅瘀血藥과 동물성 驅瘀血藥을 배합하여 강력한 驅瘀血作用을 발휘한다.

配合處方: 大黃䗪蟲丸. 이상 1처방.

土瓜根 傷金
토 과 근

기　　원 박科 쥐참외 *Trichosanthes cucumeroides*의 뿌리.

異名·別名 王瓜, 王瓜根, 土瓜粉, 堵拉, 山苦瓜.

성　　분 전분, arginine.

인용문헌 **神農本草經:** 소갈, 內痺, 어혈, 월폐, 한열, 酸疼을 담당하고, 益氣愈聾한다 (王瓜 항에서 인용).

藥能方法辨: 능히 瀉熱利水하여 열병, 황달, 소갈, 변삭, 대하, 월폐, 어혈을 치료하고 利大小腸한다.

性　　味 苦, 寒.

현대의 효능주치 淸熱하고, 진액을 보하며, 어혈을 제거한다. 열병에 동반하는 번갈·변비, 황달, 소변불리, 무월경, 화농성 종기를 치료한다.

《상한론》《금궤요략》의 운용법

◆效能主治◆

어혈을 제거하고 월경을 조절하며 少腹膨滿하면서 통증이 있는 것을 치료한다.

참고(《상한론》에 나오는 土瓜根의 특수한 용법):《상한론》에서 浣腸劑로 쓰는 蜜煎(蜜煎導)의 조문 중에 '蜜煎導는 (대변을) 통하게 하는데 좋고, 土瓜根 및 大猪膽汁도 모두 (대변을) 통하게 하는 것이다'라고 하였다. 이 조문으로 보아 土瓜根을 蜜煎導와 비슷하게 浣腸劑로 쓰고 있었음을 알 수 있다.

◆대표적인 배합응용과 처방◆

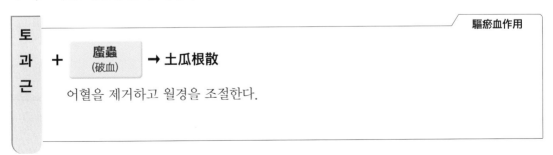

토 과 근 **+** 䗪蟲 (破血) **→ 土瓜根散**

驅瘀血作用

어혈을 제거하고 월경을 조절한다.

配合處方: 土瓜根散. 이상 1처방.

紅花 紅藍花 ⓖ

홍 화　홍 람 화

기　원 국화科 잇꽃 *Carthamus tinctorius* Linne의 관상화를 그대로 또는 황색 색소 대부분을 제거하고 압착해서 板狀으로 만든 것.

異名·別名 刺紅花, 草紅花.

성　분 색소(carthamin, saffloryellow), 지방유, 리게난, flavonoid, sterol류 등.

인용문헌 **重修政經史證類備用本草:** 産後血運口噤, 腹內惡露不下, 絞痛, 腹中死胎를 담당한다. 술에 끓여서 복용한다. 또 蠱毒, 하혈을 담당한다(紅藍花의 항에서 인용).

藥能方法辨: 능히 산후의 血運, 口噤, 腹內惡露不下, 絞痛하고 태아가 복중에서 死한 것을 치료하며, 또 蠱毒을 담당한다. 活血潤燥하고 止痛散腫하며 通經한다(紅藍花 항에서 인용).

中藥學講義: 活血通經, 祛瘀止痛.

性　味 辛, 溫.

현대의 효능주치 혈류를 촉진하여 월경을 통하게 하고, 어혈을 제거하고 止痛한다. 외용하여 입욕제로 사용하면 혈행을 촉진하고 냉증을 제거한다. 무월경, 癥瘕, 난산, 사산, 산후의 惡露不下, 어혈에 의한 통증, 화농성 종기, 타박상을 치료한다.

《상한론》《금궤요략》의 운용법

◆效能主治◆

活血溫補해서 止痛한다.

◆대표적인 배합응용과 처방◆

| 홍화 | + | 酒 (回陽血行促進) | → 紅藍花酒 | 溫補活血止痛作用 |

몸을 따뜻하게 하고 혈행을 촉진하며 부인과계를 개선하고 복중의 통증을 그친다.

配合處方: 紅藍花酒. 이상 1처방.

紫葳 _{자 위} 金

기　　원	능소화科 능소화 *Campsis grandiflora*의 꽃.
異名·別名	凌霄花, 自威, 墮胎花, 芰花.
성　　분	精油.
인용문헌	**神農本草經**: 婦人産乳餘疾, 崩中癥瘕, 혈폐, 한열, 臝瘦, 養胎를 담당한다(紫 葳 항에서 인용). **藥能方法辨**: 血分에 들어가서 血中 伏毒의 열을 제거하고 破血祛瘀하며 산후 의 餘疾, 崩帶, 癥瘕, 腸結, 혈폐, 淋閟, 風痒血熱風이 생기는 것을 치료한다 (紫葳 항에서 인용). **中藥學講義**: 破瘀血, 瀉血熱(凌霄花 항에서 인용).
性　　味	酸, 寒.
현대의 효능주치	清熱하고 驅瘀血한다. 血滯, 월경폐지, 癥瘕, 감기 등에 의한 가려움을 동반하 는 피부의 염증증상, 酒齄鼻를 치료한다.

《상한론》《금궤요략》의 운용법

◆效能主治◆

清熱하고 어혈을 제거한다. 다른 驅瘀血藥과 배합하면 驅瘀血作用이 증강된다.

◆대표적인 배합응용과 처방◆

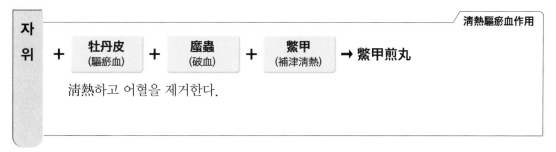

配合處方: 鱉甲煎丸. 이상 1처방.

新絳 신강 金

기　　원　꼭두서니科 꼭두서니 *Rubia cordifolia*의 뿌리 및 根莖, 혹은 꼭두서니에서 추출한 염료 및 염색된 것. *비고참조

異名·別名　新絳, 茜根, 茜草根, 蘆茹, 茹蘆, 地蘇木, 活血丹.

성　　분　색소성분(alizarin).

인용문헌　**神農本草經:** 寒濕風痺, 황달을 담당하고 補中한다.

　　　　　　名醫別錄: 지혈하고 內崩下血, 방광부족, 蹉跌, 蠱毒을 담당한다.

　　　　　　藥能方法辨: 능히 한습, 風痺, 황달을 치료하고 內崩血下血, 방광부족, 蹉跌, 蠱毒을 그치며 심폐의 토혈, 사혈을 치료하고 衄血, 尿血, 産後血運, 月經不止, 대하, 撲損, 어혈, 泄精, 치루, 瘡癤을 치료하며 배농, 통경맥하고 骨節風痛을 치료하며, 活血行血한다고 하여 이것으로 新絳의 효능을 살펴볼 수 있다(新絳 항 茜草 부분에서 인용).

　　　　　　中藥學講義: 凉血, 止血, 行血(茜草根 항에서 인용).

性　　味　苦, 寒.

현대의 효능주치　行氣血한다. 지혈하고 통경한다. 피하의 혈행을 촉진한다. 토혈, 비출혈, 혈뇨, 혈변, 자궁출혈, 월경폐지, 류머티즘에 의한 통증 · 저림, 타박상, 어혈에 의한 부종 · 통증, 황달, 만성 기관지염을 치료한다.

《상한론》《금궤요략》의 운용법

◆效能主治◆

혈행을 촉진하고, 어혈을 제거하며 통경한다. 《상한론》《금궤요략》에서는 旋覆花湯에만 배합하고, 약용량도 미량이다. 旋覆花湯에서는 新絳을 다른 약과 배합하고 半産漏下에 쓴다.

참고: 新絳(茜根)은 현재는 주로 지혈약으로 쓴다.

◆대표적인 배합응용과 처방◆

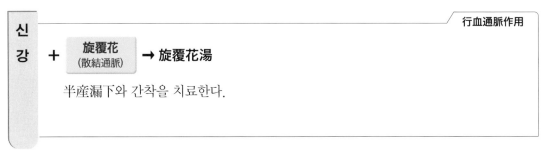

行血通脈作用

신강 ＋ 旋覆花 (散結通脈) → 旋覆花湯

半産漏下와 간착을 치료한다.

配合處方: 旋覆花湯. 이상 1처방.

◆비고◆

新絳에 대해서는《중수정화경사증류비용본초》의 茜根에 대한 기재 중에 '陶隱居가 말하기를 붉게 염색하는 것은 茜根이다'라고 하였다. 또 宇津木昆台는《약능방법변》에서 '絳은 茜根으로 염색할 때의 나오는 적색이다. (중략) 무릇 茜根으로 염색하는 것 중 絹帛綿絮의 류, 새것 모두 新絳이라고 알아야 한다'라고 기술하고 있다. 더욱이《금궤요략》에도 新絳의 분량을 량이나 분 등 중량단위가 아니라 '少許'라고 하고 있다. 이상으로 미루어보면 新絳은 茜根 자체를 가리키는 것이 아니라 염료와 염색된 천 등을 가리키는 것일 가능성도 있다고 생각된다.

䖟蟲 虻蟲 傷金

기 원	등에科 맹충 *Tabanus bivittatus*, 또는 기타 동속 곤충의 암컷 全蟲.
異名·別名	蜚虻, 䖟虫, 牛虻, 瞎蠓.
성 분	지방, 단백질.
인용문헌	神農本草經: 어혈을 몰아내고 血積, 堅痞癥瘕를 없애며 한열을 담당하고 혈맥 및 ⺄⺄를 통리한다(蜚虻 항에서 인용).
	藥徵續編: 어혈, 少腹硬滿을 주치하고 발광, 어열, 喜忘 및 부인의 경수불리를 겸치한다(䖟蟲 항에서 인용).
	氣血水藥徵: 어혈을 치료한다(䖟蟲 항에서 인용).
	中藥學講義: 破血祛瘀, 散結消癥.
性 味	苦, 凉.
현대의 효능주치	驅瘀血作用이 강하여 癥瘕, 少腹急結, 월경불순, 월경폐지, 타박을 동반하는 울혈을 치료한다.

《상한론》《금궤요략》의 운용법

◆效能主治◆

驅瘀血作用이 강력한 동물성 破血藥으로 심한 어혈에 동반하는 제증상을 치료한다. 때로 심한 下痢를 동반하는 경우가 있다.《상한론》《금궤요략》에서 䖟蟲은 水蛭, 大黃, 桃仁과 함께 쓰이고 있다.

239

◆대표적인 배합응용과 처방◆

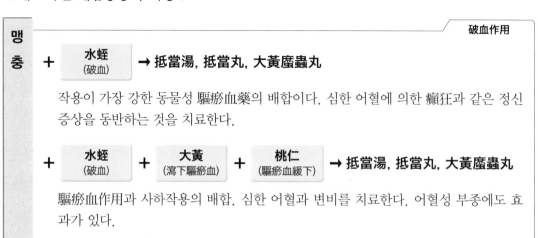

破血作用

맹충 + 水蛭 (破血) → 抵當湯, 抵當丸, 大黃䗪蟲丸

작용이 가장 강한 동물성 驅瘀血藥의 배합이다. 심한 어혈에 의한 癲狂과 같은 정신 증상을 동반하는 것을 치료한다.

+ 水蛭 (破血) + 大黃 (瀉下驅瘀血) + 桃仁 (驅瘀血緩下) → 抵當湯, 抵當丸, 大黃䗪蟲丸

驅瘀血作用과 사하작용의 배합. 심한 어혈과 변비를 치료한다. 어혈성 부종에도 효과가 있다.

配合處方: 大黃䗪蟲丸, 抵當丸, 抵當湯. 이상 3처방.

水蛭 傷金

기　원 거머리科 참거머리 *Hirudo nipponia*, 말거머리 *Whitmania pigra*, 갈색말거머리 *W. acranulata* 등.

異名·別名 至掌, 蚑, 馬鼈, 紅蛭.

성　분 히스타민狀 물질, 헤파린, 스핑고 당지질 등.

인용문헌 **神農本草經:** 악혈, 어혈, 월폐를 쫓고 血瘕, 적취를 깨뜨리며 불임을 담당하고, 利水道한다.

重校藥徵: 어혈, 少腹硬滿을 주치하고 경수불리를 겸하여 다스린다.

氣血水藥徵: 어혈을 치료한다.

中藥學講義: 破血逐瘀, 散癥通經.

性　味 鹹苦, 平.

현대의 효능주치 驅瘀血作用, 통경작용이 강하고 울체한 어혈, 癥瘕, 무월경, 어혈에 의한 빈혈, 타박상, 안충혈 · 통증, 각막혼탁이 생기는 것을 치료한다.

《상한론》《금궤요략》의 운용법

◆效能主治◆

驅瘀血作用이 강하다. 水蛭의 破血作用은 䗪蟲과 거의 같다. 《금궤요략》에서는 항싱 䗪

蟲, 大黃, 桃仁과 함께 배합하고 있다.

◆대표적인 배합응용과 처방◆

수 질	+	䗪蟲 (破血) → 大黃䗪蟲丸, 抵當丸, 抵當湯	破血作用

강력한 驅瘀血作用이 있는 배합이다.

配合處方: 大黃䗪蟲丸, 抵當丸, 抵當湯. 이상 3처방.

䗪蟲 蟅蟲 (金)

기 원 바퀴科 지별 *Eupolyphaga sinensis*, 冀地鱉 *Steleophaga plancyi* 또는 *Opisthoplatia orientalis*의 암컷 성충.

異名·別名 地鱉, 土鱉, 簸箕虫

성 분 D-galactosamine 등.

인용문헌 **神農本草經:** 心腹寒熱洗洗, 血積, 癥瘕를 담당하고 破堅, 下血閉, 生子에 큰 효과가 있다.

藥徵續編: 乾血을 주치하고, 소복만통 및 부인의 경수불리를 겸하여 치료한다.

藥能方法辨: 능히 瘀血乾血을 깨뜨리고 通經閉, 碎血塊하며 혹은 乳瘡乾痛, 파열된 것을 붙여주는 효능이 있다.

中藥學講義: 破血逐瘀, 散癥結, 療折傷.

性 味 鹹, 寒.

현대의 효능주치 破血作用을 하고 복부의 어혈에 의한 적취를 제거하며, 피하의 혈행을 촉진하고, 상처의 회복을 빠르게 한다. 癥瘕, 월경불순, 월경폐지, 산후의 어혈에 의한 복통, 골절·타박상, 설강종창, 重舌, 간염·간경변 등의 간질환을 치료한다.

《상한론》《금궤요략》의 운용법

◆效能主治◆

驅瘀血作用이 강하다. 단 破血약에 분류되는 䗪蟲, 蟅蟲, 水蛭 등 3종의 동물약재 중에서 䗪蟲의 작용이 가장 온화하다.

참고:《금궤요략》에서 䗪蟲의 효용은 驅瘀血作用 뿐이지만, 후세에는 간염과 간경변 등의 간장질환 및 골절 치료 등에 쓰게 되었다.

◆대표적인 배합응용과 처방◆

破血作用

자충		

＋ 桃仁 (驅瘀血) **→ 下瘀血湯, 大黃䗪蟲丸**

동물성과 식물성 驅瘀血藥의 배합이다. 桃仁은 동물성 驅瘀血藥과 조화해서 乾血 및 그에 동반한 복통을 치료한다. 또 월경불순에도 쓴다. 변비를 동반하는 때에는 大黃을 첨가한다.

＋ 芍藥 (行血緊張緩和) **→ 土瓜根散, 大黃䗪蟲丸, 鱉甲煎丸**

어혈에 의한 복통을 치료한다. 또한 어혈배설시의 통증을 완화한다.

＋ 土瓜根 (驅瘀血) **→ 土瓜根散**

동물성과 식물성 驅瘀血藥의 배합이다. 월경불순, 월경통을 치료한다.

＋ 酒 (溫補行血) **→ 下瘀血湯, 土瓜根散, 大黃䗪蟲丸, 鱉甲煎丸**

驅瘀血藥에 술을 배합하면 술의 혈류개선작용에 의해 어혈을 움직이기 쉽게 한다. 단 월경 등의 출혈양은 많아진다.

＋ 蝱蟲 (破血) **＋ 水蛭** (破血) **＋ 蠐螬** (破血) **→ 大黃䗪蟲丸**

《금궤요략》에 나오는 동물성 驅瘀血藥 4가지의 배합이다. 驅瘀血藥 중 가장 강한 배합이다. 강력한 작용을 완화하기 위해 통상 芍藥과 桂枝를 배합하여 쓴다.

配合處方: 下瘀血湯, 大黃䗪蟲丸, 土瓜根散, 鱉甲煎丸. 이상 4처방.

제조 蠐螬 ⾦

기 원 金龜子科 참검정풍뎅이 *Holotrichia diomphalia* 등의 유충.

異名·別名	蟅, 蟅蠐, 老母蟲.

성 분	미상.

인용문헌	**神農本草經:** 악혈, 혈어, 痺氣, 破折된 血, 흉하부의 堅滿痛, 월폐, 目中淫膚, 靑瞖, 白膜을 담당한다.
	藥能方法辨: 능히 어혈을 하강시키고 이목을 밝게 한다.

性 味	鹹, 微溫.

현대의 효능주치	破血作用, 乳汁분비작용을 한다. 골절·타박통, 파상풍, 인후종통, 目瞖, 단독, 화농성 종기, 痔를 치료한다.

《상한론》《금궤요략》의 운용법

◆效能主治◆

破血作用을 하고, 强한 驅瘀血作用을 발휘한다.

◆대표적인 배합응용과 처방◆

破血作用

제
조 + **동물성 驅瘀血藥**
(破血) + **식물성 驅瘀血藥**
(驅瘀血) + **大黃**
(瀉下淸熱) → **大黃蟅蟲丸**

蟅蟲, 䗪蟲, 水疾 등 동물성 驅瘀血藥과 乾漆, 桃仁 등 식물성 驅瘀血藥을 배합하여 강한 驅瘀血作用을 하고 乾血을 치료한다. 大黃은 瀉下淸熱作用과 동시에 驅瘀血作用도 발휘한다.

配合處方: 大黃蟅蟲丸. 이상 1처방.

鼠婦 ㊎
서 부

기 원	쥐며느리科 공벌레 *Armadillidium vulgare*의 全蟲.

異名·別名	鼠負, 伊威, 負蟠, 蚧蜽, 蛜蝛, 地虱, 鼠賴蟲.

성 분	환원당, glycogen, 무코다당, 지방, cholestrol, 기산.

인용문헌	**神農本草經:** 氣癃不得小便, 부인월폐, 血瘕, 癎疰, 한열을 담당하고, 利水道한다.

性 味	酸, 凉.

현대의 효능주치 破血, 利水, 止痛한다. 瘧母, 월경폐지에 의한 癥瘕, 소변불통, 경련, 신생아의 臍帶感染에 의한 파상풍, 口齒疼痛, 鵝口, 諸瘡을 치료한다.

《상한론》《금궤요략》의 운용법

◆效能主治◆

破血作用으로 어혈을 제거하고 癥瘕를 치료한다.

참고: 사용은 鱉甲煎丸 1예뿐이어서 상세한 것은 불명하다.

◆대표적인 배합응용과 처방◆

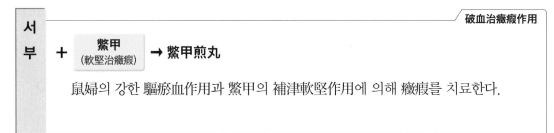

破血治癥瘕作用

| 서부 | + | 鱉甲 (軟堅治癥瘕) | → 鱉甲煎丸 |

鼠婦의 강한 驅瘀血作用과 鱉甲의 補津軟堅作用에 의해 癥瘕를 치료한다.

配合處方: 鱉甲煎丸. 이상 1처방.

강랑 蜣蜋 [金]

기원 ①풍뎅이科 말똥구리 *Catharsius molossus*, 또는 ②투구풍뎅이科 투구풍뎅이 *Xylotropes dichotomus*를 건조한 성충 전체. 중국에서는 ①이 기원동물이다.

異名·別名 蜣蜋, 蛣蜣, 天社, 推車客, 大烏殼硬蟲, 糞球蟲.

성분 1%의 유독성분이 있다. 성분명은 미상.

인용문헌 **神農本草經:** 소아경간, 瘛瘲, 腹脹, 한열, 大人癲疾, 狂易을 담당한다.

藥能方法辨: 능히 血熱의 譫妄, 毒痢의 구토, 소아의 疳積, 疳瘡을 치료한다.

性味 鹹, 寒.

현대의 효능주치 히스테리발작을 치료하고 破血하며 통변하고 경련, 癥瘕, 噎膈反胃, 변비, 소변삽, 疳積, 血便下痢, 痔, 면정, 악성의 종기를 치료한다.

《상한론》《금궤요략》의 운용법

◆效能主治◆

清熱하여 破血하고 癥瘕를 치료한다.

◆대표적인 배합응용과 처방◆

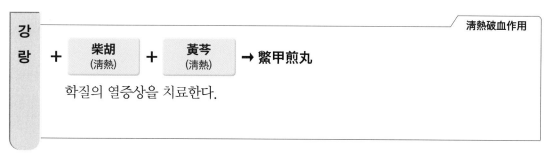

강랑 + **柴胡** (清熱) + **黃芩** (清熱) → **鱉甲煎丸**   清熱破血作用

학질의 열증상을 치료한다.

配合處方: 鱉甲煎丸. 이상 1처방.

排膿藥 _{배농약}

排膿藥은 폐, 장, 피부 등에 발생하는 화농성 질환에 화농해서 생긴 고름을 배출하여 치료를 촉진하는 약물을 말한다. 대표방제로는 排膿散, 排膿湯, 薏苡附子敗醬散, 大黃牡丹湯(대황목단피탕), 葶藶大棗瀉肺湯, 桔梗湯, 白散, 葦莖湯 등이 있고, 排膿藥으로는 冬瓜子, 赤小豆, 敗醬 이외에도 진해거담약으로 분류하는 桔梗, 活血驅瘀血藥인 桃仁, 牡丹皮, 利水 · 祛濕藥인 薏苡仁 등이 있다.

冬瓜子 _{동과자} 瓜子 _{과자} 金 瓜瓣 _{과판} 金

기　　원 박科 ①동과자 *Benincasa cerifera* Savi 또는 ②*B. cerifera* Savi forma *emarginata* K. Kimura et Sugiyama의 종자. 중국에서는 ①이 기원식물이다.

異名 · 別名 白瓜子, 冬瓜仁.

성　　분 단백질, 지방유, triterpenoid saponin 등.

인용문헌 **神農本草經**: 사람을 悅澤하게 하고 안색을 좋게 하며 益氣不飢한다(白瓜子 항에서 인용).

名醫別錄: 煩滿不樂을 없앤다.

氣血水藥徵: 水氣를 치료함(瓜子의 항에서 인용).

中藥學講義: 淸熱滲濕, 滑痰排膿.

성　　미 甘, 凉.

현대의 효능주치 폐의 진액을 윤택하게 하고 담을 제거하며 화농성 종기를 치료하고 이뇨작용이 있어 수분대사를 촉진한다. 열담, 해수, 肺癰, 腸癰, 淋瀝, 수종, 각기, 화농성 치질, 酒齄鼻를 주치한다.

《상한론》《금궤요략》의 운용법

◆效能主治◆
肺癰, 腸癰 등 화농성 질환을 치료한다.

참고: 《금궤요략》의 용법은 《신농본초경》이나 《명의별록》의 용법과 다르지만 후세의 용법은 《금궤요략》을 따르고 있다.

동과자

桃仁
(驅瘀血) → **葦莖湯, 大黃牡丹湯**

염증을 가라앉히고 어혈을 제거하며 배농을 촉진한다.

牡丹皮
(驅瘀血) → **大黃牡丹湯**

염증올 가라앉히고 배농하며 화농성 종기를 치료한다.

葦莖
(淸熱排膿) → **葦莖湯**

淸熱해서 肺癰을 치료한다.

薏苡仁
(驅瘀血·消腫) → **葦莖湯**

배농을 촉진하고 肺癰을 치료한다.

配合處方: 葦莖湯, 大黃牡丹湯(大黃牡丹皮湯). 이상 2처방

赤小豆 ^{저 소 두} 傷金

기　　원	콩科 팥 *Phaseolus angularis*, 또는 덩굴팥 *P. calcaratus*의 성숙한 종자.
異名·別名	關升麻, 北升麻, 西升麻, 鷄骨升麻, 鬼臉升麻, 綠升麻, 周升麻
성　　분	색소(Flavonoid 등), triterpenoid saponin, Phytosterol 등.
인용문헌	神農本草經: 下水하고 癰腫膿血을 배출한다.
	中藥學講義: 行水消腫, 解毒排膿.
性　　味	甘酸, 平.
현대의 효능주치	利水祛濕한다. 혈액순환을 촉진하고 배농한다. 수종, 각기, 황달, 하리, 혈변, 화농성 종기를 치료한다.

247

《상한론》《금궤요략》의 운용법

◆效能主治◆

배농한다. 습열을 제거하고 황달을 치료한다. 최토작용이 있어서 상복부에서 흉부에 걸쳐 있는 사기를 토출한다.

참고:《상한론》《금궤요략》에는《신농본초경》과 현재의 주요한 효능인 利水消腫作用의 용법이 보이지 않는다.

①排膿作用——체내의 膿을 배설한다.

②祛濕熱治黃疸作用——체내의 습열을 가라앉히고 황달을 치료한다.

③催吐作用——다른 催吐藥의 최토작용을 보조한다.

◆대표적인 배합응용과 처방◆

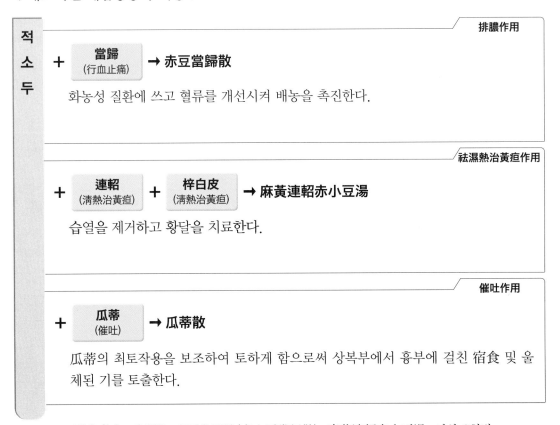

排膿作用

적소두 + **當歸**(行血止痛) → **赤豆當歸散**

화농성 질환에 쓰고 혈류를 개선시켜 배농을 촉진한다.

祛濕熱治黃疸作用

+ **連軺**(淸熱治黃疸) + **梓白皮**(淸熱治黃疸) → **麻黃連軺赤小豆湯**

습열을 제거하고 황달을 치료한다.

催吐作用

+ **瓜蒂**(催吐) → **瓜蒂散**

瓜蒂의 최토작용을 보조하여 토하게 함으로써 상복부에서 흉부에 걸친 宿食 및 울체된 기를 토출한다.

配合處方: 瓜蒂散, 赤豆當歸散(赤小豆當歸散), 麻黃連軺赤小豆湯. 이상 3처방

敗醬 ^{패 장} ⦗金⦘

기 원	마타리科 뚜깔 *Patrinia villosa*, 또는 마타리 *P. scabiosaefolia*의 뿌리. * 비고 참조

異名·別名 敗醬草, 鹿腸, 鹿首, 馬草, 苦菜.

성 분 고미배당체(Loganin, villoside, morroniside: *Patrinia villosa*의 뿌리 및 根莖 의 성분).

인용문헌 **神農本草經**: 暴熱, 火瘡赤氣, 疥瘙, 疽, 痔, 馬鞍熱氣를 치료한다.

藥能方法辨: 오랫동안 응결된 것을 없애고 화농하여 물처럼 만들고, 더불어 腹癰, 痔痛, 産後惡露, 腰腹痛을 치료하며, 또 혈기울체된 심복통을 치료하고, 癥結을 破하는 효능이 있다.

中藥學講義: 淸熱解毒, 消癰排膿, 活血行瘀.

性 味 苦, 平.

현대의 효능주치 淸熱, 배농, 除瘀血한다. 충수염 등의 腸癰, 下痢, 赤白帶下, 胞衣不下, 산후 복통, 안충혈, 종기·통증, 화농성 종기, 疥癬을 치료한다.

《상한론》《금궤요략》의 운용법

◆效能主治◆

淸熱解毒해서 배농을 촉진하고 腸癰을 치료한다.

◆대표적인 배합응용과 처방◆

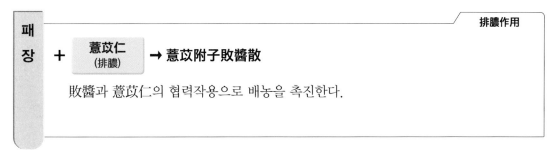

排膿作用

패장 + 薏苡仁 (排膿) → 薏苡附子敗醬散

敗醬과 薏苡仁의 협력작용으로 배농을 촉진한다.

配合處方: 薏苡附子敗醬散. 이상 1처방

◆비고◆

敗醬의 기원이 무엇인지 현재로서는 혼란스럽지만 본초서를 조사해보면 다음과 같다. 梁代 의 《신농본초경집주》에는 '기는 敗豆醬과 같아서 이렇게 이름을 지었다(뿌리에 오래되어 부 패된 두장의 상한 냄새가 있어서 그런 이름이 붙었다)'고 한다. 뿌리의 독특한 냄새는 마타

리과의 식물에서만 나는 것이어서 적어도 양나라 때에는 패장을 마타리과 식물에 맞추어 생
각했다.

또 명나라의《본초강목》에 기재된 敗醬의 형태적인 특징을 검토하면 敗醬은 분명히 마타리
과의 뚜깔이다.

한편 현재 중국시장에서는 敗醬으로서 국화科의 사데풀 *Sonchus brachyotus*의 뿌리를 포
함한 全草(苦蕒菜)와 유채科의 말냉이 *Thlaspi arvense*(菥蓂)의 과실이 붙어있는 全草가
많이 유통되고 있으나 이런 것은 마타리科가 아니고 본래 본초서의 기재와는 다르다.

더욱이《중약대사전》에는 敗醬의 기원에 대하여 '뚜깔 *P. villosa*, 또는 마타리 *P.
scabiosaefolia*의 뿌리가 붙어있는 全草'라고 기재되어 있으나 後漢 때의《신농본초경》을
필두로 하여 송나라의《본초도경》에도 敗醬의 약용부위를 뿌리로 한정하고 있고, 敗醬의 기
원은 정확하게는 뚜깔 *P. villosa*, 또는 마타리 *P. scabiosaefolia*의 뿌리라고 말할 수 있다.

일본에서는 에도시대의《고방약품고》에 보이는 것처럼 敗醬根의 명칭에 뚜깔 P. villosa의
뿌리를 사용하고 있다. 이런 점을 보아 일본의 관점이 옳다고 말할 수 있다.

催吐藥 최토약

催吐藥은 한사와 숙식이 위부와 흉부에 있고 그것이 오래 머물러 있어서 다양한 병증의 원인이 되는 경우에 토하게 하여 병을 치료하는 약물을 말한다. 대표적인 방제로는 瓜蔕散과 蜀漆散이 있다. 또 烏梅丸은 본래 최토제가 아니지만 회충을 배설하는 때에 토출시키는 작용이 있고 또 梔子豉湯 등도 치유기전으로 토하게 하는 작용이 있다. 催吐藥의 중심이 되는 것은 瓜蔕이지만 雜療藥으로 분류된 蜀漆과 淸熱藥으로 분류된 香豉도 최토작용이 있다.

瓜蔕 傷金 苽蔕 金
과 체 / 과 체

기　원 박과 참외 *Cucumis melo* L.의 미성숙 과실의 꼭지.

異名·別名 瓜蔕, 甜瓜蔕, 瓜丁, 苦丁香.

성　분 고미질

인용문헌 **神農本草經**: 온 몸의 부종을 치료하고 下水, 殺蠱毒하며 해역상기를 치료하고 과일을 먹은 후 胸腹間에 병이 있는 것을 吐下시킨다(瓜蔕 항에서 인용).

重校藥徵: 胸中에 독기가 있어서 토하려고 해도 토하지 못하는 것을 주치한다.

氣血水藥徵: 胸中에 水滯가 있는 것을 치료한다.

中藥學講義: 吐風熱痰涎, 宿食.

性　味 苦, 寒.

현대의 효능주치 宿食과 痰飮을 토하게 해서 제거한다. 또 痰涎을 제거하고, 상복부에 폐색불통이 있는 것, 風痰, 胸中痞硬, 전간, 습열황달, 사지부종, 鼻塞, 인후종통을 치료한다.

《상한론》《금궤요략》의 운용법

◆效能主治◆

흉부의 痰飮, 위장의 宿食을 토법으로 제거한다. 따라서 胸中이 痞硬하여 막힌 것과 기가 상충하여 숨이 막힐 것 같은 증상을 개선한다. 또 祛濕淸熱作用을 하여 황달을 치료한다.

참고: 治黃疸作用은 《금궤요략》 황달병편의 瓜蔕湯에 있는 용법이다. 또, 瓜蔕湯은 痓濕暍

病(痓濕暍病)篇의 一物瓜蔕湯과 동일한 처방으로 瓜蔕 한 가지만 있는 처방이다.

◆대표적인 배합응용과 처방◆

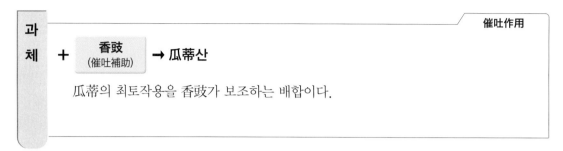

配合處方: 一物瓜蔕湯, 瓜蔕散. 이상 2처방.

252

驅蟲藥 구충약

회충 등 기생충이 원인이 되어 발생하는 궐랭과 번민감 등의 많은 병증에서 회충을 배설시켜 치료하는 약물이다. 대표적인 처방으로는 烏梅丸이 있다. 烏梅丸을 사용해서 회충을 제거하는 경우에 토법으로 작용하는 것이 많다. 驅蟲藥으로는 오매를 들 수 있다.

烏梅 오 매 傷金

기 원	장미科 매실 *Prunus mume* Siebold et Zucarini의 미성숙과실을 훈제한 것.
異名·別名	梅實, 薰梅, 桔梅肉.
성 분	유기산, 올레아놀산 등.
인용문헌	神農本草經: 下氣하고 열과 번만을 없애며 안심하고 지체통, 편고불인, 皮膚不澤을 치료한다. 靑黑志, 惡疾을 없앤다(梅實 항에서 인용).
	藥能方法辨: 收斂血分, 淸熱解毒, 生津止渴, 醒酒殺蟲하여 회궐, 久咳, 瀉痢, 곽란, 토역, 반위를 치료하는 것은 모두 혈기를 酸收하는 작용이다.
	中藥學講義: 斂肺, 澁腸, 生津, 安蛔.
性 味	酸, 溫.
현대의 효능주치	진액분비를 촉진하고 수렴작용을 하며, 회충을 용이하게 구제한다. 만성 기침, 진액부족에 의한 흉부의 열감과 인후건조, 장기간에 걸친 오한발열의 지속, 만성 下痢, 세균성 下痢, 혈변, 혈뇨, 부정자궁출혈, 회충에 의한 급성 복통 및 구토, 鉤蟲病, 牛皮癬, 翼狀片을 치료한다.

《상한론》《금궤요략》의 운용법

◆效能主治◆

위장을 보하고 만성 하리를 그치며 회충의 활동을 억제하여 배설한다. 또 진액을 보하고 진액부족에 의한 발열 및 염증 증상을 치료한다.

①驅蟲作用──회충의 활동을 억제하고 배설시킨다.

②止瀉作用──위장을 보하고 만성 하리를 그친다.

◆대표적인 배합응용과 처방◆

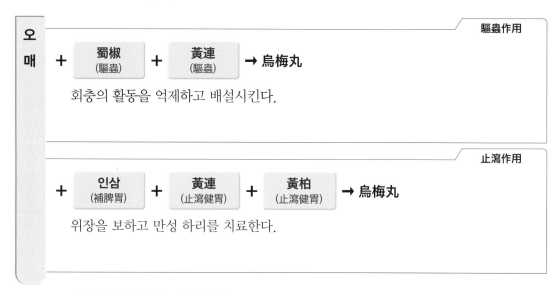

配合處方: 烏梅丸. 이상 1처방.

雜療藥 잡료약

雜療藥에는 특수한 질병, 특수한 재료, 사용빈도가 적어서 작용·용도를 분류하기 어려운 약재를 모았다. 부인과계통 질환과 간장계통의 질환에 쓰는 旋覆花, 瘧(말라리아狀의 한열병증을 띤다)病에 사용되는 蜀漆, 근육통 등의 병에 쓰는 鷄屎白, 陰陽易(실태는 잘 알 수 없으나 특수하게 남녀 상호간 감염되는 병)에 쓰는 褌, 少陰病과 회충의 병에 쓰는 苦酒 등을 여기에 분류했다.

旋覆花 선복화 傷金

기　　원	국화科 금불초 *Inula japonica* 및 그 외 동속식물의 꽃봉오리.
異名·別名	旋覆花, 盜庚, 戴椹, 滴滴金, 夏菊.
성　　분	inusterol A, inusterol B, inusterol C.
인용문헌	**神農本草經**: 結氣, 脇下滿, 경계를 담당하고, 수습을 없애고 오장간의 한열을 치료하며, 補中下氣한다.
	藥能方法辨: 軟堅하고 下氣하며 行水하고 혈맥이 불통하여 생기는 痰結堅痞를 풀어주고 끈끈한 타액, 지속되는 噫氣, 大腹水腫을 치료하고 頭目의 風을 제거한다.
	中藥學講義: 消痰行水, 降氣止噫.
性　　味	鹹, 溫.
현대의 효능주치	거담, 降氣, 軟堅作用을 한다. 行水滯한다. 흉중의 痰이 울체한 것, 脇下脹·팽만감, 咳喘, 점착성 타액, 심하부 痞硬, 장기간의 噫氣, 腹中水腫을 치료한다.

《상한론》《금궤요략》의 운용법

◆效能主治◆

胃氣를 보하고 心下痞硬해서 噫氣가 있는 것을 치료한다. 또 유산에 의한 자궁출혈, 간착으로 인한 흉중의 번민을 치료한다.

참고: 旋覆花湯은《금궤요략》의 두 군데에서 등장하고, 그 주치는 각각 다른데 半産漏下(유산후의 자궁출혈이 오래 지속되는 것) 및 간착(간 부위에 기혈이 울체하여 胸脇部에 痞·번

민감 및 통증이 발생하는 것)이 그것이다. 半産漏下와 癥瘕에서는 용도의 방향성이 다르므로 해석하기 어려운 점이 있다.

①降氣止噫氣作用——胃氣를 보하고 상충한 기를 내려주며 心下痞硬과 트림을 치료한다.

②散結通脈作用——혈맥 및 경락의 소통을 목표로 하고, 울체한 기혈을 통하게 한다.

③治肝着作用——간 부위의 기혈이 울체해서 일어나는 胸脇部의 痞 · 번민 · 통증 등의 증상을 치료한다.

◆대표적인 배합응용과 처방◆

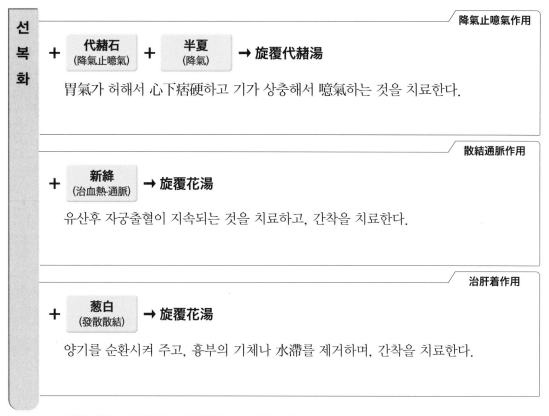

配合處方: 旋覆花湯, 旋覆代赭湯. 이상 2처방.

蜀漆 _촉_칠 傷金

기　　원 범의귀科 황상산 *Dichroa febrifuga*의 어린 가지의 잎.

異名·別名 鷄屎草, 鴨屎草.

성　　분 alkaloid.

인용문헌 **神農本草經:** 瘧 및 해여, 한열, 伏中癥堅, 痞結積聚, 사기, 蠱毒, 鬼疰를 담당

한다.

藥徵續編: 흉복 및 동계를 치료한다. 그리고 驚狂, 火逆, 학질을 치료한다.

藥能方法辨: 능히 최토작용을 하고, 行水하며 老痰積飮을 없애고 제반 학질을 치료하며 더불어서 상초의 邪結을 흩는다.

性　味 苦, 辛, 溫.

현대의 효능주치 거담하고 瘧을 치료하며 癥瘕를 제거한다. 최토작용을 한다.

《상한론》《금궤요략》의 운용법

◆效能主治◆

瘧이라고 불리는 말라리아狀의 오한 · 발열이 교대로 일어나는 병증을 치료한다.

더욱이 蜀漆에는 최토작용이 있어서 牡蠣湯을 쓸 때 토하는데, 치유되는 시점부터는 복용을 중지하도록 하고 있다.

◆대표적인 배합응용과 처방◆

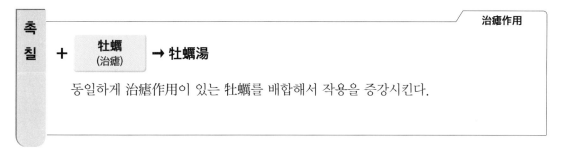

잡료약

治瘧作用

촉칠 + 牡蠣 (治瘧) → 牡蠣湯

동일하게 治瘧作用이 있는 牡蠣를 배합해서 작용을 증강시킨다.

配合處方: 桂枝去芍藥加蜀漆牡蠣龍骨救逆湯, 蜀漆散, 牡蠣澤瀉散, 牡蠣湯. 이상 4처방.

◆비고◆

중국에는 常山이라는 약물이 있는데, 이것은 蜀漆의 기원식물인 *D. febrifuga*의 뿌리다. 주된 효능은 촉칠과 일치한다.

鷄屎白 계 시 백 金

기　원 꿩科 닭 *Gallus domestics* Briss.의 糞便의 흰 부분.

異名·別名 鷄矢, 鷄子糞, 鷄糞.

성　분 미상.

인용문헌 神農本草經: 소갈, 상한, 한열을 담당한다(丹雄鷄 항 屎白 부분에서 인용).

名醫別錄: 石淋 및 전근을 깨뜨리고, 利小便하며, 遺尿를 그치게 하고 瘕痕을 없앤다(丹雄鷄 항 屎白 부분에서 인용).

藥能方法辨: 근막의 血을 조화롭게 하기 때문에 전근, 근련을 치료하고 또 靑 筋의 鼓腸에 쓰는데 종종 효과가 있으며, 《황제내경》에 鷄屎醴는 蠱脹을 치료 한다고도 되어 있는데, 그 효능을 알아야 한다.

性　　味 苦鹹, 凉.

현대의 효능주치 이수하고 淸熱하며 거풍한다. 복부팽만감, 적취, 황달, 소변삽, 풍사로 인한 통 증, 마목감, 저림, 파상풍, 근육경련 · 긴장을 치료한다.

《상한론》《금궤요략》의 운용법

◆效能主治◆

전근을 치료한다.

鷄屎白을 쓰는 처방은 단미처방이므로 배합례가 없다. 그러나 《금궤요략》의 鷄屎白散 조문 에는 '전근의 병이 생기면 팔다리가 뻣뻣하게 되는데, 맥이 상하로 微弦하게 되며 전근이 복 부에 들어가면 鷄屎白散으로 담당한다'라고 하여 장딴지에 쥐가 나고 그 긴장이 복부에 미 쳐서 복부가 땅기는 때에 쓴다고 되어 있다.

◆대표적인 배합응용과 처방◆

鷄屎白散은 단미처방이기 때문에 배합응용은 없다.

　　　配合處方: 鷄屎白散. 이상 1처방.

지 주
蜘蛛 金

기　　원 원망주科 *Aranea verntricosa* 등의 全蟲.

異名·別名 郭璞解 蝃蝥

성　　분 미상.

인용문헌 名醫別錄: 대인, 소아의 癀를 담당한다.

藥能方法辨: 능히 惡毒을 없애고 어혈을 제거한다. 그러나 水蛭, 蝱蟲과는 약 간 다르다. 따라서 齒䘌, 齗爛, 충치, 牙疳, 결핵, 나력, 서루, 便毒 초기를 치 료한다. 이는 모두 逐瘀破血하는 효능에 인한 것이고, 陰狐疝을 치료한다.

| 性　　味 | 苦, 寒. |

<table>
<tr><td>현대의
효능주치</td><td>거풍하고 벌레 물려서 부어오른 것을 해소한다. 서혜부 탈장, 안면신경마비, 소
아의 만성 경련, 히스테리 발작, 면정, 나력, 종기, 지네에 의한 교상, 벌 · 전갈
에 의한 자상을 치료한다.</td></tr>
</table>

《상한론》《금궤요략》의 운용법

◆效能主治◆

陰狐疝(서혜부 탈장)을 치료한다.

◆대표적인 배합응용과 처방◆

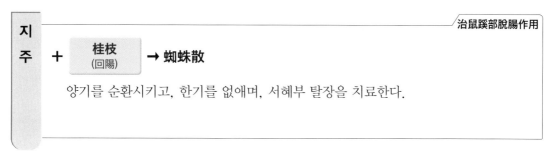

治鼠蹊部脫腸作用

지주 ＋ 桂枝(回陽) → 蜘蛛散

양기를 순환시키고, 한기를 없애며, 서혜부 탈장을 치료한다.

配合處方: 蜘蛛散. 이상 1처방.

잡료약

저부
猪膚 傷

기　　원	멧돼지科 돼지 *Sus scrofa domestica*의 피부를 벗겨내고 남은 내피.
異名·別名	猪皮
성　　분	수분, 단백질, 지방, 회분 등.
인용문헌	**藥能方法辨:** 능히 혈분을 조화하고, 혈분에 힘을 더하여 양기쇠핍으로 인한 혈 기내함을 담당한다.
性　　味	甘, 涼.
현대의 효능주치	少陰病의 하리, 인통을 치료한다.

《상한론》《금궤요략》의 운용법

◆效能主治◆

진액을 보하고 번열을 없앤다. 少陰病의 下痢, 인통, 흉만, 심번을 치료한다.

◆대표적인 배합응용과 처방◆

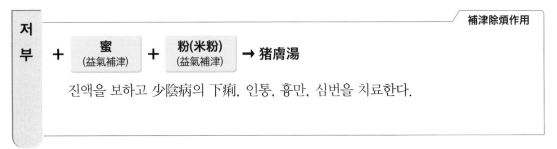

補津除煩作用

配合處方: 猪膚湯. 이상 1처방.

褌 婦人中褌 ⑱
(곤) (부인중곤)

기　　원 여성의 속곳 또는 남성의 잠방이. 음부를 덮은 부분을 취하여 태우고 재로 만든
것(燒褌).

異名·別名 婦人褌襠, 男子褌, 褌襠.

성　　분 미상.

인용문헌 **重修政和經史證類備用本草:** 陰陽易病을 담당한다. 마땅히 음부에 가까운 부
분을 잘라서 태우고 가루로 만들어서 복용한다. 동녀의 속옷이 더욱 좋다. 만약
여성이 陰易를 앓으면 남자의 속옷을 쓴다. 陰易病은 사람이 時行病을 앓고 난
후 부부관계를 하고 이후에 본래의 병이 깊어지는 것이다. 그 징후는 小便赤澁
하고 한열이 심한 것인데, 이것을 복용하여 소변을 통리하고, 음부에 二七(14)
장 뜸을 뜬다. 또 부인의 속옷은 胞衣不下를 담당하는데, 곧 나오게 된다(婦人
褌襠 항에서 인용).

性　　味 甘辛微苦, 凉.

**현대의
효능주치** 미상.

《상한론》《금궤요략》의 운용법

◆効能主治◆

陰陽易病을 치료한다. 소변불리를 치료한다.

남성의 경우는 여성의 속옷을, 여성의 경우는 남성의 속옷을 쓰고, 음부를 덮은 부분을 태워
서 재로 만들어 복용한다. 더욱이 속옷이 사용되는 처방 燒褌散은 단미처방이다.

참고: 陰陽易病은 상한의 병이 완치되기 전에 성관계를 하여 재발한 병을 말한다.《상한론》燒褌散의 조문에는 '그 사람은 身體重하고 少氣하며 少腹裏急하고 陰中牽引拘攣한다. 上熱하여 衝胸하고 머리가 무거워서 들기를 싫어하며 眼花하고 膝脛拘急하는 것은 燒褌散으로 치료한다(그 사람은 신체가 무겁고 호흡이 약하며 아랫배 양쪽이 땅기고 또는 음부 쪽으로 땅긴다. 열감이 가슴 쪽으로 치밀어 오르고 머리가 무거워서 들기 싫어하며 눈에 출혈이 있고 무릎과 하지가 경련하는 것은 燒褌散으로 치료한다)'고 하였다.

◆대표적인 배합응용과 처방◆
燒褌散은 단미처방이므로 배합응용은 없다.

配合處方: 燒褌散. 이상 1처방.

苦酒 傷金 醋 傷

기 원 쌀, 보리, 수수 등의 곡물과 술 등을 양조하여 얻은 초산을 함유하는 산성 액체, 酢를 말함.

異名·別名 淳酢, 醯, 米醋, 酢.

성 분 초산, 후말산, 기산 등의 유기산, 아미노산 등.

인용문헌 **名醫別錄:** 消癰腫하고 散水氣하며 殺邪毒을 담당한다(醋 항에서 인용).
藥能方法辨: 능히 散瘀解毒하며 下氣消食하고 心腹血氣痛과 산후 혈운부족을 치료하며 開胃氣, 散水氣하여 癥結, 痰癖, 황달, 癰腫을 없애고, 酸收下降해서 안으로 흩어버리는 효능이 있다.

性 味 酸苦, 溫.

현대의 효능주치 驅瘀血作用, 지혈작용, 구충작용을 한다. 산후의 현기증·정신혼미, 황달, 黃汗, 토혈, 비출혈, 혈변, 음부소양, 화농성 종기를 치료하고 魚肉菜의 독을 해독한다.

《상한론》《금궤요략》의 운용법

◆效能主治◆
어혈을 내려주고 인후의 부종을 치료하며, 열과 水氣를 제거하고 黃汗을 치료한다.
①治咽喉生瘡作用──인후의 生瘡(종창)을 치료한다.
②散水氣作用──체표의 水滯를 제거한다.

◆대표적인 배합응용과 처방◆

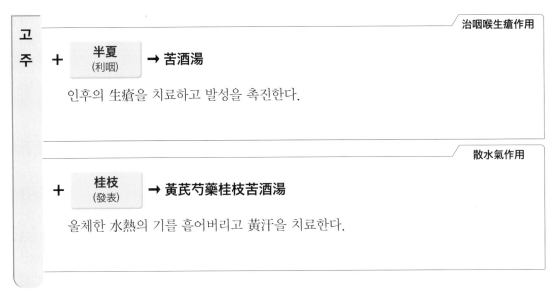

治咽喉生瘡作用

고주 + 半夏 (利咽) → 苦酒湯

인후의 生瘡을 치료하고 발성을 촉진한다.

散水氣作用

+ 桂枝 (發表) → 黃芪芍藥桂枝苦酒湯

울체한 水熱의 기를 흩어버리고 黃汗을 치료한다.

配合處方: 烏梅丸, 黃芪芍藥桂枝苦酒湯, 苦酒湯. 이상 3처방.

外用藥 외용약

내복하기도 하지만 기본적으로는 외용한다고 생각되는 약재를 여기에 모았다. 浸脚劑 또는 질내 좌약으로 쓰는 礬石, 훈제로 쓰이는 雄黃, 재료가 2종의 가능성을 가진 粉類, 두부의 마찰약으로 쓰는 戎鹽, 질내 좌약인 蛇床子를 여기에 분류했다.

礬石 반석 (金)

기   원 명반석 Alunite을 가공정제하여 만들어진 결정.

異名·別名 明礬, 白礬, 涅石, 枯礬.

성   분 원광물의 명반석은 염기성 유산알루미늄·칼륨($KAl_3(SO_4)_2(OH)_6$), 白礬(明礬)은 유산알루미늄·칼륨($KAl(SO_4)_2·12H_2O$)이다.

인용문헌 **神農本草經:** 寒熱泄痢, 白沃, 陰蝕, 惡瘡, 目痛을 담당하고, 뼈와 치아를 강하게 한다.

藥能方法辨: 능히 조습하고 痰涎濁을 없애고 해독, 생진하며 除風殺蟲, 止血定痛하며 통리대소변하고, 惡肉을 없애고 好肉을 生하게 하며, 경간, 황달, 血痛, 喉痺, 齒痛, 風眼, 鼻中瘜肉, 崩痢, 탈항, 陰蝕, 陰挺, 癭瘤疔腫, 나력, 疥癬을 치료한다.

中藥學講義: 收斂燥濕, 止血止瀉, 祛痰解毒(明礬 항에서 인용).

성   미 酸澁, 寒.

현대의 효능주치 제습거담하고, 지사지혈하며, 독충 등 제반 독성을 해소하고, 기생충을 구제하며, 인후에 痰涎이 옹성한 것, 위·십이지장궤양, 자궁탈출, 下痢를 치료한다. 외용하여 항염증작용을 하고, 눈·코·귀의 염증 및 각종 피부염에 효과가 있다. 백대하, 국부의 소양감, 구내염, 痔, 疥癬, 화상, 벌레 물린 것, 비출혈, 결막염(1% 명반액으로 씻음), 眼瞼緣炎(눈의 짓무름), 중이염 및 耳部의 습진을 치료한다.

附   記 礬石은 다량으로 복용하면 자극성이 강하여 구강·후두의 화상, 구토, 하리, 허탈 등을 일으킨다. 따라서 다량복용에 주의를 요한다.

《상한론》《금궤요략》의 운용법

◆效能主治◆

외용, 내복의 양법으로 쓴다.

외용으로는 ①전탕액에 발을 담가 쓰는 침각제로 각기충심에 쓰거나(礬石湯), ②질내의 좌약으로 삽입하여 백대하에 쓰는(礬石丸) 두 종류가 있다. 내복하여 습열을 제거하고 거풍한다. 또 礬石은 통상 利膽藥으로 분류되어 있지는 않지만 利膽作用이 있어 황달과 담관염 등에 쓴다.

◆대표적인 배합응용과 처방◆

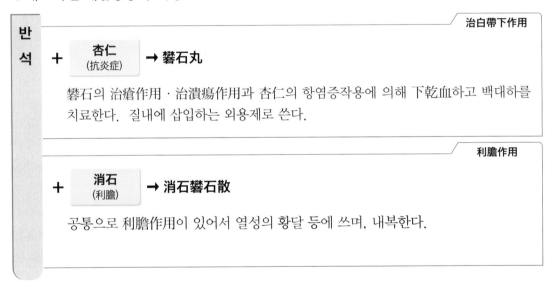

> 治白帶下作用
>
> 반석 + 杏仁(抗炎症) → 礬石丸
>
> 礬石의 治瘡作用·治潰瘍作用과 杏仁의 항염증작용에 의해 下乾血하고 백대하를 치료한다. 질내에 삽입하는 외용제로 쓴다.

> 利膽作用
>
> + 消石(利膽) → 消石礬石散
>
> 공통으로 利膽作用이 있어서 열성의 황달 등에 쓰며, 내복한다.

配合處方: 侯氏黑散, 消石礬石散, 礬石丸, 礬石湯. 이상 4처방.

◆비고◆

礬石湯 중 杏仁의 외용법은 역대 본초서의 주치에는 별로 보이지 않지만, 《본초강목》의 附方 중에는 여러 종류의 기재가 있다.

雄黃 ⓐ (웅황)

기　　원 유화비소광 Realgar을 말한다. *비고1)참조

異名·別名 鷄冠石, 石黃, 黃金石, 黃集石.

성　　분 사유화사비소 As_4S_4를 주성분으로 하고 중금속염도 소량 함유한다.

인용문헌 **神農本草經:** 한열, 서루, 악창, 疽痔, 死肌를 담당히고 精物惡鬼邪氣百蟲毒

을 없애며 勝五病한다.

藥能方法辨: 능히 和血해서 물이 되게 하고, 燥濕殺蟲 하며 경간, 痰涎, 두통, 현운, 暑瘧, 澼痢, 설사, 적취, 勞疳, 瘡疥를 치료하고 해백독하며 辟鬼魅하고, 이것을 지니고 있으면 능히 疫氣熱毒을 막을 수 있다.

中藥學講義: 解瘡毒, 殺蟲.

性　味 辛苦, 溫.

현대의 효능주치 조습작용, 거풍작용, 구충작용, 살균작용을 한다. 疥癬, 禿瘡, 급성 치조농루, 대상포진, 파상풍, 蛇咬傷, 액취, 下腿潰瘍, 경련, 치루를 치료한다.

《상한론》《금궤요략》의 운용법

◆效能主治◆

외용하는 방법은 아래와 같은 두 가지다.

1) 雄黃과 葶藶子 가루를 뜨거운 돼지기름에 녹이고, 그 속에 끝을 면으로 감싼 槐枝를 담가서 그것을 충치가 있는 곳에 문지른다(小兒疳蟲蝕齒).

2) 기와 2장을 모아 통 모양으로 만든 후 그 가운데에서 雄黃을 구워 그 연기를 항문에 훈증한다. 이렇게 하여 항문부의 짓무름과 미란을 치료한다. *비고2)참조

또 내복하면 인후종통을 치료한다(升麻鱉甲湯).

◆대표적인 배합응용과 처방◆

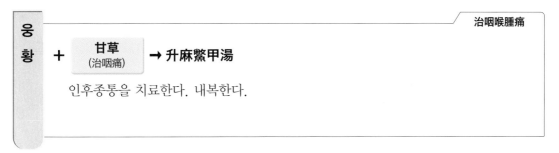

治咽喉腫痛

웅황 ＋ **甘草**(治咽痛) → 升麻鱉甲湯

인후종통을 치료한다. 내복한다.

配合處方: 小兒疳蟲蝕齒, 升麻鱉甲湯. 이상 2처방.

외용약

◆비고◆

1) 현재, 웅황의 기원에 대하여는 혼란이 있다. 益富壽之助는 〈正倉院 약물을 중심으로 한 고대 石藥의 연구〉에서 상세히 고증하고 있다.

그 중 당나라에 중국에서 도래했다고 생각되는 雄黃을 분석한 결과 雄黃은 Realgar(사유화사비소 As4S4)라고 동정하고 있다. 그렇지만 이전 일본의 광물학서에서는 실수로 Orpiment(삼유화이비소 As2S3)에 해당한다고 하였기 때문에 이러한 잘못이 중국에 전해져서 받아들여졌고, 현재 중국의 광물학서에는 Orpiment(삼유화이비소 As2S3)를 雄黃

으로 정정하고 있다.

일본의 광물학서에서는 현재도 雄黃을 Orpiment(삼유화이비소 As2S3)라고 하고 있는 것이 있다.

본서에서는 益富 씨의 고증이 타당하다고 여겨서 Realgar(사유화사비소 As4S4)를 雄黃으로 한다. 아울러 realgar의 화학식은 As4S4 뿐 아니라, AsS(유화비소)와 As2S2(이유화이비소)라고 하는 경우도 있다.

2) 이 훈법은 徐鎔本《금궤요략》에 雄黃熏이라는 처방명으로 수재하고 있는데, 이 책의 저본인 鄧珍本에는 '항문이 진무르면 雄黃으로 훈증한다'라고 하여 용법만 기재되었을 뿐 처방명은 없다. 따라서 본서에서는 이 훈법을 독립한 처방으로 셈하지 않고 배합처방란에도 기재하지 않는다.

粉類(鉛粉/米粉) 白粉 傷金 粉 金

粉에는 옛날부터 鉛粉과 米粉 두 가지 설이 있어서 이 항에서는 鉛粉과 米粉 두 종류에 대하여 설명한다.

鉛粉 傷金

기 원 鉛을 가공한 염기성 탄산연.

異名·別名 粉錫, 解錫, 定粉, 白粉, 鉛華.

성 분 통상적으로 2PbCO3 · Pb(OH)2. 조정법에 의해 변화하는 것이 있다.

인용문헌 **神農本草經**: 伏尸毒螫, 三蟲을 없애는 것을 담당한다(粉錫의 항에서 인용: 鉛粉).

性 味 甘辛, 寒.

현대의 효능주치 적취를 없애고 구충하며 충독을 해독하고 기육의 회복력을 높인다. 疳積, 하리, 기생충으로 인한 복통, 癥瘕, 말라리아, 疥癬, 궤양, 口瘡, 단독, 화상을 치료한다.

附 記 중금속이므로 현재는 쓰지 않는다.

米粉 ^{미 분} 傷金

기　　원	벼科 벼 *Oryza sativa* Linne의 종자를 가루로 만든 것.
성　　분	전분, 단백질, 지방 등.
인용문헌	**名醫別錄:** 익기, 止煩, 止泄을 담당한다(粳米의 항에서 인용: 米粉으로).
	古方藥議: [釋品] 白粉은 즉 白米粉이다. [議曰] 그 기는 모두 粳米와 같다. 그리하여 이것을 가루로 만들면 오로지 諸藥을 함께 심흉에 이끌어서 효과가 나타나게 한다.
性　　味	甘, 平.
현대의 효능주치	粳米의 항 참조.

《상한론》《금궤요략》의 운용법

◆效能主治◆

粉은 옛날부터 鉛粉과 米粉 두 가지 설이 있고, 현재 중국에서는 그 효능에 따라 회충 구제가 목적인 甘草粉蜜湯에는 鉛粉을 쓰고 진액을 보하는 것이 목적인 猪膚湯에는 미분을 쓰며 외용하여 여성의 질내를 따뜻하게 할 목적으로 쓰는 蛇床子散에서는 米粉을 주로 쓰는데, 鉛粉을 쓰는 것도 있다.

鉛粉: 蛔蟲殺蟲作用——회충의 구충작용을 한다.

米粉: 益氣生津作用——진액을 보하고 번갈을 그치며 胃腸을 보하고 益氣한다.

◆대표적인 배합응용과 처방◆

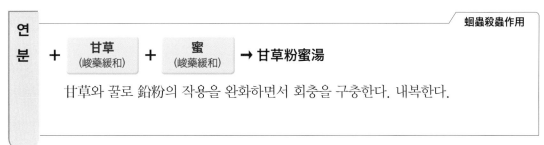

蛔蟲殺蟲作用

연분 + **甘草** (峻藥緩和) + **蜜** (峻藥緩和) → **甘草粉蜜湯**

甘草와 꿀로 鉛粉의 작용을 완화하면서 회충을 구충한다. 내복한다.

외용약

267

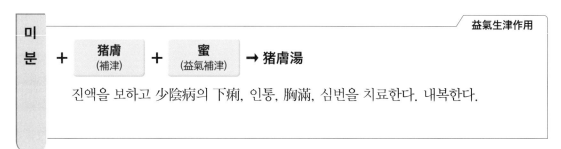

미분 + 猪膚 (補津) + 蜜 (益氣補津) → 猪膚湯

진액을 보하고 少陰病의 下痢, 인통, 胸滿, 심번을 치료한다. 내복한다.

配合處方: 甘草粉蜜湯, 蛇床子散, 猪膚湯. 이상 3처방.

◆비고◆

鉛丹과 鉛粉은 동일하게 납으로 만들지만 서로 다른 것이다. *鉛丹의 비고 참조

戎鹽金 鹽金

기　원　서북변경지역에 있는 鹹湖 및 그 부근에서 자연적으로 결정이 되어 생긴 알갱이가 굵은 소금 결정 및 암염으로 청색 혹은 적색을 띠는 것. *비고1)참조

異名·別名　胡鹽, 禿登鹽, 石鹽, 大靑鹽, 靑鹽.

성　분　염화나트륨을 주성분으로 하고, 협잡물로 칼슘과 마그네슘, 철과 미량의 비소를 함유.

인용문헌　**神農本草經:** 明目하고 目痛을 담당한다. 益氣하고 기골을 堅하게 하며, 蠱毒을 제거한다(戎鹽의 항에서 인용).

　藥能方法辨: 능히 和水藏하며 通小便하고 平血熱하여 目赤澀痛, 吐血尿血을 치료하고 堅骨固齒, 明目烏鬚하며, 나머지 효능은 식염과 동일하다.

性　味　鹹, 寒.

현대의 효능주치　凉血明目한다. 尿血, 토혈, 치은과 혀의 출혈, 안충혈·통증, 안검염, 치통을 치료한다.

《상한론》《금궤요략》의 운용법

◆效能主治◆

외용해서 두피의 혈행을 촉진한다. 내복해서 이뇨를 도모한다.

①**血行促進作用**——외용해서 혈행을 촉진한다.

②**補腎作用**——내복해서 補腎하고 이뇨를 도모한다.

◆대표적인 배합응용과 처방◆

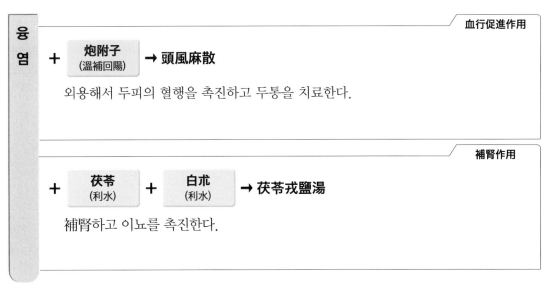

配合處方: 頭風摩散, 茯苓戎鹽湯. 이상 2처방.

◆비고◆

1) 戎鹽의 기원에 대하여

역대 본초서에 여러 설이 있어서 산지, 형상, 색, 기타 성상에 대하여 특정하는 것은 쉽지 않다.《신농본초경》에서는 戎鹽의 효능만 기재되있고 기원은 언급하지 않고 있다.《명의별록》에서는 기원에 대하여 '一名胡鹽, 胡鹽山과 西羌, 北地 및 酒泉福祿城東南角에서 난다. 北海는 青, 南海는 赤'이라고 하고 있다. 〈正倉院 약물을 중심으로 한 고대 石藥의 연구〉에서는 이것을 근거로 산지의 기후풍토, 토지질을 감안하여 戎鹽의 기원에 대하여 고증하고 있고, 그것을 요약하면 다음과 같이 된다.

산출지역: 西戎(서북변경지역) 이른바 내몽고, 북부 티베트, 寧夏省 靈武, 甘肅省 酒泉, 敦煌 등의 건조지.

산출장소: 염호 및 그 부근.

형　　상: 자연적으로 생성된, 알갱이가 굵은 소금 결정. 상기 지역으로 북방의 鹹湖의 것은 청색을, 남방의 鹹湖의 것은 적색을 띤다(다른 색깔이 나는 것은 암석과 식물의 유해를 함유한 토양의 질이 다르기 때문이다).

본서도 이 설이 타당하다고 여겨서 기원으로 했다.

2) 鹽이라는 약물의 기원에 대하여

頭風摩散에는 鹽이라는 약물이 배합되어 있는데, 역대 본초서에는 鹽이라고 수재된 것은 없고 戎鹽, 大鹽, 食鹽, 石鹽(光明鹽) 등이 수재되어 있을 뿐이다. 이렇기 때문에 頭風摩散의 鹽이 무엇을 가리키는가는 명확하지 않다. 현재 중국의 중약학 교재류에도 정설은 없

외
용
약

269

고, 頭風麻散의 鹽을 戎鹽, 食鹽, 大鹽 중의 어느 한 가지로 말하고 있어서 혼란이 보인다. 아래에서는 이러한 鹽類에 대하여 개요를 서술한다.

1. 암염계

戎鹽: 앞의 基源 항 참조.

石鹽(光明鹽): 자연적으로 결정이 되어 생긴 백색의 암염으로 파편에 투명한 유리모양의 광택이 있는 것.

2. 제염계

食鹽: 海水, 鹽井 등의 염수를 증발시켜 만든 고운 가루형태의 鹽으로 식용하게 한 것(후에 食鹽에 大鹽을 포함하게 되었는데, 이것은 이시진이 《본초강목》에서 大鹽을 食鹽의 항에 통합하여 수재한 것에서 시작한다).

大鹽: 제염한 鹽으로 알갱이가 굵은 결정(염전의 염수를 천일건조하여 제염한 것을 말하는 경우가 많다).

아울러 본서에서는 鹽을 戎鹽의 항에 통합하여 기재했다.

蛇床子 蛇床子仁金
사 상 자 　 사 상 자 인

기　원 산형과 *Cnidium monnieri* Cusson의 과실.

異名·別名 蛇米, 蛇珠, 蛇粟, 蛇牀子.

성　분 精油 등.

인용문헌 **神農本草經:** 부인의 陰中腫痛, 남자의 음위와 낭습을 담당한다. 痺氣를 제거하고 관절을 부드럽게 한다. 전간, 惡瘡을 담당한다(蛇床子 항에서 인용).

藥能方法辨: 능히 散寒祛風하며 조습하고 음위, 낭습, 여자의 陰腫, 陰癢, 子臟虛寒 및 腰酸體痺, 대하, 탈항, 喉痺, 齒痛, 濕癬, 惡瘡, 風濕諸病을 치료한다(蛇床子 항에서 인용).

中藥學講義: 내복하면 溫腎强壯, 외용하면 조습살충한다(蛇床子 항에서 인용).

性　味 辛苦, 溫.

현대의 효능주치 溫腎하여 신기능을 높이고, 피부소양을 가라앉히며, 습사를 제거하고 驅蟲하며 살균한다. 발기부전, 남자음부소양증, 여자대하 및 음부소양증, 자궁이 냉한 不姙症, 풍습에 의한 痺痛, 개선을 치료한다. 외용하면 세정약으로 음부소양증 등에 쓴다.

◆**效能主治**◆

외용약으로 쓴다. 질내를 따뜻하게 하여 자궁의 냉증에 의한 기능부전을 조절한다.

◆**대표적인 배합응용과 처방**◆

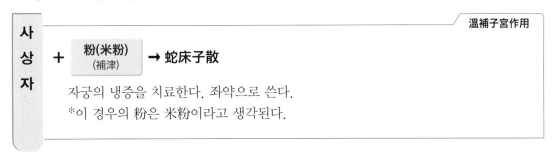

자궁의 냉증을 치료한다. 좌약으로 쓴다.

*이 경우의 粉은 米粉이라고 생각된다.

配合處方: 蛇床子散. 이상 1처방.

외용약

271

服用補助藥 _{복용보조약}

산제와 환제 등 방제를 복용할 때에 복용하기 쉽도록 하는 것이 주목적인 大麥粥汁과 약물의 효능보조 및 자극성 완화, 위장보호 등이 목적인 熱粥, 외용을 보조하는 소재인 槐枝, 水類를 여기에 모았다.

大麥粥汁 金   麥粥 金

기   원 대맥 *Hordeum vulgare*의 과실을 끓여서 죽즙으로 만든 것.

異名·別名 大麥, 飯麥, 牟麥, 麴.

성   분 전분, 단백질, 지방산 등.

인용문헌 **名醫別錄:** 소갈을 담당하고, 제열하고 익기하며 調中한다.
　　　　藥能方法辨: 소갈을 치료하고 제열하며 消食, 止泄利하고 脹滿을 치료한다.

성   미 甘鹹, 凉.

현대의 효능주치 위장기능을 조절한다. 利水한다. 소화불량, 하리, 소변삽통, 수종, 화상을 치료한다.

《상한론》《금궤요략》의 운용법

◆效能主治◆

大麥粥汁은 消石礬石散, 枳實芍藥散을 복용할 때에 쓰지만, 주된 목적은 산제를 복용하기 쉽게 하는 服用補助藥이라고 생각된다. 아울러 진액을 보하여 갈증을 그치고, 번열을 제거하며 胃腸을 조절하는 작용을 한다.

참고: 白朮散의 가미방으로 大麥粥汁이 배합되고 있지만, 이 경우는 服用補助藥으로서가 아니라 '구갈을 그치게'하는 명확한 약효를 가진 배합약으로 취급된다. 더욱이 白朮散에서 大麥粥汁은 가미방으로 취급되고 있기 때문에 본서에서는 독립된 처방으로 셈하지 않았다.

◆대표적인 배합응용과 처방◆

복용보조약으로 쓰기 때문에 배합응용은 없다.

복용보조약으로 쓰이는 처방: 枳實芍藥散, 消石礬石散. 이상 2처방.

熱粥[열죽]㊞ 熱稀粥[열희죽]㊞ 糜粥[미죽]㊞ 粥[죽]㊞

기　원 粟粥, 粳米粥 등 곡물의 죽이라고 생각되지만 상세한 것은 불분명하다.

인용문헌 **本草綱目:** 利小便, 止煩渴, 養脾胃(粳米 · 籼米 · 粟米 · 粱米粥 항에서 인용).
古方藥議: 桂枝湯에 이르기를 熱稀粥을 마시는데, 大飮하여 胃氣를 고무하고 이로써 약력을 기표에 도달시키는 것을 말한다. 十棗湯에 이르기를 糜粥은 스스로 자양효과가 있어 瀉下 후에 엷은 죽을 써서 胃氣를 안정시키도록 한다.

《상한론》《금궤요략》의 운용법

◆效能主治◆
《상한론》《금궤요략》에는 이따금 처방을 복용할 때 보조약으로 죽을 쓴다. 정리하면 다음과 같은 목적으로 쓰고 있다.

1) 太陽中風의 병에는 몸을 따뜻하게 하고 위장을 보호하여 처방의 약력을 보조하고 發汗補助藥으로 쓰고 있다.

2) 비위허약인 경우에는 비위를 따뜻하게 하고 보익하며 지사작용과 止痛作用을 돕는다.

3) 삭용이 상한 약물을 쓰는 경우에는 正氣를 돕고 약효의 삭용을 완화한다.

4) 방제를 복용한 후에는 熱粥을 복용하면 巴豆의 瀉下逐水作用을 강화하게 되고, 冷粥을 복용하면 그 효과를 억제한다. *巴豆의 항 참조

◆대표적인 배합응용과 처방◆
복용보조약으로 쓰고 있기 때문에 배합응용은 없다.

> **效能主治의 1)에 해당하는 처방/** 桂枝湯, 桂枝加黃芪湯, 桂枝加附子湯, 桂枝去芍藥加附子湯, 桂枝去芍藥湯, 桂枝二麻黃一湯, 桂枝麻黃各半湯(계마각반탕), 栝樓桂枝湯(가미방중). 이상 8처방.
> **效能主治의 2)에 해당하는 처방/** 訶梨勒散, 大建中湯, 理中丸(湯法). 이상 3처방.
> **效能主治의 3)에 해당하는 처방/** 十棗湯. 이상 1처방.
> **效能主治의 4)에 해당하는 처방/** 白散(가미방중). 이상 1처방.

복용보조약

槐枝[괴지]㊞

기　원 콩科 괴화나무 *Sophora japonica*의 가지.

異名·別名 槐嫩蘗.

성　분 rutin, quercetin 등.

인용문헌 **名醫別錄:** 瘡 및 陰囊濕痒을 씻는 것을 담당한다(槐實 항 가지 부분에서 인용).

性　味 苦, 平.

현대의 효능주치 부정자궁출혈, 대하, 心痛, 안충혈, 痔, 개선.

《상한론》《금궤요략》의 운용법

◆效能主治◆

종기가 궤파하려고 하는 것을 치료한다.

참고: 小兒疳蟲蝕齒에서 槐枝의 사용법은, '雄黃과 葶藶子의 가루를 뜨거운 猪脂에 녹인 후 槐枝의 끝을 면으로 싸고 이것을 적셔서 충치에 바르는' 것이다. 따라서 약을 바르는 면봉으로서의 의미가 강하고, 약효를 기대하고 사용했을 가능성은 낮다.

◆대표적인 배합응용과 처방◆

의료용구로서의 의미가 강하며 배합응용은 없다.

복용보조약으로 쓰는 처방: 小兒疳蟲蝕齒. 이상 1처방.

水類

水類의 기원과 약효에 관해서는 여러 설이 있고, 확정하기 어려운 부분도 있지만 조사가 가능한 범위에서 분류해 다음과 같이 정리했다. 장중경이《상한론》《금궤요략》에서 水類를 여러 형태로 사용하여 분류했음을 추정할 수 있다.

水 〔傷〕〔金〕

기　원 상용하는 생수.

사용법 1) 물로 달인다. (처방) 특별한 경우를 제외하고 대부분의 탕제를 물로 달인다.

2) 산제·환제를 물로 복용한다. (처방) 특별한 경우를 제외하고 산제·환제의 대부분은 물로 복용한다.

泉水 ⒧
^{천 수}

기　원 우물에서 나오는 물을 길어낸 것.

異名·別名 新汲水.

사 용 법 샘물로 달인다. (처방) 滑石代赭湯, 百合鷄子湯, 百合地黃湯, 百合知母湯.

인용문헌 〈기원〉

重修政和經史證類備用本草: 물을 마셔서 질병을 치료하는 것은 모두 새로 길은 맑은 샘물을 말한다(泉水 항에서 引用).

藥能方法辨: 샘물은 우물에서 솟아나는 물로 때에 따라 새로이 길은 것을 新汲水라 하고, 이러한 새로 길은 물을 말한다.

〈효능〉

重修政和經史證類備用本草: 소갈, 반위, 熱痢, 熱淋, 小便赤澁을 담당하고, 겸하여 씻어서 漆瘡, 癰腫을 없앤다. 장기간 복용하면 오히려 溫中하여 열기를 내려주고 利小便한다(泉水 항에서 인용).

本草綱目: 砒石, 烏喙, 燒酒, 煤炭의 독을 해독하고 熱悶, 昏瞀, 煩渴을 치료한다[이시진](井泉水 항, 新汲水의 주치 부분에서 인용).

古方藥議 : 淸熱滋潤을 남낭하고 소살, 熱痢, 小便赤澁을 치료한다.

고　증 샘물로 달이는 앞의 4처방은 모두 百合病에 쓰는 탕제이다. 샘물은 상용하는 생수와 비교해보면 더욱 많은 미네랄을 함유하고 있다.

井華水 ⒧⒧
^{정 화 수}

기　원 새벽에 우물에서 처음 길은 물.

사 용 법 井華水로 삶는다(세 번 끓을 정도). (처방) 風引湯.

인용문헌 〈기원〉

重修政和經史證類備用本草: 이 물은 우물에서 새벽 제일 처음 길은 것이다(井華水 항에서 引用).

藥能方法辨: 새벽 처음으로 길은 것을 井華水라 하고 이것이 가장 좋은 물이다.

〈효능〉

重修政和經史證類備用本草: 크게 놀랐을 때 사람의 구규에서 출혈하는 것을 담당하는데, 물을 얼굴에 뿌리고, 또 구취도 담당한다(井華水 항에서 인용).

本草綱目: 음주 후의 熱痢, 눈의 瞖膜을 씻는다. 사람이 크게 놀라서 구규, 사지, 손가락 사이에 출혈이 있을 때 이 물을 얼굴에 뿌린다. 朱砂를 담갔다가 마시면 안색이 좋게 되고 진심안신하며 구취를 치료한다. 여러 가지 약석을 연마할 때 감당할 수 있다. 술이나 식초에 넣으면 상하지 않는다[嘉祐補注本草]. 보음하는 약재를 달일 때 쓰는 것이 마땅하다[虞搏]. 일체의 痰火, 氣血藥을 달이는데 마땅하다[이시진](井泉水 항 井華水 부분 주치에서 인용).

古方藥議: 議曰, 平旦에는 眞陽의 기가 수면에 떠오른다. 그러므로 길은 물로 鎭心除熱하는 약재를 달여야 한다. 風引湯에 이르기를, 井華水 석 되를 달이는 것은 세 번 끓이는 것이다. 陳藏器曰, 味가 平하고 무독하다. 약석을 법제하는 것을 감당할 수 있다. 다른 물과 다르다.

고　증 風引湯은 뇌졸중과 소아경련에 쓰고, 이것에 동반하는 열을 제거하는 처방이지만,《본초강목》과《고방약의》에 의하면 井華水는 정신안정과 淸熱作用을 보좌하는 역할을 한다. 또 風引湯에도 배합되는 石藥(寒水石, 赤石脂, 白石脂, 紫石英 등)과 성질이 서로 잘 어울린다.

東流水 金
동 류 수

기　원 강에서 길은 물.

사용법 澤漆汁을 만들 때에 쓴다(澤漆汁: 澤漆 세 근을 東流水 5되에 넣고 1.5되가 될 때까지 달인 것). (처방) 澤漆湯.

인용문헌 〈기원〉

本草綱目: 李時珍曰, 流水는 크게는 江河, 작게는 개천에 흐르는 물을 말한다(流水의 항에서 인용).

藥能方法辨: 東流水는 일명 順流水라고 하는데 이것은 흐르는 강물을 말하고, 우물물과는 다르지만 효능에서 크게 다른 것은 없다.

古方藥議: 식물본초에 이르기를 서쪽에서 오는 것을 東流水라 부른다. 대저 千里水와 같다.

〈효능〉

本草綱目: 藏器曰, 千里水, 東流水 두 가지 물은 모두 邪穢를 蕩滌하고, 탕약을 달이며, 귀신을 쫓아내는 것을 감당한다(流水 항의 발명 부분에서 인용).

藥能方法辨: 앞부분 기원의 인용문을 참조.

古方藥議: 議曰, 東流水는 長流水와 효능이 같다. 그 流利함은 사기를 돕지는 않고, 흉격에 적체된 것을 취한다. 따라서 澤漆湯에 이 물을 쓰면 해수상기를 치료하게 된다. 혹은 이르기를, 東流水는 동방의 陽精의 기를 얻어서 성질이 빠르고 거칠며 그 효능은 急流水와 같아서 통리하는 약을 달이는데 쓰는 것이 좋다.

고 증 《古方藥議》에 의하면 東流水는 通利藥과 잘 어울리며 澤漆의 利水鎭咳祛痰作用을 補佐하는 역할을 한다.

甘爛水 (감란수) 傷金

기 원 강물을 큰 용기에 넣어서 국자로 여러 번 높이 들어서 떨어뜨리면서 포말이 생기게 한 물.

사용법 甘爛水로 달인다. (처방) 茯苓桂枝甘草大棗湯(영계감조탕).

인용문헌 〈기원〉

傷寒論·金匱要略: 물 두 말을 취하여 큰 단지에 넣고 큰 동이 속에 두고 국자로 이것을 떠서 물 위로 5,6천 방울 연이어 떨어지게 한 후 이 물을 취하여 쓴다(茯苓桂枝甘草大棗湯의 항).

藥能方法辨: 일명 百勞水라고 하는데 이것은 가볍게 만들어서 가라앉지 않도록 한 것을 취하며, 苓桂甘棗湯의 처방 뒤에 甘爛水를 만드는 방법이 있는데 그렇지만 茶筅을 가지고 잘 저어서 만드는 경우에는 빨리 만들 수 있다.

〈효능〉

本草綱目: 대개 물의 성질은 원래 鹹하여 體는 무겁다. 이것에 노력을 더하면 곧 달고 가볍게 된다. 그러면 腎氣를 돕는 것이 아니라 비위를 보익하게 된다. 虞搏醫學正傳에 '甘爛水는 달고 따뜻하여 성미가 부드럽고 따라서 傷寒陰證 등의 약을 달일 때 이것을 쓴다'라고 하였다(流水 항 발명 부분에서 인용).

古方藥議: 柳村隨筆에 이르기를 新汲水는 열을 제거하고 井華水는 보음하며 甘爛水는 허약을 치료하고, 潦水는 습열을 제거하며, 千里水는 폐색을 제거한다(井華水 항에서 인용).

고 증 甘爛水는 여러 번 높은 곳에서 물을 떨어뜨려서 포말이 생기게 한 물이고, 산소를 많이 포함한다. 산소포화상태가 되게 하여서 물속에 있는 불순물의 산화분해를 촉진하는 작용이 있다고 생각된다. 《본초강목》의 기술을 빌리자면, 물의 성질이 甘·溫·柔하게 되어 있다. 苓桂甘棗湯은 허약하여 臍下 동계를 동반하는 奔豚病에 쓰기 때문에 자극이 적은 甘爛水를 쓴다고 생각된다.

潦水 ^{요 수} 傷

기 원 비가 내린 후 고인 물.

사 용 법 潦水로 달인다. (처방) 麻黃連軺赤小豆湯.

인용문헌 〈기원〉

藥能方法辨: 비온 후 뜰에 잠시 고인 물을 말한다. 맑은 날씨가 지속될 때에는 地漿으로 대신하는데, 地漿을 만드는 방법은 깨끗한 물에 황토를 넣어서 탁해 지도록 저은 다음 이것을 가라앉혀서 맑은 부분을 쓰는 것이다.

〈효능〉

本草綱目: 비위를 조절하고 습열을 제거하는 약을 달인다[이시진](潦水의 항 주치 부분에서 인용). 成無己가 이르기를 仲景이 '傷寒瘀熱在裏, 身發黃을 치료할 때에 麻黃連軺赤小豆湯을 달인다'고 했다. 潦水를 쓰는 것은 그 맛이 가볍고 습기를 돕지 않으며 利熱하는 것을 취하는 것이다(潦水의 항 발명 부분에서 인용).

고 증 麻黃連軺赤小豆湯은 내부의 어열이 원인이 되어 發黃하는 것을 치료하는 작용이 있는데,《본초강목》에 의하면 潦水는 利濕熱하는 작용을 보좌하는 역할을 한다고 하였다. 더욱이 상용하는 생수가 경수인 것에 비하여 빗물을 맑게 가라앉힌 潦水는 연수화되었다고 생각된다. 천연 증류수라고 말할 수 있다.

沸湯 ^{비 탕} 傷 金

기 원 끓인 물.

사 용 법 1) 산제를 끓인 물로 복용한다. (처방) 文蛤散.

2) 환제를 끓인 물로 으깨서 따뜻하게 복용한다. (처방) 理中丸.

인용문헌 〈기원〉

本草綱目: 白沸湯[본초강목], 麻沸湯[장중경], 太和湯(熱湯 항 釋名 부분에서 인용). 時珍曰, 살펴보건대 汪穎은 '熱湯은 팔팔 끓도록 기다리는 것이 좋다. 만약 반쯤 끓은 것을 마시면 도리어 원기를 상하고 脹滿이 된다'고 하였다(熱湯 항 기미 부분에서 인용).

藥徵續編: 沸湯, 麻沸湯은 모두 열탕이다. 본초강목에 나온다.

〈효능〉

本草綱目: 양기를 돕고 경락을 돌게 한다[寇宗奭]. 곽란전근이 복부로 들어가려고 하는 것 및 客忤해서 죽을 것 같은 것을 풀어준다[嘉祐補注本草](熱湯 항白沸湯, 麻沸湯, 太和湯 부분의 주치에서 인용).

〔고　증〕 **文蛤散:** 蛤을 끓는 물로 데치면 칼슘을 이온화하여 용출하는 작용도 있다고 생각된다.

理中丸: 환약을 끓는 물에 녹여서 유효성분을 추출하여 전탕약과 같은 정도의 효과를 기대한다.

麻沸湯 🉂
마 비 탕

〔기　원〕 끓인 물이지만, 생약을 끓는 물에 담그는 경우에는 麻沸湯이란 명칭으로 기재한다.

〔사 용 법〕 1) 생약을 麻沸湯에 담갔다가 찌꺼기를 거른 후에 온복한다. (처방) 大黃黃連瀉心湯.

2) 생약을 麻沸湯에 담갔다가 찌꺼기를 거른 후 附子汁을 넣어서 온복한다. (처방) 附子瀉心湯.

〔인용문헌〕 〈기원〉

本草綱目: 앞부분 沸湯의 항, 기원의 인용문 참조.

藥徵續編: 앞부분 沸湯의 항, 기원의 인용문 참조.

〈효능〉

本草綱目: 時辰曰, 장중경이 '心下痞하고 關上脈이 浮한 것을 치료하려면 大黃黃連瀉心湯을 쓰는데 이것을 麻沸湯에 넣고 달인다'고 했다. 氣薄하여 허열을 제거하는 효과를 취한다.

〔고　증〕 장시간 가열로 大黃의 사하작용이 손실되는 것을 방지하기 위하여 달이지 않고 끓는 물에 담가서 우려내는 방법을 썼다고 생각된다.

熱湯 🉂🉁
열 탕

〔기　원〕 뜨거운 물(끓인 것).

사용법 1) 잘게 부순 생약을 면에 싸서 열탕을 이용하여 우려낸다. (처방) 走馬湯.

2) 열탕을 써서 香豉를 달인다. (처방) 瓜蒂散.

인용문헌 〈기원〉

本草綱目: 앞부분 沸湯 항, 기원의 인용문 참조.

藥徵續編: 앞부분 沸湯 항, 기원의 인용문 참조.

〈효능〉

本草綱目: 앞부분 沸湯의 항, 기원의 인용문 참조.

고증 走馬湯: 잘게 부순 생약을 면에 싸서 유효성분을 우려내기 위하여 열탕을 사용하고 있다.

煖水 [傷][金]
난 수

기원 따뜻한 물.

사용법 물로 산제를 복용한 후에 땀이 날 때까지 따뜻한 물을 많이 마시게 한다. (처방) 五苓散.

인용문헌 〈기원〉

藥徵續編: 五苓散服用法, 煖水 아마도 따뜻한 물이다.

古方藥議: 온난한 湯이다.

〈효능〉

古方藥議: 五苓散의 복용법에 이르기를 따뜻한 물을 많이 마셔서 땀이 나면 낫는다. 아마 따뜻한 물을 써서 약력을 돕는 것은 桂枝湯을 복용할 때 뜨거운 죽을 마시는 것과 비슷하다.

고증 열병에 동반하는 탈수증상을 없애기 위해 따뜻한 물을 많이 마시게 하는 것이라 생각된다(多飮煖水). 더구나 발한이 치유의 시작점이 된다고 생각했기 때문에 발한보조라고 할 수 있다.

漿水 [金] 醋漿水 [金]
장 수   초 장 수

기원 좁쌀로 밥을 지은 것을 발효시켜서 만든 醋. 더욱이 漿水라는 것은 醋漿水(酸漿水)를 가리킨다(여러 설이 있지만 본서에서는《본초강목》의 설을 따른다).

異名·別名　酸漿水.

사 용 법　1) 漿水로 산제를 복용한다. (처방) 蜀漆散, 赤豆當歸散(적소두당귀산).

2) 漿水로 달인다. (처방) 半夏乾薑散, 礬石湯.

3) 醋漿水(酸漿水)로 산제를 복용한다. (처방) 白朮散(가미방중).

인용문헌　〈기원〉

本草綱目: 酸漿. 嘉謨 이르기를 漿은 酢를 말한다. 좁쌀로 밥을 지어서 뜨겁게 하여 냉수 중에 던져 넣고 5~6일 담가둔다. 맛은 醋와 같고 白花가 생긴다. 색이 漿과 같은 류여서 이름을 붙인 것이다. 담근 것이 부패하면 사람을 상하게 한다(漿水 항 釋名 부분에서 인용).

藥徵續編: 漿水와 淸漿水 二品은 모두 白酒와 같은 것이다. 淸이라고 한 것은 아마 맑은 것을 취한 것을 말한다.

藥能方法辨: 枳實梔子湯方 후에 淸漿水가 있고, 또 赤小豆當歸散方 뒤에는 漿水가 있으며, 또한 蜀漆散, 礬石湯, 半夏乾薑散 등의 처방 뒤에 모두 漿水가 있고, 또 儒門事親, 葶藶酸에도 漿水가 있는데 이상 6처방에 등장한다. 혹은 淸漿水는 米泔水라는 설이 있고, 또 漿水는 酸漿水인데 일본에서는 一夜醋라고 하는 것처럼 그 설이 하나가 아니다. 이런 것들을 고려해 보면 淸漿水는 米泔水이지만, 漿水라고만 말할 때에는 酸漿水를 말하는 것이 틀림없다.

古方藥議: 淸漿水는 맑은 漿水를 말하고, 醋漿水는 漿水를 끓여서 醋로 만든 것이다.

〈효능〉

重修政和經史證類備用本草: 調中하고 引氣宣和하며 强力通關開胃하고 止渴하며 곽란, 泄痢, 宿食을 없애고 황혼에 죽을 만들어 마시면 번조증을 해소하며 수면을 돕고 장부를 調理한다.

本草綱目: 利小便한다[이시진](漿水 항 주치 부분에서 인용).

古方藥議: 調中, 引氣, 開胃, 止渴, 消宿食을 담당한다. 議에 이르기를 (중략) 枳實梔子湯과 같은 것은 宿食을 해소하는 것이다. 半夏乾薑湯, 白朮散과 같은 것은 開胃하는 것이 된다. 赤小豆當歸散, 礬石湯과 같은 것은 引氣하여 하초로 돌리는 것이다. 蜀漆散과 같은 것은 驅瘧하는 것이 된다(漿水 항에서 인용).

古方藥議: 本草新補에 이르기를 달여서 醋로 만들면 止嘔한다(漿水 항 醋漿水의 설명 부분에서 인용).

고　증　吐氣가 있는 경우의 복용법으로 半夏乾薑散은 漿水로 散劑를 달이고, 白朮散(가미방중)에는 醋漿水로 酸을 복용하고 있다. 酸味가 토기를 그치게 한다고 생각된다.

281

清漿水 ^{청 장 수} 傷

기　원 쌀을 씻은 물(여러 가지 설이 있으나 본서에서는《약능방법변》의 설을 취한다).

사 용 법 淸漿水로 달인다. (처방)枳實梔子湯.

인용문헌 〈기원〉

　　藥徵續編: 앞부분 漿水 항, 기원의 인용문 참조.

　　藥能方法辨: 앞부분 漿水 항, 기원의 인용문 참조.

　　古方藥議: 앞부분 漿水 항, 기원의 인용문 참조.

　　〈效能〉

　　古方藥議: 本草新補에 이르기를, 淸漿水 같은 것은 즉 뜻이 오로지 번갈을 해
　　소하여 체한 것을 내려주는 데 있다고 하였다.

고　증 열병에 동반하는 탈수증상을 없애기 위해 따뜻한 물을 많이 마시게 하는 것이라
　　생각된다(多飮煖水). 더구나 발한이 치유의 시작점이 된다고 생각했기 때문에
　　발한보조라고 할 수 있다.

白飮 ^{백 음} 傷 金

기　원 쌀을 끓인 즙(여러 설이 있지만 본서에서는《고방약의》의 설을 취한다).

사 용 법 산제를 白飮으로 복용한다. (처방) 五苓散, 四逆散, 白散, 半夏散及湯, 牡蠣澤
　　瀉散.

인용문헌 〈기원〉

　　藥徵續編: 白飮은 생각건대 白湯을 말하는데 달리 고려할 점은 없다고 한다.

　　齊民要術: 쌀을 갈아서 희게 끓이는데 즙을 취하여 白飮을 만든다(煮糗의 항
　　에서 인용).

　　古方藥議: 白米飮이다.《의루원융》에서는 白米飮이라 하였다.《제민요술》煮糗
　　조에는 '白米를 그대로 끓여서 즙을 만들면 白飮이 된다'고 했다.

　　〈효능〉

　　古方藥議: 議에 이르기를, 본론의 五苓散, 牡蠣澤瀉散, 半夏散은 모두 이런
　　산제를 섞어서 이것을 복용한다. 생각건대 이것을 섞어서 복용하기 쉽게 하고,
　　동시에 곡기의 힘을 빌어서 弱力을 돕는다.

고 증 白飮이 粳米를 끓인 즙이라고 하면, 입자가 거친 산제를 마시기 쉽게 하기 위하여 白飮에 섞어서 복용하는 것이라 생각된다. 더불어 위를 보호하고 진액을 돕는 작용을 고려하고 있다고 생각된다.

用法未詳용법미상

《상한론》《금궤요략》에서 사용빈도가 적고 그 약물의 용법이 상세하지 않는 것을 여기에 모았다. 雲母 및 鍛竈下灰를 들 수 있다.

雲母 운모 金

기　　원	화강암페그마타이트에서 나오는 규산염류광물인 백운모.
異名·別名	雲珠, 雲英, 雲華, 雲砂, 磷石.
성　　분	칼륨, 알루미늄, 규소, 산소, 수소, 불소 등.
인용문헌	**神農本草經**: 身皮의 死肌, 중풍한열, 승거훈 등을 담당하고 사기를 除하며 오장을 편안하게 하고 益精明目한다. **藥能方法辨**: 능히 下氣하고 堅肌肉하며, 勞傷, 瘧痢, 瘡腫, 癰疽를 치료한다.
性　　味	甘, 溫.
현대의 효능주치	진정하고 거담하며 止血하고 虛證의 천해, 현기증, 경계, 전간, 말라리아狀 한열이 있는데 오한이 강한 것, 만성 下痢, 절상의 출혈, 화농성 종기를 치료한다.

《상한론》《금궤요략》의 운용법

◆效能主治◆

미상.

雲母는 蜀漆散 한 처방에만 배합되어 있는데, 상세한 용법은 불명하다.

◆대표적인 배합응용과 처방◆

용법미상이며 배합응용은 없다.

> **配合處方**: 蜀漆散. 이상 1처방.

鍛竈下灰 金

단 조 하 회

기　　원 철을 연단하는데 쓰이는 아궁이의 흙.

異名·別名 鍛竈灰, 鍛竈下灰.

인용문헌 **名醫別錄:** 癥瘕堅積을 담당하고 邪惡氣를 제거한다(鍛竈灰의 항에서 인용).

현대의 효능주치 미상.

《상한론》《금궤요략》의 운용법

◆效能主治◆

배합처방은 鱉甲煎丸 1처방이므로 상세한 것은 불명하다.

참고: 《명의별록》에서는 '癥瘕堅積을 치료한다'고 했다. 그리고 《신농본초경집주》의 주에서는 鍛竈下灰의 효용에 대하여 '철의 힘을 겸하여 얻어서 갑자기 癥瘕가 생기는 것을 치료하는데 좋은 효과가 있다'라고 서술하고 있다. 또한 참고로 《신농본초경》에서 철의 효과를 높인다.

鐵: 堅肌肉하고 耐痛하는 것을 담당한다.

鐵精(철의 가루): 明目을 담당한다.

鐵落(철을 연단할 때 흩날리는 철가루): 風熱, 惡瘡, 瘍疽, 瘡痂, 피부에 疥氣가 있는 것을 담당한다.

◆대표적인 배합응용과 처방◆

용법미상이므로 배합응용은 없다.

> **配合處方:** 鱉甲煎丸. 이상 1처방.

基源未詳 기원미상

옛날부터 여러 가지 설이 다양하게 있는데, 현대에도 약물의 기원을 특정하기 어려워서 기원미상인 것을 여기에 모았다. 狼牙, 紫參을 들 수 있다.

狼牙 金 生狼牙 金

기　　원 상세불명. *비고참조

異名·別名 牙子, 狼齒, 狼子.

인용문헌 **神農本草經**: 사기, 열기, 疥瘙, 악창, 瘡, 痔를 담당하고 白蟲을 제거한다(牙子의 項에서 引用).

藥能方法辨: 능히 어혈을 瀉하고 伏毒을 和하며 제반 心腹疼痛을 그친다.

古方藥議: 逐毒氣, 淸濕熱, 止蝕爛을 잘 한다.

性　　味 苦, 寒.

현대의 효능주치 미상.

《상한론》《금궤요략》의 운용법

◆效能主治◆
狼牙 단미로 씻어 少陰病인 질내 종기나 미란을 치료한다(狼牙湯). 또 내복하여 어혈을 제거하고 여러 모양의 통증을 치료한다(九痛丸). 더불어 배합응용은 미상이다.

◆대표적인 배합응용과 처방◆
배합응용미상.

> **配合處方**: 九痛丸, 狼牙湯. 이상 2처방.

◆비고◆
일본에서는 小野蘭山이 狼牙로 장미科 물양지꽃 *Potentilla cryptotaeniae*을 들고 있지만 根據가 확실하지 않다. 더욱이 《중약대사전》에는 狼牙草라는 별칭을 가진 식물이 몇 가지 있다. 한 약물(콩科 狼牙草 *Indigofera pseudotinctoria* Matsum.), 大葉鳳尾(고사리科 *Pteris nervosa* Thumb.), 仙鶴草(장미科 *Aqrimonia polosa* Ledeb. var. *japonica* (Miq.) Nakai) 등이 있지만 기원으로 할 근거는 없고 상세한 것은 불명이나.

紫參 ^{자 삼} 金

기　원　상세불명. *비고참조

異名·別名　牡蒙, 伏蒙, 衆戎, 童腸.

인용문헌　**神農本草經:** 심복적취, 한열사기를 담당한다. 通九竅, 利大小便한다.

　　　　名醫別錄: 장위대열, 唾血, 衄血, 腸中聚血, 癰腫諸瘡을 치료하고, 止渴益精
한다.

　　　　藥能方法辨: 능히 心腹中의 기의 응결과 적취를 담당하고 腸胃中의 열을 부드
럽게 하며 通九竅, 利大小便하며, 이것은 아마도 和水血하고 行氣하는 효능이
있다.

　　　　古方藥議: 능히 通竅하고 降氣利尿한다.

性　味　苦辛, 寒.

현대의 효능주치　미상.

《상한론》《금궤요략》의 운용법

◆效能主治◆

紫參湯, 澤漆湯 2처방에 기재가 있으나 상세한 것은 불명하다.

참고:《고방약의》에는 '仲景의 澤漆湯으로 咳嗽上氣를 치료하고, 紫參湯이 下痢肺痛을 치
료하는 것은 모두 通竅利水하는 효과를 취하는 것'이라고 하고 있다.

◆대표적인 배합응용과 처방◆

배합응용미상.

　　　　配合處方: 紫參湯, 澤漆湯. 이상 2처방.

◆비고◆

기원에 대하여 일본에서는 둥근배암차즈기와 근연식물인 꿀풀科 자삼 *Salvia chinensis*
Bench.의 全草에 해당한다고 하는 설과, 紫參을 拳蔘과 동일한 것이라 하여 여뀌科 拳蔘
Polygonum bistorta Linne이라고 하는 설도 있지만 상세한 것은 불명확하다.《중약대사
전》에서는 앞의 두 가지와 紅骨參 *Salvia plectranthoides* Griff.에 紫參이라는 별명이 있
지만 이것도 상세한 것은 명확하지 않다. 오히려《경사증류대관본초》에서는 滁州, 晉州, 濠
州, 眉州의 각 지역의 紫參 4종의 도판(책에 실린 그림)이 게재되어 있는데 이것들의 형상
을 보면 틀림없이 다른 종의 식물이다.

기원미상

傷寒・金匱藥物事典

부 록

- 《상한론》《금궤요략》의 도량형
- 수치_____약물의 조정가공법
- 《상한론》《금궤요략》 처방일람
- 용어해설
- 약물명색인
- 처방명색인

《상한론》《금궤요략》의 도량형

중국 도량형은 시대에 따라 상당히 많이 변천했지만《상한론》《금궤요략》이 후한 建安 5～10년(200～205년)경에 나왔다고 여겨지기 때문에 도량형은 후한시대의 것을 기준으로 한다. 두 서적에 나오는 약물의 용량은 여러 형태로 표기되고 있다.

중량으로는 '냥(兩)'이 가장 많고 다음으로 근(斤), 분(分), 수(銖) 등이 사용되고 있는데, 1근=16냥, 1냥=4분=24수(1분=6수)이다. 전(錢)은 당나라 때에 등장하는데, 1냥=10전이라고 환산한다.

용량을 나타내는 표기로는 두(斗), 승(升), 합(合), 그리고 一寸匕, 一錢匕 등을 쓰고 있다. 1두=10승=100합이 되고, 후한 때의 1승은 약 201.8ml로 환산한다. 일촌비(一寸匕)라는 것은 사방 1寸이 되는 용기에 들어가는 분량으로 약 2.74ml이다. 오령산에서는 실측치 6～9g이 된다. 일전비(一錢匕)라는 것은 한나라 때의 화폐인 오수전에 산약을 올려서 떨어지지 않는 분량을 말하는데 약 1.82ml이며, 지금의 중량으로 환산하면 약 1.5g이다. 아울러 鷄子大(약40.56ml), 鷄子黃大(약10.6ml), 小豆大(약0.22ml), 梧桐子大(0.25ml), 兎屎大, 麻子大, 麻豆大, 彈丸大 등의 표기도 쓰고 있다.

길이를 나타내는 표기로는 척(尺), 촌(寸), 분(分) 등이 쓰이고 있다. 1척=10촌=100분으로 1척은 약 23cm에 해당한다. 또 개수 표기로는 개(個), 매(枚), 파(把), 경(莖), 편(片), 악(握), 입(粒) 등을 쓰고 있다. 그 외에 비례 표기로서의 분도 있다.

《상한론》《금궤요략》의 중량표기의 중심이 되는 냥이라는 수치단위에 대해서는 아직 정설이 없다.

중국에서는 정권이 변하면 도량형도 변경되는 경우가 많은데, 시대에 따라서 차이가 적지 않다. 일본의 계량사학회의 岩田重雄 회장도 말하고 있는데, 남북조의 전란에 의해 저울추의 질량이 그때까지보다도 3배나 뛰어오른 것도 볼 수 있다.

옛날의 도량형은 출토문물의 權의 평균치를 취하여 추정한다.《중국과학기술사(도량형권)》에 의하면 현재 500g인 1근의 수치가 가장 컸던 때는 수나라 때로 1근이 약 660g이었다. 후한 시대의 1근은 222g으로 추정된다. 1근=16냥이므로 후한 때의 1냥은 13.875g이다.

현재 중의학에서는 1979년부터 국무원의 결정에 따라 전국중의처방용단위로 'g' 표기가 채택되었고, 1근=500g, 1냥=31.125g으로 규정되었다. 단 고등의학원교 선용교재인《방제학》에서는 실제의 처방의 약제양은 '고전처방의 약제량의 경우 각 배합약물의 비율을 참고로 해서 현대중약학과 근대 各家 의안에서 쓰고 있는 약제량과 지역, 계절, 연령, 체질, 病狀에 따라 결정한다'고 했다. 구체적인 예를 들자면,《방

1) 옛날에 사용된 측정용 저울추

291

제학》중의 계지탕의 1냥은 3g으로, 대조의 12매(개)는 3개로 환산한다.

《상한론》《금궤요략》의 약 용량은 일본 에도(江戶)시대의 쇄국시기부터는 다른 나라와 일본 사이에 큰 차이가 생겨서 현대에 이르기까지 커다란 영향을 미치고 있다.

에도(江戶)시대의 카리야 에키사이(狩谷棭齊)는 《本朝度量權衡攷》에서 1냥=1.42g(현재환산)이라 제시하고 있는데, 요시마스 토도(吉益東洞)는 《類聚方》에서 《상한론》《금궤요략》의 처방 분량의 1냥을 환산하지 않고, 처방약미의 전체의 총량을 결정하고, 《상한론》《금궤요략》 분량비로 약재의 중량을 분배했다. g으로 환산하면 대부분의 처방에서 그 약재의 총량은 처방 약물의 가짓수에 관계없이 10~14g(1회 분량)이 된다. 이러한 총량고정의 사고방식은 카이바라 에키켄(貝原益軒)의 《大和本草》에도 보이고 있으며, '一服一勾(1勾=3.75g) 이상이 되어야 한다. 사람의 품부와 병증에 따라 一勾半, 二勾이 되어야 한다'고 했다. 이를 보아도 총량고정의 사고가 에도시대 한방계의 주류였다는 것을 알 수 있다. 또 山脇東門은 《東門隨筆》에서 '요즘 일본 의학을 보면 약제 분량이 대단히 적다. (중략) 하물며 후세방은 특히나 약재의 가짓수가 많아서 그 중 한두 약재는 2~

3分(1分=0.375g)씩 밖에 쓸 수 없으니 백출, 복령, 저령, 택사 등 담백한 약재는 무엇으로 이롭게 할 것인가'라고 하여 약재의 수가 많은 처방에서는 약재의 중량이 적게 된다고 하여 총량고정의 폐해에 대하여 서술하고 있다.

昭和 연간에 이르러서는 淸水藤太郞이 《국의약물학연구》에서 1냥=1.42g이라는 환산치를 제시했고, 또 龍野一雄은 《개정신판한방처방집》에서 대략적으로 《상한론》《금궤요략》의 분량비를 기본으로 1냥=1g으로 환산하여 약재의 분량을 결정하고 있다. 한편 大塚敬節은 《상한론해설》에서 1냥=1.3g이라고 하는 견해를 제시하고 있지만 大塚敬節, 矢數道明이 감수한 《경험한방처방분량집》에서는 자신의 경험을 기초로 약재의 분량을 결정하고 있고, 《상한론》《금궤요략》의 분량비와 어긋나는 처방도 많다. 또, 앞에서 언급한 淸水도 고증에서는 1냥=1.42g이라고 하고 있지만, 《제3개정준일본약국방》의 한방처방을 편집하면서는 1냥=2g으로 환산해서 약재의 분량을 결정하고 있다.

이렇게 현대에는 동일 처방이라도 처방집에 따라 그 분량이 다르게 나타나는 것이 많다.

修治 — 약물의 조정가공법

《상한론》《금궤요략》에서 약재를 처방 약물로 쓰기 전에 자르거나 마디를 떼거나 열을 가하는 등의 처리를 하는 것이 많다. 이러한 처리방법을 한방에서는 修治(炮製)라고 한다. 修治에는 炙, 炮 등 불을 사용하는 것, 씻는 등의 물을 사용하는 것, 씹는 것이나 부수는 등 불이나 물을 사용하지 않는 것 등이 있다. 여기에서는《상한론》《금궤요략》에서 사용되고 있는 수치법을 간단하게 소개한다.

修治하는 목적

《상한론》《금궤요략》에서 약물을 修治하는 목적은 크게 3가지다.

1 불필요한 부분을 제거한다.

2 크기를 작게 하고, 표면적을 크게 한다.
자르고 부수는 등으로 약물을 조제하기 적당한 형태로 하고 또 달일 때에 유효성분이 용출되기 쉽게 한다.

3 물이나 불을 이용하여 특수한 가공을 한다.
독성을 감소시키고, 성질을 완화시키거나 변화가 생기게 한다.

---

1 불필요한 부분을 제거한다

표피의 이끼 등이 붙어 있는 부분과 외층의 약용부분이 아닌 것 등을 제거하는 가공이다.

다음과 같은 가공법이 있다.

去皮(껍질을 제거): **桂枝, 厚朴, 猪苓, 大黃, 巴豆, 皂莢, 杏仁, 桃仁, 附子, 烏頭**

계지, 후박은 휘발성분함량이 적은 외층의 코르크층을 제거한다. 그 외에도 부자 오두 등은 약용으로 불필요한 외피부분을 제거할 목적으로 去皮하여 독성의 감소를 도모한다.

去節(마디를 제거): **麻黃**

마황의 마디에는 지한작용이 있어서 마황에 본래 있는 발한작용과는 반대되는 작용을 하기 때문에 발한작용을 강화하기 위해서는 마디를 제거할 필요가 있다.

去心(심을 제거): **麥門冬, 天門冬, 巴豆**

어느 것이나 약용에 불필요한 심 부분을 제거한다.

去皮尖(皮尖을 제거): **杏仁, 桃仁**

약용하지 않는 껍질 및 첨단부를 제거한다. 유효성분의 추출효율을 높이기 위해서라고 생각되지만 정설은 아니다. 오히려 도인에는 중독증상이 잘 일어나지 않도록 하기 위해서라고 하는 보고도 있다 (《중약포제학》에서).

去蘆(蘆를 제거): **黃芪**

약용으로 쓰이지 않는 根頭(根莖과 黑芯이 있는 부분)를 제거한다.

去毛(털을 제거): **石韋**

잎 표면의 융모를 제거한다. 융모는 인후를 자극해서 해수를 일으킬 가능성이 있기 때문이다.

去翅足(날개와 다리를 제거): **䗪蟲, 䗪蟲**

동물 또는 곤충의 날개와 다리를 제거하는 것이다. 독성이 있는 부분과 약용하지 않는 부분을 제거한다.

除目, 閉口(씨 및 여물지 않은 것을 제거): **蜀椒**

과피를 쓰기 위해서 안에 있는 종자를 제거한다. 또는 과피가 여물어서 벌어지지 않는 것을 제거한다.

② 크기를 작게 하고, 표면적을 크게 한다

약물을 조제하는 데 적합한 형태로 하고, 또 달일 때 유효성분의 용출효과를 높이기 위해 한다.

다음과 같은 가공법이 있다.

切(자른다): **生薑, 生梓白皮, 知母**

擘(쪼갠다=벌려서 나눈다): **大棗, 山梔子, 百合**

破(부순다=깨뜨리다, 찢는다): **附子, 大黃, 半夏, 枳實**

㕮咀(씹는다=부수다, 거친 알갱이가 되게 한다): **烏頭**

碎(잘게 부순다=부숴서 조그마한 알갱이가 되게 한다): **赤石脂, 禹餘糧, 石膏, 滑石**

碎綿裹(면으로 싸서 부순다): **石膏, 滑石, 代赭石**

면으로 싸는 것은 찌꺼기를 제거하기 쉽게 하기 위해서라고 생각된다.

搗(찧는다=찧어서 부순다): **栝樓實**

搗丸(찧어서 환으로 만든다=찧어서 동그랗게 만든다): **葶藶子**

刮(깎는다) : **皂莢**

조협의 경우는 약용하지 않는 부분(외피)을 깎아서 제거하는 것이다.

篩末(체로 쳐서 분말로 한다): **赤石脂**

研(간다=짓찧어서 부드럽게 한다): **巴豆, 雄黃**

덧붙여 말하면 달이기 전에 여러 가지 약재를 부숴서 조그맣게 하는 것을 㕮咀, 剉(잘게 쪼개다) 등으로 부른다.

③ 물이나 불을 이용하여 특수한 가공을 한다

이 수치에는 ①불을 사용하는 것, ②물을 사용하는 것이 있다.

❶ 불을 사용하는 것

가공하는 과정에서 불이 필요한 수치법이다. 독성을 감소시키고 성질을 완화·변화시키며 약효를 증강하는 등의 목적으로 사용한다. 《상한론》《금궤요략》에서 사용되는 것은 다음과 같은 것이 있다.

炒(볶는다): **杏仁, 水蛭, 甘草**

내열성 용기에 넣고 불을 피워 저으면서 볶는 것이다.

炮(굽는다): **附子, 烏頭, 天雄, 乾薑**

고온상태에서 굽는 것이다. 보통은 약물의 주위가 쪼개지거나 금이 가는 것이 수치의 판단 기준이다. 특히 대부분 부자류

294

의 독성을 감소시키기 위해서 행한다.

燒(태운다): **雲母, 礬石, 亂髮, 褌, 射干, 枳實, 蜀椒**

직접 화로 속에 넣거나 또는 내화성 용기에 넣어서 그을릴 정도로 태우는 방법이다. 광물 등에 잘 이용한다. '태워서 재로 만든다', '태워서 검게 만들지만 너무 심하게 타지 않도록 한다' 등 자세하게 지시하고 있는 경우도 있다. 약물의 성질을 변화시키고 부드럽게 만들 목적으로 행한다. 또 분쇄하거나 달이거나 졸이는 것보다 부작용을 줄이는 것이 가능하다.

炙(굽는다): **甘草, 厚朴, 枳實, 阿膠, 鱉甲, 百合, 皂莢, 狼牙**

약물을 꿀이나 술과 같은 보조제와 혼합하여 냄비에 넣고 열을 가해 볶아서 보조제를 약물에 스며들어가게 하는 것이다. 독성을 감소시키고 약효를 증강하며 냄새와 맛을 좋게 하기 위해서 한다. 감초, 후박은 蜜炙한다고 생각된다. 감초는 밀자하여 보익작용을 증강하고 후박은 그 성질을 완화하게 된다. 조협은 酥炙(젖에 익혀서 쓴다)한다고 명기한 곳이 있다. 또 감초는 인통에 쓰이는 경우에는 炙하지 않는다.

熬(볶는다): **牡蠣, 莞花, 杏仁, 桃仁, 瓜蒂, 白粉, 蜂窠, 葶藶子, 商陸根, 水蛭, 䗪蟲, 蝱蟲, 蟅蟖, 鼠婦, 蜘蛛, 烏頭, 巴豆**

한나라 때의 오법은 물을 첨가하지 않고 냄비 속에서 볶는 것이다. 약재의 색깔이 변하는 것이 수치의 판단 기준이다. 熬赤, 熬黑, 熬黃 등 색의 변화가 판단의 기준이 된다고 구체적으로 명시한 경우도 있다.

去汗(땀을 없앤다): **蜀椒**

볶아서 약물의 속의 수분을 빼내는 방법이다. 촉초의 경우에는 약용으로 쓰이지 않는 강한 냄새가 나는 정유부분을 제거하기 위해서 행한다.

煨(쪄서 굽는다): **訶子**

약물을 적시거나 젖은 종이에 싸서 뜨거운 재 속에 넣어 익히는 수치법이다. 목적은 약물의 휘발성·자극성 성분을 제거하고 부작용을 감소시키며 약의 성질을 완화시키고 치료효과를 증강시키는 것이다. 후대에는 건강을 이 방법으로 가공하여 발산하는 성질을 경감시키고 비위를 따뜻하게 하는 효과를 더욱 증강시키고 있다.

煮(삶는다): **赤小豆**

煮取(삶은 즙을 취한다): **半夏, 澤漆, 附子, 烏頭**

煮, 煮取는 물 등으로 삶는 방법이다. 독성을 감소시키거나 약물의 불순물을 제거하기 위해 한다. 자취는 煮汁의 방을 쓰는 것이다. 또 오두의 경우에는 꿀로 끓인 즙을 쓴다.

❷ 물을 사용하는 것

물 또는 용매를 필요로 하는 수치법이다. 목적은 흙이나 부착물 등을 제거하고 깨끗하게 하여 냄새 등을 없애고, 자르기 쉽도록 불려서 부드럽게 하고, 껍질이나 배아 등을 제거하기 쉽게 하는 것이다.

洗(씻는다): **半夏, 大黃, 百合, 蜀漆, 五味子, 海藻**

약물을 물이나 다른 액체로 씻는 수치법

이다. 목적은 흙이나 부착물 등을 씻어서 깨끗하게 하며, 불순물을 제거하는 것이다. 반하, 촉칠, 오미자 등에는 뜨거운 물을 쓰는 경우도 있다. 또, 촉칠에서는 비린내를, 해조에서는 소금기를 제거할 목적으로 행한다. 또한 대황은 술로 씻는 경우가 있는데, 이렇게 하는 목적은 짧은 시간에 달이는 때에 용출효과를 높이고 또 약물의 찬 기운을 완화시켜서 부작용으로 나타나는 복통을 완화시키는 것이다.

浸(담근다): **枳實, 杏仁, 赤小豆, 蜀漆, 大黃**

漬(절인다): **枳實, 百合, 烏梅**

泡(적신다): **麻黃**

이상의 침(浸), 지(漬), 포(泡)는 모두 약물을 물이나 술 등의 용매에 담그는 것이다. 목적은 불려서 부드럽게 하고, 썰기 쉽게 하거나, 껍질이나 배아 등을 제거하기 쉽게 하는 것이다. 또 떫은맛이나 비린내를 빼기 위한 목적으로 행하기도 한다. 특수한 것으로는 적소두의 浸令芽出(담가서 싹이 나게 하는 것)이 있다. 또, 대황은 술에 담그는 경우가 있는데, 이것의 목적은 주세(酒洗)하는 것과 같은 효과라고 생각된다. 오매는 초에 담그고 있는데, 이것의 목적은 수삽작용을 높이는 것이다.

이상이 《상한론》《금궤요략》에 나오는 일반적인 약물의 수치법이다. 그 외 마자인환을 행인과 같이 作脂(으깨어서 기름을 만드는 것)하여 윤장효과를 높이는 것도 있다. 단, 이러한 수치는 모든 경우에 행하는 것은 아니고 처방에 따라 행하거나 하지 않거나 하는 것이 많다.

《상한론》《금궤요략》 처방일람

본표의 목적

《상한론》《금궤요략》에서는 한 처방이 여러 곳에 등장하는 경우가 드물지 않다. 《상한론》《금궤요략》 두 곳에 모두 등장하는 것은 42처방에 이른다. 또《상한론》만 보더라도 여러 곳에 등장하는 처방이 많다. 역사적 변천의 가운데 두 책이 몇 번이나 흩어지고 개수되기를 반복했기에 판본이 다르거나 혹은 판본이 동일하더라도 한 처방의 처방명, 약물명, 약미, 분량, 수치법 등의 표기가 일부 다른 것이 있다. 그래서《상한론》《금궤요략》 처방일람을 작성하고 무엇이 다르고 무엇이 같은지를 확실하게 하면서 각 처방의 처방내용을 상술해서 독자의 편의를 도모했다. 덧붙여 말하면 본표는 《상한론》《금궤요략》의 저본에 충실하게 의거하여 작성한 것이다.

일러두기

◆ 저본에 대하여

1 이 표는 明나라의 趙開美本《상한론》, 元원나라의 鄧珍本《금궤요략》의 다음 부분을 바탕으로 삭성했다.
《상한론》全篇(辨太陽病脈證併治上~辨發汗吐下後病脈證併治).
《금궤요략》전편에서〈雜療方〉,〈禽獸魚蟲禁忌併治〉,〈果實菜穀禁忌併治〉를 제외한 것(藏府經絡先後病脈證~婦人雜病脈證併治).

2 이 표에서는《상한론》《금궤요략》의 상기 부분에 등장하는 모든 처방을 가나다순으로 나열하여 수재했다. 아울러 처방명의 기재가 없고 처방내용만 기재되어 있는 것도 표의 맨 뒤에 정리해서 수재하고 있다.

◆ 한자표기(약자 · 異字의 취급)에 대하여

이 표의 한자표기는 저본에서 약자 · 이체자를 사용한 경우에는 정자체로 변경했다. 또, 처방분량 및 수치법을 기재한 한자의 숫자는 기본적으로 사용되고 있는 숫자로 변경했다.

◆ 처방명란에 대하여

1 처방명

❶ 여러 곳에 수재된 처방 가운데 조문에 따라 처방명이 다른 경우에는 기본적으로 처음 나오는 처방명을 이 처방명란에 기재했다. 또, 처방명의 이명에 대해서는 별도의 난을 만들어서 기재하였다(뒤에 나오는〈처방 이명란에 대하여〉를 참조).

❷ 千金葦莖湯과 같이 처방명에 출전의 이름을 붙여서 기재하고 있는 것(이 경우에는 千金)은 일반적으로 출전명을 생략하고 부르는 것이 많으므로 기본적으로는 출전명을 생략하고 처방명란에 기재했다. 또, 처방이명란에는 출전명을 붙인 처방명을 기재하였다.
예 처방명란: 葦莖湯

처방이명란: 千金葦莖湯

[예외]《상한론》에 수재된 黃芩湯과《금궤요략》에 수재된 外臺黃芩湯(출전《外臺秘要》)은 약미가 다르기 때문에 이 책에서는 서로 다른 처방으로 간주했다. 양자를 구별하고 또한 그 차이를 명시하기 위해 外臺黃芩湯에만 출전명을 붙인 채로 기재했고 황금탕과 병기했다.

❸《상한론》《금궤요략》의 처방명과 현재의 통칭과는 차이가 있는 경우에는 처방명의 후에 괄호로 현재의 통칭을 나타내었다.

② 원전

처방명란에서는 처방명의 말미에 다음과 같은 표기를 붙이고 원전을 표시했다.

傷：《상한론》에만 수재된 처방

金：《금궤요략》에만 수재된 처방

傷金：《상한론》《금궤요략》 두 곳에 다 수재된 처방

◆ 처방내용란에 대하여

① 약미(배합약물), 분량, 수치법에 대하여 처방내용란에 기재했다. 또 기본적으로 원천에 처음으로 나타나는 처방내용을 기재했다.

② 《상한론》《금궤요략》 양쪽에 동일한 처방이 기재되어 있는 경우 기본적으로 《상한론》의 처방내용을 따랐다.

③ 약물명은 기본적으로 원전에 기재된 명칭으로 표기하고 현재의 명칭과 다른 경우에는 약물명 뒤의 괄호 속에 표시했다.

例 芎藭(川芎), 瓜瓣(冬瓜子), 梔子(山梔子) 등

또, 古字·이체자는 앞서 말한 바와 같이 정자체로 변경했다.

④ 약미는 고딕체, 분량은 명조체, 수치법

은 작은 글자로 표시했다.

例 大黃2냥去皮

⑤ 《상한론》《금궤요략》의 본문 중에 '각(各)'이라는 문자를 사용하여 약물의 분량을 통합하여 표시하는 경우가 있지만, 본 표에서는 각각의 약물 분량을 개별적으로 표시했다.

例 원문에 '麻黃 芍藥 각3냥'이라고 되어있는 경우에는 '麻黃3냥 芍藥3냥'으로 표기.

⑥ 처방내용란에 붙인 표시의 의미는 다음과 같다.

◎…제제과정에서 필요한 약물(蜜, 苦酒, 酒, 泉水 등)

★…복용보조제로 쓰는 약물(熱稀粥, 麥粥, 酒, 白飮, 漿水, 沸湯 등)

〈熱稀粥〉…조문의 처방 뒤에 '열희죽(熱稀粥)'이란 기재가 없고, '將息은 前法과 같다'고 된 경우에 〈熱稀粥〉이라고 기재했다.

여기에서 말하는 前法은 桂枝湯을 가리키고, 양생법은 桂枝湯의 그것에 해당한다고 하는 의미이다. 즉, 발한 보조를 위해 탕제 복용 후에 熱稀粥을 마시라고 지시하는 것이다.

◆ 처방이명란에 대하여

처방명란에 기재된 명칭 이외에 원문 중에 이명이 수재된 경우에는 처방이명란에 기재했다. 아울러 이 난에서는 처방명에 출전명(千金, 外臺 등)이 붙어있는 경우 그 명칭 그대로 기재했다.

◆ 《상한론》《금궤요략》의 차이(약미·분량, 수치, 약물명) 난에 대하여

《상한론》《금궤요략》에는 하나의 처방이

298

여러 조문에 등장하는 경우가 많고, 같은 처방이라도 약물명, 약미, 분량, 수치법 등의 표기가 다른 경우도 있다. 그래서 약미·분량, 수치법, 약물명의 이동에 대하여 난을 두고 각각 표시했다. 또 이 차이가 《상한론》《금궤요략》어느 곳에 기재된 것인가를 다음과 같이 표시하여 구별했다.

아울러 각 차이는 처방내용란의 내용과 조합하여 보면 이해하기 쉽다.

[분류 마크 설명]

1️⃣ 같은 처방이라도 《상한론》과 《금궤요략》에서 약미, 분량, 수치법, 약물명 등 처방내용에 차이가 있는 경우에는 다음 표시로 분류했다.

傷 《금궤요략》의 처방내용을 채용한 처방에 대하여 《상한론》에서는 다른 기술을 하고 있는 경우.

金 《상한론》의 처방내용을 채용한 처방에 대하여 《금궤요략》에서는 다른 기술을 하고 있는 경우.

例 茵蔯蒿湯의 修治란에 '金 大黃 → 去皮라는 기록이 없음'이라고 되어있는 것은 《상한론》에는 '大黃 2냥 去皮'라고 기재되어 있지만 《금궤요략》에는 '大黃 2냥'이라고 기재되어 있다는 의미다.

2️⃣ 《상한론》《금궤요략》각각 원문 가운데 동일한 처방의 처방내용이 조문에 따라 다른 경우에는 다음과 같이 표시했다.

傷·別條 《상한론》에서 여러 번 언급하고 있고, 조문에 따라서 차이가 있는 경우

金·別條 《금궤요략》에서 여러 번 언급하고 있고, 조문에 따라서 차이가 있는 경우

例 茵蔯蒿湯의 약미·분량란에 '傷·別條 梔子 → 14箇'라고 되어있는 것은, 《상한론》의 어느 조문에는 '梔子 14枚 擘'이라 기재되어 있고, 같은 《상한론》의 어느 조문에는 '梔子 14箇 擘'이라고 기재되어 있다는 의미이다.

◆ 비고란에 대하여

1️⃣ 특기사항이 있는 경우에는 비고란에 기재하고, 무엇에 관한 기술인가를 일별할 수 있도록 '처방내용' '처방명' 등으로 기록하여 구별했다.

2️⃣ 《금궤요략》의 저본으로 쓰인 鄧珍本은 善本(서지학적으로 보존이 좋고 본문의 계통이 오랜 희귀서)이라고는 하지만 인쇄가 선명하지 못한 부분, 빠진 곳, 잘못 판각되었다고 의심이 가는 부분들이 발견된다. 또 《상한론》의 저본으로 쓰인 趙開美本에도 판독하기 어려운 부분이 일부지만 있다. 이리한 부분에 대해서는 다른 판본과 비교 연구하고 비고란에 다른 점을 기재했다. 비교연구에 쓰인 판본은 아래와 같다.

成無己本: 《주해상한론》(醫統正脈全書 所收)

趙開美本: 《금궤요략방론》(明刊趙開美 原刻 仲景全書 所收. 內閣文庫藏本)

俞橋本: 《신편금궤요략방론》(四部叢刊 所收)

徐鎔本: 《신편금궤요략방론》(百部叢書 集成 所收)

徐彬本: 《금궤요략론주》(四庫全書 所收. 徐彬注本)

덧붙이자면 《금궤요략》의 교정에는 기본적으로 趙開美本과 俞橋本을 쓰고, 필요에 따라 徐鎔本, 徐彬本도 비교하였다.

처방명	처방 내용	處方異名	
訶梨勒散 金	訶梨勒(訶子)10매煨 ★ 粥		
葛根加半夏湯 傷	葛根4냥 麻黃3냥去節 甘草2냥炙 芍藥2냥 桂枝2냥去皮 生薑2냥切 半夏반승洗 大棗12매擘		
葛根湯 傷金	葛根4냥 麻黃3냥去節 桂枝2냥去皮 生薑3냥切 甘草2냥炙 芍藥2냥 大棗12매擘		
葛根黃芩黃連湯 傷 (葛根黃連黃芩湯)	葛根반근 甘草2냥炙 黃芩3냥 黃連3냥		
甘遂半夏湯 金	甘遂大者3매 半夏12매以水1升煮取半升去滓 芍藥5매 甘草如指大1매炙一本作无 ◎蜜반승		
甘草乾薑茯苓白朮湯 金 (苓薑朮甘湯)	甘草2냥 白朮2냥 乾薑4냥 茯苓4냥	甘薑苓朮湯	
甘草乾薑湯 傷金	甘草4냥炙 乾薑2냥		
甘草麻黃湯 金	甘草2냥 麻黃4냥		
甘草附子湯 傷金	甘草2냥炙 附子2매炮去皮破 白朮2냥 桂枝4냥去皮		
甘草粉蜜湯 金	甘草2냥 粉1냥重 蜜4냥		
甘草瀉心湯 傷金	甘草4냥炙 黃芩3냥 乾薑3냥 半夏반승洗 大棗12매擘 黃連1냥 人蔘3냥 *《금궤요략》의 처방내용을 수재. 비고란 참조		
甘草小麥大棗湯 金 (甘麥大棗湯)	甘草3냥 小麥1승 大棗10매	甘麥大棗湯	
甘草湯 傷金	甘草2냥	千金甘草湯	

《상한론》《금궤요략》의 차이점			비고
藥味·分量	修治	藥物名	
ⓘ·別條 生薑→3냥	ⓘ·別條 生薑→切의 기재 없음		
金 大棗→12매	金 生薑→切의 기재 없음 金 大棗→擘의 기재 없음	金 桂枝→桂	
ⓘ·別條 葛根 →8냥(환산하면 반근에 해당)			
			처방명:《금궤요략》의 동일한 조문 중에 감초건강복령백출탕과 감강령출탕의 명칭이 병기되어 있다.
金 附子→破의 기재 없음			
ⓘ 모두 人蔘의 기재가 없음	金 甘草→炙의 기재 없음 金 半夏→洗의 기재 없음 金 大棗→擘의 기재 없음		처방내용:《상한론》의 본문 중에 인삼의 기재는 없지만 본문주기에, '생강사심탕을 이중인삼황금탕이라 하고, 또, 반하·생강·감초사심탕의 3방은 동일 처방의 변방으로 그 처방에 인삼이 없는 것은 탈락된 것이다'라고 했다. 또《금궤요략》의 감초사심탕에는 인삼 3냥이 배합되어있다. 본서도 이것에 따라 배합약물에 인삼을 가했다.
			처방명:《금궤요략》의 동일조문 중에 감초소맥대조탕과 감맥대조탕의 명칭이 병기되어 있다.
金 甘草→분량의 기재 없음			처방명:《상한론》에는 감초탕,《금궤요략》에는 천금감초탕이란 명칭으로 기재되었다. 《금궤요략》에서 감초의 분량 기재는 없지만 본서에서는 이 2처방을 동일처방으로 본다.

부록

처방일람

처방명	처방 내용	處方異名	
去桂加白朮湯 傷金	附子3매炮去皮破 白朮4냥 生薑3냥切 甘草2냥炙 大棗12매擘	白朮附子湯	
乾薑附子湯 傷	乾薑1냥 附子1매生用去皮切8片		
乾薑人蔘半夏湯 金	乾薑1냥 人蔘1냥 半夏2냥 ◎生薑汁糊		
乾薑黃芩黃連人蔘湯 傷	乾薑3냥 黃芩3냥 黃連3냥 人蔘3냥		
桂苓五味甘草去桂加乾薑細辛半夏湯 金	茯苓4냥 甘草2냥 細辛2냥 乾薑2냥 五味子반승 半夏반승		
桂苓五味甘草湯 金	茯苓4냥 桂枝4냥去皮 甘草3냥炙 五味子반승	茯苓桂枝五味子甘草湯	
鷄屎白散 金	鷄屎白		
桂枝加葛根湯 傷	葛根4냥 芍藥2냥 生薑3냥切 甘草2냥炙 大棗12매擘 桂枝2냥去皮 *원문에 '麻黃3냥去節'이라고 되어있지만 삭제함. 비고란 참조		
桂枝加桂湯 傷金	桂枝5냥去皮 芍藥3냥 生薑3냥切 甘草2냥炙 大棗12매擘		
桂枝加大黃湯 傷 (桂枝加芍藥大黃湯)	桂枝3냥去皮 大黃2냥 芍藥6냥 生薑3냥切 甘草2냥炙 大棗12매擘		

《상한론》《금궤요략》의 차이점			비고
藥味·分量	修治	藥物名	
㊎ 附子1매반, 白朮2냥, 生薑1냥반, 甘草1냥, 大棗6매(藥味分量, 달이는 물의 양, 복용량도 모두 1/2 분량의 기재)	㊎ 附子→破의 기재 없음 ㊎ 大棗→擘의 기재 없음 ㉽·別條 附子→生用去皮 破8片		注記: 거계가백출탕과 《금궤요략》에 나오는 출부탕과는 구성약미가 동일하고 분량도 거의 일치하지만 제제방법 및 복용방법이 다르기 때문에 다른 처방으로 간주했다. 처방명:《금궤요략》의 동일 조문 중에 거계가백출탕과 백출부자탕이란 명칭이 병기되어 있다.
㉽·別條 芍藥→3냥	㉽·別條 生薑→切의 기재 없음 ㉽·別條 桂枝→去皮의 기재 없음 ㊎ 桂枝→去皮의 기재 없음 ㊎ 生薑→切의 기재 없음 ㊎ 大棗→擘의 기재 없음		처방명:《금궤요략》의 동일 조문에 계령오미감초탕과 복령계지오미자감초탕이란 명칭이 병기되어 있다. 처방내용: 鄧珍本 趙開美本 모두 분량의 기재가 없음. 兪橋本에는 조문 자체가 빠져 있다. 처방내용: 본문에는 계지가갈근탕의 약미 중에 '마황3냥去節'이라고 기재되어 있지만, 본문 注記에는 '태양병 중풍에 자한이 있을 때는 계지를 쓰고, 태양병 상한에 무한하면 마황을 쓴다. 이 증은 한출하고 오풍하기 때문에 마황을 쓰면 잘못될 수 있다. 계지가갈근탕은 계지탕에 갈근을 가한 것이다'라고 했다. 또, 계지탕은 갈근·마황을 배합하면 갈근탕과 분량까지 일치되기 때문에 잘못이 틀림없다고 생각된다. 따라서 본서에서는 배합약물에서 마황을 제거했다.

부록

처방일람

처방명	처방 내용	處方異名	
桂枝加附子湯 ⑱	桂枝3냥去皮 芍藥3냥 甘草3냥炙 生薑3냥切 大棗12매擘 附子1매炮去皮破8片〈熱稀粥〉		
桂枝加龍骨牡蠣湯 ⑯	桂枝3냥 芍藥3냥 生薑3냥 甘草2냥 大棗12매 龍骨 牡蠣	桂枝龍骨牡蠣湯	
桂枝加芍藥生薑各一兩人蔘三兩新加湯 ⑱	桂枝3냥去皮 芍藥4냥 甘草2냥炙 人蔘3냥 大棗12매擘 生薑4냥		
桂枝加芍藥湯 ⑱	桂枝3냥去皮 芍藥6냥 甘草2냥炙 大棗12매擘 生薑3냥切		
桂枝加黃芪湯 ⑯	桂枝3냥 芍藥3냥 甘草2냥 生薑3냥 大棗12매 黃芪2냥 ★熱稀粥		
桂枝加厚朴杏子湯 ⑱	桂枝3냥去皮 甘草2냥炙 生薑3냥切 芍藥3냥 大棗12매擘 厚朴2냥炙去皮 杏仁50매去皮尖		
桂枝甘草龍骨牡蠣湯 ⑱	桂枝1냥去皮 甘草2냥炙 牡蠣2냥熬 龍骨2냥		
桂枝甘草湯 ⑱	桂枝4냥去皮 甘草2냥炙		
桂枝去桂加茯苓白朮湯 ⑱	芍藥3냥 甘草2냥炙 生薑3냥切 白朮3냥 茯苓3냥 大棗12매擘		
桂枝去芍藥加麻黃細辛附子湯 ⑯	桂枝3냥 生薑3냥 甘草2냥 大棗12매 麻黃2냥 細辛2냥 附子1매炮	桂枝去芍加麻辛附子湯	
桂枝去芍藥加附子湯 ⑱	桂枝3냥去皮 甘草2냥炙 生薑3냥切 大棗12매擘 附子1매炮去皮破8片〈熱稀粥〉	桂枝去芍加麻辛附子湯	
桂枝去芍藥加皂莢湯 ⑯	桂枝3냥 生薑3냥 甘草2냥 大棗10매 皂莢1매去皮子炙焦	千金桂枝去芍藥加皂莢湯	
桂枝去芍藥加蜀漆牡蠣龍骨救逆湯 ⑱⑯	桂枝3냥去皮 甘草2냥炙 生薑3냥切 大棗12매擘 牡蠣5냥熬 蜀漆3냥洗去腥 龍骨4냥	桂枝去芍藥加蜀漆牡蠣龍骨救逆湯 桂枝救逆湯	

304

《상한론》《금궤요략》의 차이점			비고
藥味·分量	修治	藥物名	
傷·別條 甘草→2냥 傷·別條 〈熱稀粥〉의 기재 없음	傷·別條 附子 →去皮破8片의 기재 없음		처방명:《금궤요략》의 동일 조문 중에 계지가용골모려탕과 계지용골모려탕의 명칭이 병기되어 있다. 처방내용: 鄧珍本 趙開美本 兪橋本 모두 용골·모려의 분량 기재 없음. 徐鎔本에는 '용골 모려 각3냥'으로 되어 있다.
傷·別條 杏仁→50개			
傷·別條 桂枝→2냥			
傷·別條 〈熱稀粥〉의 기재 없음	傷·別條 附子 →去皮破8片의 기재 없음		처방명:《금궤요략》의 동일 조문 중에 계지거작약가마황세신부자탕과 계지거작가마신부자탕이란 명칭이 병기되어 있다.
			처방명:《금궤요략》의 조문 중에는 천금계지거작약가조협탕이란 명칭으로 수재되어 있지만, 본 표의 처방명란에는 출전명인 천금을 빼고 계지거작약가조협탕으로 기재했다.
	金 生薑→切의 기재 없음 金 大棗→擘의 기재 없음		처방명:《상한론》에는 계지거작약가촉칠모려용골구역탕이란 명칭으로 수재되어 있다.《금궤요략》에는 동일 조문 가운데 계지거작약가촉칠모려용골구역탕과 계지구역탕이란 명칭이 병기되어 있다.

처방명	처방 내용	處方異名	
桂枝去芍藥湯 ⑱	桂枝3냥去皮 甘草2냥炙 生薑3냥切 大棗12매擘 〈熱稀粥〉		
桂枝麻黃各半湯 ⑱ (桂麻各半湯)	桂枝1냥16銖去皮 芍藥1냥 生薑1냥切 甘草1냥炙 麻黃1냥去節 大棗4매擘 杏仁24매湯浸去皮尖及兩仁者 〈熱稀粥〉		
桂枝茯苓丸 ⑯	桂枝 茯苓 牡丹(牡丹皮)去心 桃仁去皮尖熬 芍藥각등분 ◎煉蜜		
桂枝附子湯 ⑱⑯	桂枝4냥去皮 附子3매炮去皮破 生薑3냥切 大棗12매擘 甘草2냥炙		
桂枝生薑枳實湯 ⑯	桂枝3냥 生薑3냥 枳實5매	桂薑枳實湯	
桂枝二麻黃一湯 ⑱	桂枝1냥17銖去皮 芍藥1냥6銖 麻黃16銖去節 生薑1냥6銖切 杏仁16개去皮尖 甘草1냥2銖炙 大棗5매擘 〈熱稀粥〉		
桂枝二越婢一湯 ⑱	桂枝18銖去皮 芍藥18銖 麻黃18銖 甘草18銖炙 大棗4매擘 生薑1냥2銖切 石膏24銖碎綿裏		
桂枝人蔘湯 ⑱	桂枝4냥別切 甘草4냥炙 白朮3냥 人蔘3냥 乾薑3냥		
桂枝芍藥知母湯 ⑯ (桂芍知母湯)	桂枝3냥 生薑3냥 甘草2냥 大棗12매 麻黃2냥 細辛2냥 附子1매炮		
桂枝湯 ⑱⑯	桂枝3냥去皮 芍藥3냥 甘草2냥炙 生薑3냥切 大棗12매擘 ★熱稀粥	陽旦湯	
苦參湯 ⑯	약미의 기재가 없음		

《상한론》《금궤요략》의 차이점			비고
藥味·分量	修治	藥物名	
[傷·別條]〈熱稀粥〉의 기재 없음 [傷·別條] 杏仁→24개	[傷·別條] 生薑→切의 기재 없음 [傷·別條] 桂枝→去皮의 기재 없음 [傷·別條] 杏仁→湯浸去皮尖及兩仁者 [金] 附子→炮去皮破8片		처방명:《금궤요략》의 동일 조문 중에 계지생강지실탕과 계강지실탕이란 명칭이 병기되어 있다.
[傷·別條]〈熱稀粥〉의 기재 없음	[傷·別條] 生薑→切의 기재 없음 [傷·別條] 桂枝→別切去皮		
[傷·別條] 熱稀粥의 기재 없음 [金] 熱稀粥의 기재 없음 [傷·別條] 大棗→분량 판독 불능	[傷·別條] 生薑→切의 기재 없음 [金] 生薑→切의 기재 없음 [金] 大棗→擘의 기재 없음		처방내용:《금궤요략》의 양단탕의 注記 중에 '이것은 계지탕을 말한다'라는 기재가 있다. 처방내용: 鄧珍本 趙開美本 兪橋本 모두에 대조12매라고 기재되어 있다. 처방내용:《상한론》《금궤요략》의 계지탕의 조문 중에 '열희죽'이 아니라 '죽' '희죽'이라고 한 곳이 있다. 용법: 외용한다. 처방내용: 鄧珍本 趙開美本 兪橋本 모두 약미 기재가 없다. 徐彬本에는 '苦參1升, 水1斗를 넣어 7升이 되도록 달이고 찌꺼기를 제거한 후 증기를 쬐고 씻기를 하루 3번 한다. 웅황을 분말로 만들고 筒瓦 2개를 합하여 항문을 향해서 훈증한다'고 기재되어 있어서 고삼과 웅황의 각각의 훈법을 參雄薰이라고 수재하고 있다.

부록

처방일람

307

처방명	처방 내용	處方異名	
苦酒湯 傷	半夏洗破如棗核14매 鷄子(鷄子白)1매去黃內上苦酒着鷄子殼中 ◎苦酒		
瓜蒂散 傷金	瓜蒂1분熬黃 赤小豆1분 香豉1合 ◎熱湯7合		
栝樓桂枝湯 金	栝樓根(括蔞根)2냥 桂枝3냥 芍藥3냥 甘草2냥 生薑3냥 大棗12매		
栝樓瞿麥丸 金	栝樓根(括蔞根)2냥 茯苓3냥 薯蕷(山藥)3냥 附子1매炮 瞿 麥1냥 ◎煉蜜		
栝樓牡蠣散 金	栝樓根(括蔞根) 牡蠣熬등분		
栝樓薤白半夏湯 金	栝樓實(括蔞實)■매 薤白3냥 半夏반근 白酒1두		
栝樓薤白白酒湯 金	栝樓實(括蔞實)1매搗 薤白반승 白酒7승		
膠薑湯 金	약미의 기재 없음		
九痛丸 金	附子3냥炮 生狼牙1냥炙香 巴豆1냥去皮心熬研如脂 人蔘1냥 乾薑 1냥 吳茱萸1냥 ◎煉蜜 ★酒		
芎歸膠艾湯 金	芎藭(川芎)2냥 阿膠2냥 甘草2냥 艾葉3냥 當歸3냥 芍藥4 냥 乾地黃 ◎清酒3승	膠艾湯	
葵子茯苓散 金	葵子(冬葵子)1근 茯苓3냥		
橘枳薑湯 金	橘皮1근 枳實3냥 生薑반근		
橘皮竹茹湯 金	橘皮2승 竹茹2승 大棗30개 生薑반근 甘草5냥 人蔘1냥		

《상한론》《금궤요략》의 차이점			비고
藥味·分量	修治	藥物名	
⟨傷·別條⟩ 瓜蒂 및 赤小豆 →各等分 ⟨金⟩ 香豉→7合 ⟨金⟩ 熱湯의 기재가 없음	⟨金⟩ 赤小豆→煮		약물명: '계자1매의 황신을 제거'라고 되어 있다. 이 경우 계자는 계자백이라고 생각된다. 처방내용: 향시에 대하여, 《상한론》에는 '以香豉一合, 用熱湯七合, 煮作稀糜去滓取汁和散'이라고 되어 있지만, 《금궤요략》에는 '以香豉七合煮取, 汁和散'이라고 되어 있다. '一合, 用熱湯' 부분이 빠졌을 가능성이 있다.
			처방내용: 鄧珍本의 괄루실의 분량은 판독불능하다. 趙開美本은 1매로 되어 있다.
			처방내용: 본문 注記에 '臣億 등이 제본을 교정할 때에 교강탕의 처방 약미는 없다. 이것은 교애탕(궁귀교애탕)에 대한 것이다'라고 기재되어 있다.
			처방명: 《금궤요략》의 동일 조문 중에 궁귀교애탕과 교애탕의 명칭이 병기되어 있다. 처방내용: 제반 서적 모두에 건지황의 분량에 대한 기재가 없다. 단 徐鎔本의 보유에서 《화제국방》에 수재된 교애탕을 참조하여 '건지황4냥'이라고 했다. 처방내용: 본문 注記에 '一方은 건강1냥을 첨가한다'고 기재되어 있다.

처방명	처방 내용	處方異名	
橘皮湯 ⦿	橘皮4냥 生薑반근		
桔梗湯 ⦿⦿	桔梗1냥 甘草2냥		
狼牙湯 ⦿	狼牙3냥		
內補當歸建中湯 ⦿ (當歸建中湯)	當歸4냥 桂枝3냥 芍藥6냥 生薑3냥 甘草2냥 大棗12매	千金內補當歸建中湯	
獺肝散 ⦿ (獺肝散)	獺肝(獺肝)1具炙乾末之	肘後獺肝散	
當歸四逆加吳茱萸生薑湯 ⦿	當歸3냥 芍藥3냥 甘草2냥炙 通草(木桶)2냥 桂枝3냥去皮 細辛3냥 生薑반근切 吳茱萸2승 大棗25매擘 ◎淸酒6승		
當歸四逆湯 ⦿	當歸3냥 桂枝3냥去皮 芍藥3냥 細辛3냥 甘草2냥炙 通草(木桶)2냥 大棗25매擘一法12매		
當歸散 ⦿	當歸1근 黃芩1근 芍藥1근 芎藭(川芎)1근 白朮반근 ★酒		
歸生薑羊肉湯 ⦿	當歸3냥 生薑5냥 羊肉1근		
當歸芍藥散 ⦿	當歸3냥 芍藥1근 茯苓4냥 白朮4냥 澤瀉반근 芎藭(川芎)반근一作3냥 ★酒		
當歸貝母苦參丸 ⦿	當歸4냥 貝母4냥 苦參4냥 ◎煉蜜	歸母苦參丸	
大建中湯 ⦿	蜀椒2合汁 乾薑4냥 人蔘2냥 膠飴1승 ★粥2승		
大半夏湯 ⦿	半夏2승洗完用 人蔘3냥 白蜜1승		

《상한론》《금궤요략》의 차이점			비고
藥味·分量	修治	藥物名	
			용법: 외용한다.
			처방명:《금궤요략》의 조문 중에는 천금내보당귀건중탕이란 명칭으로 수재되어 있지만, 본 표의 처방명란에서는 출전명인 천금을 빼고 내보당귀건중탕으로 기재했다.
			처방명: 鄧珍本에는 '獺'이라고 되어 있는데 이체자로 간주해서 '獺'자를 병기했다.
			처방명:《금궤요략》의 조문에는 주후달간산이란 명칭으로 수재되어 있지만 본 표의 처방명란에서는 출전명인 주후를 빼고 달간산으로 기재했다.
傷·別條 大棗 → 一法12매의 기재 없음			
			처방명:《금궤요략》의 동일 조문 중에 당귀패모고삼환과 귀모고삼환의 명칭이 병기되어 있다.
			수치: 촉초에 대하여 鄧珍本 승마별갑탕에는 '去汗'한다고 기재되어 있다. 이것은 촉초에 열을 가해서 약효가 없는 정유성분을 제거하는 방법이고, 대건중탕의 촉초에도 같은 종류의 수치를 했을 가능성이 많다. 그렇다면 汁은 거한을 잘못 표기한 것이라고 여겨진다. 趙開美本 徐鎔本에는 거한, 유교본에는 汁이라고 되어있다.

처방명	처방 내용	處方異名	
大承氣湯 傷金	大黃4냥酒洗 厚朴반근炙去皮 枳實5매炙 芒消3合		
大柴胡湯 傷金	柴胡반근 黃芩3냥 芍藥3냥 半夏반승洗 生薑5냥切 枳實4매炙 大棗12매擘 大黃2냥 *大黃의 배합에 대하여는 비고란 참조		
大靑龍湯 傷金	麻黃6냥去節 桂枝2냥去皮 甘草2냥炙 杏仁40매去皮尖 生薑3냥切 大棗10매擘 石膏如鷄子大碎		
大陷胸湯 傷	大黃6냥去皮 芒消1승 甘遂1錢匕		
大陷胸丸 傷	大黃반근 葶藶子반승熬 芒消반승 杏仁반승去皮尖熬黑 甘遂末1錢匕 白蜜2合		
大黃甘遂湯 金	大黃4냥 甘遂2냥 阿膠2냥		
大黃甘草湯 金	大黃4냥 甘草1냥		
大黃牡丹湯 金 (大黃牡丹皮湯)	大黃4냥 牡丹(牡丹皮)1냥 桃仁50개 瓜子(冬瓜子)반승 芒消3合		
大黃附子湯 金	大黃3냥 附子3매炮 細辛2냥		
大黃消石湯 金	大黃4냥 黃蘗(黃柏)4냥 消石4냥 梔子(山梔子)15매		
大黃䗪蟲丸 金	大黃10분蒸 黃芩2냥 甘草3냥 桃仁1승 杏仁1승 芍藥4냥 乾地黃10냥 乾漆1냥 䖟蟲(虻蟲)1승 水蛭100매 蠐螬1승 䗪蟲반승 ◎煉蜜 ★酒		
大黃黃連瀉心湯 傷	大黃2냥 黃連1냥 ◎麻沸湯2승		
桃核承氣湯 傷	桃仁50개去皮尖 大黃4냥 桂枝2냥去皮 甘草2냥炙 芒消2냥		
桃花湯 傷金	赤石脂1근一半全用一半篩末 乾薑1냥 粳米1승		
頭風摩散 金	大附子1매炮 鹽등분		

312

《상한론》《금궤요략》의 차이점			비고
藥味·分量	修治	藥物名	
⑪·別條 厚朴 →8냥(환산하면 반근에 해당함) ⑪·別條 枳實 →王枚	⑪·別條 大黃→去皮 ⑪·別條 大黃→酒洗의 기재 없음 ⑪·別條 厚朴→去皮의 기재 없음	⑱ 모두에서 芒消→芒硝	처방내용:《금궤요략》 중의 지실의 분량에 대하여 鄧珍本에는 '王枚'라고 기재된 조문이 있는데, '五'를 '王'으로 잘못 기재한 것일 가능성이 있다. 趙開美本 兪橋本 모두 '5매'로 되어 있다.
⑪ 모두에 大黃의 기재 없음 ⑪·別條 柴胡 →8냥(환산하면 반근에 해당함)	⑪·別條 生薑→切의 기재 없음 ⑱ 生薑→切의 기재 없음 ⑱ 大棗→擘의 기재 없음		처방내용:《상한론》에 등장하는 대시호탕은 모두 대황의 배합이 없지만, 처방의 뒤에 '一方에는 대황2냥을 가한다. 만약 첨가하지 않으면 대시호탕이 되지 않는다'고 기재되어 있다. 또 《금궤요략》에 나오는 대시호탕에는 대황2냥이 배합되어 있다. 따라서 이 책에서도 이에 따라 배합생약에 대황2냥을 가했다.
⑪·別條 大黃→12枚 ⑱ 杏仁→40개 ⑱ 大棗→12枚	⑱ 生薑→折의 기재 없음 ⑱ 大棗→擘의 기재 없음		
⑪·別條 大黃→去皮의 기재 없음 ⑪·別條 大黃→去皮酒洗	⑪·別條 甘遂→甘遂末		
	⑪·別條 大黃→酒洗		
⑪·別條 桃仁→50매			
	⑱ 赤石脂 →一半剉一半篩末		
			용법: 외용한다.

313

처방명	처방 내용	處方異名	
麻子仁丸 傷金	麻子仁2승 芍藥반근 枳實반근炙 大黃1근去皮 厚朴1척炙去皮 杏仁1승去皮尖熬別作脂 ◎蜜		
麻黃加朮湯 金	麻黃3냥去節 桂枝2냥去皮 甘草1냥炙 杏仁70개去皮尖 白朮4냥		
麻黃附子甘草湯 傷	麻黃2냥去節 甘草2냥炙 附子1매炮去皮破8片		
麻黃附子湯 金	麻黃3냥 甘草2냥 附子1매炮		
麻黃細辛附子湯 傷 (麻黃附子細辛湯)	麻黃2냥去節 細辛2냥 附子1매炮去皮破8片		
麻黃醇酒湯 金	麻黃3냥 ◎美清酒5승(冬月用酒, 春月用水煮之)	千金麻黃醇酒湯	
麻黃升麻湯 傷	麻黃2냥반去節 升麻1냥1분 當歸1냥1분 知母18銖 黃芩18銖 萎蕤18銖一作菖蒲 芍藥6銖 天門冬6銖去心 桂枝6銖去皮 茯苓6銖 甘草6銖炙 石膏6銖碎綿裹 白朮6銖 乾薑6銖		
麻黃連軺赤小豆湯 傷	麻黃2냥去節 連軺2냥連翹根是 杏仁40개去皮尖 赤小豆1승 大棗12매擘 生梓白皮1승切 生薑2냥切 甘草2냥炙 ◎潦水1두		
麻黃湯 傷	麻黃3냥去節 桂枝2냥去皮 甘草1냥炙 杏仁70개去皮尖		
麻黃杏仁甘草石膏湯 傷 (麻杏甘石湯)	麻黃4냥去節 杏仁50개去皮尖 甘草2냥炙 石膏반근碎綿裹	麻黃杏子甘草石膏湯	
麻黃杏仁薏苡甘草湯 金 (麻杏薏甘湯)	麻黃去節반냥湯泡 甘草1냥炙 薏苡仁반냥 杏仁10개去皮尖炒		

314

《상한론》《금궤요략》의 차이점			비고
藥味·分量	修治	藥物名	
金 枳實→1근	金 枳實→炙의 기재 없음 金 大黃→去皮의 기재 없음 金 厚朴→炙去皮의 기재 없음 金 杏仁→去皮尖熬別作脂의 기재 없음	金 密→煉蜜	
	傷·別條 麻黃→去根節		주기: 마황부자감초탕과《금궤요략》에 있는 마황부자탕과는 구성약물이 일치하지만 주약이 되는 마황의 분량이 다르기 때문에 다른 처방으로 구분했다. 주기: 마황부자탕과《상한론》에 있는 마황부자감초탕과는 구성약물이 일치하지만 주약이 되는 마황의 분량이 다르기 때문에 다른 처방으로 구분했다.
傷·別條 升麻→1냥6銖 傷·別條 當歸→1냥6銖(升麻·當歸 모두 환산하면 1냥1분에 해당한다)			처방명:《금궤요략》의 조문 중에는 천금마황순주탕이란 명칭으로 수재되어 있는데, 본 표의 처방명란에서는 출전명인 천금을 빼고 마황순주탕으로 기재했다. 처방내용: 겨울에는 술로 달이고, 봄에는 물로 달이도록 지시하고 있다.
	傷·別條 桂枝→去皮의 기재 없음 傷·別條 麻黃→去節의 기재 없음 傷·別條 石膏→綿裹의 기재 없음		처방명:《상한론》에 마황행인감초석고탕 및 마황행자감초석고탕이란 명칭으로 수재되어 있다.

처방명	처방 내용	處方異名	
麥門冬湯 金	麥門冬7승 半夏1승 人蔘2냥 甘草2냥 粳米3合 大棗12매		
牡蠣湯 金	牡蠣4냥熬 麻黃4냥去節 甘草2냥 蜀漆3냥		
牡蠣澤瀉散 傷	牡蠣熬 澤瀉 蜀漆煖水洗去腥 葶藶子熬 商陸根熬 海藻洗去鹹 栝樓根각등분 ★白飮		
木防己湯 金	木防己(防己)3냥 石膏12매如鷄子大 桂枝2냥 人蔘4냥		
木防己湯去石膏加茯苓芒消湯 金	木防己(防己)2냥 桂枝2냥 人蔘 芒消3合 茯苓各4냥	木防己加茯苓芒硝湯	
文蛤散 傷金	文蛤5냥 ★沸湯5合		
文蛤湯 金	文蛤5냥 麻黃3냥 甘草3냥 生薑3냥 石膏5냥 杏仁50매 大棗12매		
蜜煎 傷	食蜜7合	蜜煎導	
礬石湯 金	礬石2냥 ◎漿水1두5승		
礬石丸 金	礬石3분燒 杏仁1분 ◎煉蜜		
半夏乾薑散 金	半夏 乾薑각등분 ◎漿水1승반		
半夏麻黃丸 金	半夏 麻黃등분 ◎煉蜜		
半夏瀉心湯 傷金	半夏반승洗 黃芩3냥 乾薑3냥 人蔘3냥 甘草3냥炙 黃連1냥 大棗12매擘		
半夏散及湯 傷	半夏洗 桂枝去皮 甘草炙각등분 ★白飮		
半夏厚朴湯 金	半夏1승 厚朴3냥 茯苓4냥 生薑5냥 乾蘇葉(蘇葉)2냥		
防己茯苓湯 金	防己3냥 黃芪3냥 桂枝3냥 茯苓6냥 甘草2냥		

316

《상한론》《금궤요략》의 차이점			비고
藥味·分量	修治	藥物名	
			처방명: 《금궤요략》의 동일 조문 중에 목방기탕거석고가복령망소탕과 목방기 가복령망초탕의 명칭이 병기되어 있다. 처방내용: 본문 중에 '인삼 망초3合 복령 각4냥'이라고 되어 있는데, '각4냥'이라고 하는 것은 인삼·복령에 대한 기재일 가능성이 있다. 또, 趙開美本에는 '인삼4냥'이라고 되어 있다.
			처방명: 《상한론》에 밀전 및 밀전도란 명칭으로 수재되었다. 또 《상한론》에 치방명을 '家煎'이라고 한 곳이 있는데, 밀전의 조문과 일치하기 때문에 잘못 표기한 것으로 판단했다. 용법: 외용한다.
	㊎ 大棗 → 擘의 기재 없음		
			처방명: 처방명에 '散及湯'이라고 되어 있는 것은 산제, 탕제, 양방의 용도가 있음을 나타낸다. 조문 중에도 산제와 탕제의 복용법(달이는 방법)을 병기하고 있다.

부록

처방일람

처방명	처방 내용	處方異名	
防己地黃湯 金	防己1분 桂枝■분 防風■■ 甘草■분 生地黃2근 ◎酒1杯		
防己椒目葶藶大黃丸 金	防己1냥 椒目1냥 葶藶(葶藶子)1냥熬 大黃1냥 ◎蜜	己椒藶黃丸	
防己黃芪湯 金	防己1냥 甘草반냥炒 白朮7■반 黃芪1냥1분去■ 生薑4片 大棗1매	外臺防己黃芪湯	
排膿散 金	枳實16매 芍藥6분 桔梗2분 鷄子黃1매		
排膿湯 金	甘草2냥 桔梗3냥 生薑1냥 大棗10매		
白頭翁加甘草阿膠湯 金	白頭翁2냥 黃連3냥 蘗皮(黃柏)3냥 秦皮3냥 甘草2냥 阿膠2냥		
白頭翁湯 傷金	白頭翁2냥 黃蘗(黃柏)3냥 黃連3냥 秦皮3냥		
白散 傷	桔梗3분 巴豆1분去皮心熬黑研如脂 貝母3분 ★白飮	三物小白散 外臺桔梗白散	
栢葉湯 金 (柏葉湯)	栢葉(側柏葉)3냥 乾薑3냥 艾(艾葉)3把 馬通汁1승		

《상한론》《금궤요략》의 차이점			비고
藥味·分量	修治	藥物名	
			처방내용: 鄧珍本의 계지·방풍·감초의 분량이 판독 불가능하다. 趙開美本에는 방기1전, 계지3전, 방풍3전, 감초2전, 兪橋本에는 방기1전, 계지2전, 방풍3전, 감초1전, 徐鎔本에는 방기1분, 계지3분, 방풍3분, 감초1분이라고 되어 있다.
			처방명:《금궤요략》의 동일 조문 중에 방기초목정력대황환과 기초력황환의 명칭이 병기되어 있다.
[傷·別條] 白朮 →3분(환산하면 7전반에 해당한다)	[傷·別條] 甘草→炙 [傷·別條] 黃芪→去■의 기재 없음	[傷·別條] 大棗 →棗	처방명:《금궤요략》에 방기황기탕 및 외대방기황기탕이란 명칭으로 수재되었다. 처방내용: 鄧珍本의 백출의 분량단위는 판독할 수 없다. 趙開美本 兪橋本 모두 7전반이라고 기재되어 있다. 수치: 鄧珍本의 황기의 수치의 문자를 판독할 수 없다. 趙開美본 兪橋本 모두 去蘆라고 되어 있다.
		[金] 黃蘗 →黃柏 (黃栢)	약물명: 鄧珍本에는 '黃栢'이라고 되어 있는데, 栢은 柏의 속자이므로 柏을 병기했다.
[金] 白飮의 기재 없음	[金] 巴豆→去皮熬研如脂		처방명:《상한론》에는 백산,《금궤요략》에는 외대길경백산이란 명칭으로 수재되었다. 또,《상한론》의 백산의 注記 중에는 별명으로 삼물소백산을 들고 있다.
			처방명: 鄧珍本에는 '栢葉湯'이라고 되어있는데, 栢은 柏의 속자이므로 柏을 병기했다.

처방명	처방 내용	處方異名	
白朮散 金	白朮 芎藭(川芎) 蜀椒3분汗 牡蠣 ★酒		
白通加猪膽汁湯 傷	葱白4莖 乾薑1냥 附子1매生去皮破8片 人尿5合 猪膽汁1合	白通加猪膽湯	
白通湯 傷	葱白4莖 乾薑1냥 附子1매生去皮破8片		
百合鷄子湯 金	百合7매擘 鷄子黃1매 ◎泉水2승		
百合洗 金	百合1승		
百合知母湯 金	白蛤7매擘 知母3냥切 ◎泉水4승		
百合滑石散 金	百合1냥炙 滑石3냥		
白虎加桂枝湯 金	知母6냥 甘草2냥炙 石膏1근 粳米2合 桂(桂枝)3냥去皮		
白虎加人蔘湯 傷金	知母6냥 石膏1근碎綿裹 甘草2냥炙 粳米6合 人蔘3냥	白虎人蔘湯	
白虎湯 傷	知母6냥 石膏1근碎 甘草2냥炙 粳米6合		

《상한론》《금궤요략》의 차이점			비고
藥味·分量	修治	藥物名	
			처방내용: 여러 서적 모두에 백출·궁궁·모려의 분량기재가 없다. 다만 徐鎔本의 보유에서는 《화제국방》에 수재된 백출산을 참고하여 '백출 궁궁 각4분 牡蠣熬2냥'으로 기재하고 있다. 처방내용: 백출산의 가미방 중에 초장수의 기재가 있는데, 《상한론》《금궤요략》에서 초장수의 기재는 여기에서만 보인다. 수치: 촉초에 대하여 鄧珍本 승마별갑탕에는 '去汗'이라고 기재되어 있다. 이것은 촉초에 열을 가하는 것으로 약효가 없는 정유성분을 제거하는 방법이고, 백출산의 촉초에도 같은 수치를 시행했을 가능성이 높다. 그렇다고 하면 '汗'은 '去汗'의 잘못된 표기일 것으로 생각된다. 趙開美本에는 鄧珍本과 같이 '汗', 兪橋本에는 '汁', 徐鎔本에는 '去汗'으로 되어 있다.
			처방명: 《상한론》의 동일 조문 중에는 벡통가저딤즙당과 백통가저담탕의 명칭이 병기되어 있다.
			용법: 외용한다.
			처방내용: 백합과 지모를 각각 따로 泉水2승씩에 달인 후 합하고 다시 달인다.
復·別條 人蔘→2냥	復·別條 石膏→綿裹의 기재 없음 金 石膏→綿裹의 기재 없음 金 甘草→炙의 기재 없음 復·別條 石膏→碎綿裹		처방명: 《금궤요략》의 동일한 조문 중에 백호가인삼탕과 백호인삼탕의 명칭이 병기되어 있다.

321

처방명	처방 내용	處方異名	
鱉甲煎丸 金	鱉甲12분炙 烏扇(射干)3분燒 黃芩3분 柴胡6분 鼠婦3분熬 乾薑3분 大黃3분 芍藥5분 桂枝3분 葶藶(葶藶子)1분熬 石韋3분去毛 厚朴3분 牡丹(牡丹皮)5분去心 瞿麥2분 紫葳3분 半夏1분 人蔘1분 蟅蟲5분熬 阿膠3분炙 蜂窠4분熬 赤消(消石)12분 蜣蜋6분熬 桃仁2분 ◎鍛竈下灰1두 ◎淸酒1斛5斗		
茯甘五味加薑辛半杏大黃湯 金 (苓甘薑味辛夏仁黃湯)	茯苓4냥 甘草3냥 五味子반승 乾薑3냥 細辛3냥 半夏반승 杏仁반승 大黃3냥		
茯苓甘草湯 傷	茯苓2냥 桂枝2냥去皮 甘草1냥炙 生薑3냥切		
茯苓桂枝甘草大棗湯 傷 金 (苓桂甘棗湯)	茯苓반근 桂枝4냥去皮 甘草2냥炙 大棗15매擘 ◎甘爛水1두		
茯苓桂枝白朮甘草湯 傷 金 (苓桂朮甘湯)	茯苓4냥 桂枝3냥去皮 白朮2냥 甘草2냥炙	苓桂朮甘湯	
茯苓四逆湯 傷	茯苓4냥 人蔘1냥 附子1매生用去皮破8片 甘草2냥炙 乾薑1냥반		
茯苓戎鹽湯 金	茯苓반근 白朮2냥 戎鹽彈丸大1매		
茯苓飮 金	茯苓3냥 人蔘3냥 白朮3냥 枳實2냥 橘皮2냥반 生薑4냥	外臺茯苓飮	
茯苓澤瀉湯 金	茯苓반근 澤瀉4냥 甘草2냥 桂枝2냥 白朮3냥 生薑4냥		
茯苓杏仁甘草湯 金	茯苓3냥 杏仁50개 甘草1냥		
附子粳米湯 金	附子1매炮 半夏반승 甘草1냥 大棗10매 粳米반승		
附子瀉心湯 傷	大黃2냥 黃連1냥 黃芩1냥 附子1매炮去皮破別煮取汁 ◎麻沸湯2승		
附子湯 傷	附子2매炮去皮破8片 茯苓3냥 人蔘2냥 白朮4냥 芍藥3냥		

《상한론》《금궤요략》의 차이점			비고
藥味·分量	修治	藥物名	
			약물명: 부교에 대하여, 趙開美本에는 '阿膠', 俞橋本에는 鄧珍本에서와 마찬가지로 '附膠'라고 되어 있다. 아마도 아교를 잘못 기록한 것으로 생각된다.
傷 別條 生薑→1냥	傷·別條 桂枝→去皮의 기재 없음 傷·別條 生薑→切의 기재 없음		
傷·別條 甘草→1냥	金 桂枝→去皮의 기재 없음 金 大棗→擘의 기재 없음		
金 白朮→3냥	金 桂枝→去皮의기재 없음 金 甘草→炙의 기재 없음		注記: 복령계지백출감초탕의 백출은 2냥, 영계출감탕의백출은 3냥이 된다. 이 책에서는 이 두 처방을 동일한 것으로 간주했다. 처방명:《상한론》에는 복령계지백출감초탕이란 명칭으로,《금궤요략》에는 영계출감탕이란 명칭으로 수재되었다.
			처방명:《금궤요략》의 조문 중에는 외대복령음이란 명칭으로 기재되어 있지만, 본 표의 처방명란에서는 출전명인 외대를 빼고, 복령음으로 기재했다.
			처방내용:《금궤요략》에는 부자탕의 기재가 있지만 처방내용의 기재는 없고, 注記 중에 '아직까지 이 처방의 약미를 본 적이 없다'고 되어 있다.

부록

처방일람

처방명	처방 내용	處方異名	
奔豚湯 ⾦	甘草2냥 芎藭(川芎)2냥 當歸2냥 半夏4냥 黃芩2냥 生葛(葛根)5냥 芍藥2냥 生薑4냥 甘李根白皮1승		
射干麻黃湯 ⾦	射干13매一法3냥 麻黃4냥 生薑4냥 細辛3냥 紫菀3냥 款冬花3냥 五味子반승 大棗7매 半夏大者8매洗一法반승		
蛇床子散 ⾦	蛇床子仁(蛇床子) 白粉少許		
瀉心湯 ⾦ (三黃瀉心湯)	大黃2냥 黃連1냥 黃芩1냥		
四逆加人蔘湯 ⾘	甘草2냥炙 附子1매生去皮破8片 乾薑1냥반 人蔘1냥		
四逆散 ⾘	甘草10분炙 枳實10분破水漬炙乾 柴胡10분 芍藥10분 ★白飮		
四逆湯 ⾘⾦	甘草2냥炙 乾薑1냥반 附子1매生用去皮破8片		
酸棗湯 ⾦ (酸棗仁湯)	酸棗仁2승 甘草1냥 知母2냥 茯苓2냥 芎藭(川芎)2냥		
三物黃芩湯 ⾦	黃芩1냥 苦參2냥 熟地黃4냥	千金三物黃芩湯	
三黃湯 ⾦	麻黃5분 獨活4분 細辛2분 黃芪2분 黃芩3분	千金三黃湯	
生薑甘草湯 ⾦	生薑5냥 人蔘 ■ 냥 甘草4냥 大棗15매	千金生薑甘草湯	
生薑半夏湯 ⾦	半夏반근 生薑汁1승	千金生薑甘草湯	

《상한론》《금궤요략》의 차이점			비고
藥味·分量	修治	藥物名	
			용법: 외용한다. 처방내용: 제본 모두 사상자인의 분량 기재가 없다. 처방명:《상한론》에도 사심탕이라고 하는 명칭이 기재되어 있지만 약미 기재는 없다. 이것은 삼황사심탕이 아니라 사심탕류의 총칭을 가리키고 있는 것이라 생각되어서 처방으로 세지 않았다.
	⑱·⑪條 附子 → 用의 기재 없음 ⑲ 附子 → 去皮破8片의 기재 없음		
			처방명:《금궤요략》의 조문 중에는 천금 삼물황금탕이란 명칭으로 기재되어 있지만, 본 표의 처방명란에는 출전명인 천금은 붙이지 않고 삼물황금탕으로 기재했다. 처방명:《금궤요략》의 조문 중에는 천금 삼황탕이란 명칭으로 수재되어 있지만, 본 표의 처방명란에는 출전명인 천금을 붙이지 않고 삼황탕으로 기재했다. 처방명:《금궤요략》의 본문 중에는 천금 생강감초탕이란 명칭으로 수재되어있지만 본 표의 처방명란에서는 출전명인 천금을 빼고 생강감초탕으로 기재했다. 처방내용: 鄧珍本의 인삼의 분량은 2냥인지 3냥인지 판독이 불가능하다. 趙開美本에는 3냥, 兪橋本에는 2냥으로 되어있다.

부록

처방일람

처방명	처방 내용	處方異名	
生薑瀉心湯 傷	生薑4냥切 甘草3냥炙 人蔘3냥 乾薑1냥 黃芩3냥 半夏반승洗 黃連1냥 大棗12매擘		
薯蕷丸 金	薯蕷(山藥)30분 當歸10분 桂枝10분 麯(神麯)10분 乾地黃10분 豆黃卷(大豆黃卷)10분 甘草28분 人蔘7분 芎藭(川芎)6분 芍藥6분 白朮6분 麥門冬6분 杏仁6분 柴胡5분 桔梗5분 茯苓5분 阿膠7분 乾薑3분 白蘞(白斂)2분 防風6분 大棗100매爲膏 ◎煉蜜 ★酒		
旋覆代赭湯 傷	旋覆花3냥 人蔘2냥 生薑5냥 代赭(代赭石)1냥 甘草3냥炙 半夏반승洗 大棗12매擘		
旋覆花湯 金	旋覆花3냥 葱(葱白)14莖 新絳少許	旋復花湯	
小建中湯 傷金	桂枝3냥去皮 甘草2냥炙 大棗12매擘 芍藥6냥 生薑3냥切 膠飴1승		
燒褌散 傷	婦人中褌近隱處, 取燒作灰		
小半夏加茯苓湯 金	半夏1승 生薑반근 茯苓3냥一法4냥	半夏加茯苓湯 小半夏茯苓湯	
小半夏湯 金	半夏1승 生薑반근		
消石礬石散 金	消石 礬石燒등분 ★大麥粥汁		
小承氣湯 傷金	大黃4냥酒洗 枳實3매炙 厚朴2냥去皮炙	千金翼小承氣湯	
小柴胡湯 傷金	柴胡반근 黃芩3냥 人蔘3냥 甘草3냥炙 生薑3냥切 大棗12매擘 半夏반승洗	千金翼小承氣湯	

《상한론》《금궤요략》의 차이점			비고
藥味·分量	修治	藥物名	
	⑯·別條 生薑→切의 기재 없음		
金 甘草→3냥 金 生薑→2냥	金 大棗→擘의 기재 없음 金 生薑→切의 기재 없음		처방명:《금궤요략》의 동일 조문 중에 旋復花湯과 旋覆花湯이란 명칭이 병기되어 있다. 처방내용: 조문 중에 '부인병에는 남자의 속옷을 태워서 복용한다'라고 되어 있다. 처방명:《금궤요략》에 소반하가복령탕 및 소반하복령탕이란 명칭으로 수재되어 있다. 또 소반하가복령탕의 동일 조문 중에 반하가복령탕이란 명칭이 병기되어 있다.
⑯·別條 大黃 4냥 →大黃 4(단위 기재 없음) ⑯·別條 枳實→3매大者 金 枳實→大者 3매	⑯·別條 大黃→酒洗의 기재 없음 ⑯·別條 厚朴→去皮의 기재 없음 金 大黃→酒洗의 기재 없음 金 厚朴→去皮의 기재 없음		처방명:《상한론》에는 소승기탕이란 명칭으로,《금궤요략》에는 소승기탕 및 천금익소승기탕이란 명칭으로 수재되어 있다.
⑯·別條 柴胡 →8냥(환산하면 반근이 됨) ⑯·別條 黃芩·人蔘·甘草·生薑→2냥 金 半夏→반근	⑯·別條 甘草→炙의 기재 없음 ⑯·別條 生薑→切의 기재 없음 金 甘草→炙의 기재 없음 金 生薑→切의 기재 없음 金 大棗→擘의 기재 없음 金 半夏→洗의 기재 없음		

327

처방명	처방 내용	處方異名	
小兒疳蟲蝕齒 金	雄黃 葶藶(葶藶子) 猪脂(猪膏) 槐枝		
小靑龍加石膏湯 金	麻黃3냥 芍藥3냥 桂枝3냥 細辛3냥 甘草3냥 乾薑3냥 五味子반승 半夏반승 石膏2냥		
小靑龍湯 傷 金	麻黃3냥去節 芍藥3냥 細辛3냥 乾薑3냥 甘草3냥炙 桂枝3냥去皮 五味子반승 半夏반승洗		
小陷胸湯 傷	黃連1냥 半夏반승洗 栝樓實大者1매	三物小陷胸湯	
續命湯 金	麻黃3냥 桂枝3냥 當歸3냥 人蔘3냥 石膏3냥 乾薑3냥 甘草3냥 芎藭(川芎) 杏仁40매	古今錄驗續命湯	
升麻鱉甲湯 金	升麻2냥 當歸1냥 蜀椒1냥炒去汗 甘草2냥 鱉甲手指大1片炙 雄黃반냥研		
升麻鱉甲湯去雄黃蜀椒 金	升麻2냥 當歸1냥 甘草2냥 鱉甲手指大1片炙		
柴胡加芒消湯 傷	柴胡2냥16銖 黃芩1냥 人蔘1냥 甘草1냥炙 生薑1냥切 半夏10銖本云5매洗 大棗4매擘 芒消2냥		
柴胡加龍骨牡蠣湯 傷	柴胡4냥 龍骨1냥반 黃芩1냥반 生薑1냥반切 鉛丹(鉛丹)1냥반 人蔘1냥반 桂枝1냥반去皮 茯苓1냥반 半夏2合半洗 大黃2냥 牡蠣1냥반熬 大棗6매擘		
柴胡去半夏加栝樓湯 金	柴胡8냥 人蔘3냥 黃芩3냥 甘草3냥 栝樓根(括蔞根)4냥 生薑2냥 大棗12매		
柴胡桂枝乾薑湯 傷 金	柴胡반근 桂枝3냥去皮 乾薑2냥 栝樓根4냥 黃芩3냥 牡蠣2냥熬 甘草2냥炙	柴胡桂薑湯	

328

《상한론》《금궤요략》의 차이점			비고
藥味·分量	修治	藥物名	
			용법: 외용한다. 처방내용: 괴지는 약효를 기대하고 사용한 것이 아니고 면을 싸기 위한 봉으로 사용한 것으로 생각된다. 처방내용: 모든 책에 분량 기재가 없다.
傷·別條 麻黃·芍藥·細辛· 甘草·桂枝→2냥	金 半夏→湯洗		처방내용:《상한론》의 소청룡탕의 가미방에는 '만약 미리하기 위해서는 마황을 빼고 계자1개 정도의 크기의 蕘花를 첨가한다'는 기재가 있다.《상한론》《금궤요략》에서 蕘花는 여기에만 기재되어 있다.
			처방명:《상한론》에 소함흉탕 및 삼물소함흉탕이란 명칭으로 수재되었다.
			처방명:《금궤요략》의 조문 중에는 고금록험속명탕이란 명칭으로 수재되어 있지만 본 표의 처방명란에서는 출전명인 고금록험을 빼고 속명탕으로 기재했다. 처방내용: 鄧珍本 趙開美本 兪橋本 모두 궁궁의 분량에 대한 기재가 없다. 徐彬本에는 '궁궁1냥5전'이라고 되어 있다.
	傷·別條 生薑→切의 기재 없음		처방내용: 본문 중에 승마별갑탕거웅황촉초의 약미의 기재는 없지만 여기에서는 승마별갑탕에서 웅황·촉초를 제거한 약미를 기재했다.
		金 栝樓根 → 括蔞根	처방명:《상한론》에는 시호계지건강탕,《금궤요략》에는 시호계강탕이란 명칭으로 수재되었다.

부록

처방일람

처방명	처방 내용	處方異名	
柴胡桂枝湯 傷金	桂枝1냥반去皮 黃芩1냥반 人蔘1냥반 甘草1냥炙 半夏2合半洗 芍藥1냥반 大棗6매擘 生薑1냥반切 柴胡4냥	外臺柴胡桂枝湯	
十棗湯 傷金	芫花熬 甘遂 大戟각등분 大棗肥者10매 ★糜粥		
藜蘆甘草湯 金	약미의 기재 없음		
苓甘五味加薑辛半夏杏仁湯 (苓甘薑味辛夏仁湯) 金	茯苓4냥 甘草3냥 五味子반승 乾薑3냥 細辛3냥 半夏반승 杏仁반승去皮尖		
苓甘五味薑辛湯 金	茯苓4냥 甘草3냥 乾薑3냥 細辛3냥 五味子반승	桂苓五味甘草湯去桂加乾薑細辛	
烏頭桂枝湯 金	烏頭 ◎蜜2근 桂枝湯5合(桂枝 芍藥 甘草 生薑 大棗)	抵當烏頭桂枝湯	
烏頭煎 金	烏頭大者5매熬去皮不㕮咀 ◎蜜2승	大烏頭煎	
烏頭湯 金	麻黃3냥 芍藥3냥 黃芪3냥 甘草炙 川烏(烏頭)5매㕮咀以蜜2升煎取1升卽出烏頭 ◎蜜	外臺烏頭湯	
五苓散 傷金	猪苓18銖去皮 澤瀉1냥6銖 白朮18銖 茯苓18銖 桂枝반냥去皮 ★白飲 ★煖水		

《상한론》《금궤요략》의 차이점			비고
藥味·分量	修治	藥物名	
傷·別條 桂枝 → 분량의 기재 없음 傷·別條 大棗 → 6개	傷·別條 生薑 → 切의 기재 없음 金 桂枝 → 去皮의 기재 없음 金 甘草 → 炙의 기재 없음 金 半夏 → 洗의 기재 없음 金 大棗 → 擘의 기재 없음 金 生薑 → 切의 기재 없음 傷·別條 芫花 → 熬赤	傷·別條 大棗肥者 → 大肥棗 金 大棗肥者 → 肥大棗	처방명:《상한론》에는 시호계지탕,《금궤요략》에는 외대시호계지탕이란 명칭으로 수재되었다. 처방내용: 강한 사하작용을 하는 십조탕으로 사하한 후에 위장을 보호하기 위해 미죽을 복용시켰다. 처방내용: 본문의 주기에 '지금까지 이 처방의 약미를 본 적이 없다'라고 기재되어 있다. 처방명:《금궤요략》의 동일 조문 중에 영간오미강신탕괴 계령오미감초덩거계가건강세신의 명칭이 병기되어 있다. 처방명:《금궤요략》의 동일 조문 중에 오두계지탕과 저당오두계지탕의 명칭이 병기되어 있다. 처방내용: 본문 중에는 계지탕 5合이라고 기재되어 있지만 여기서는 편의상 계지탕의 약미를 같이 기재했다. 처방명:《금궤요략》의 동일 조문 중에 오두전과 대오두전의 명칭이 병기되어 있다. 처방명:《금궤요략》에 오두탕 및 외대오두탕이란 명칭으로 기재되어 있다.
傷·別條 煖水의 기재가 없음 金 澤瀉1냥1분, 猪苓3분, 茯苓3분, 白朮3분, 桂2분 (환산하면 원편의 기재와 동일한 분량이 된다)	傷·別條 猪苓 → 去黑皮	傷·別條 桂枝 → 桂心 金 桂枝 → 桂	

331

처방명	처방 내용	處方異名	
烏梅丸 傷金	烏頭300매 細辛6냥 乾薑10냥 黃連16냥 當歸4냥 附子6냥炮去皮 蜀椒4냥出汗 桂枝6냥去皮 人蔘6냥 黃蘗(黃柏)6냥 ○苦酒 ○米 ○蜜		
吳茱萸湯 傷金	吳茱萸1승洗 人蔘3냥 生薑6냥切 大棗12매擘	茱萸湯	
溫經湯 金	吳茱萸3냥 當歸2냥 芎藭(川芎)2냥 芍藥2냥 人蔘2냥 桂枝2냥 阿膠2냥 牡丹(牡丹皮)2냥去心 生薑2냥 甘草2냥 半夏반승 麥門冬1승去心		
王不留行散 金	王不留行10분8월8일採 蒴藋細葉10분7월7일採 桑東南根(桑白皮)白皮10분3월3일採 甘草18분 川椒(蜀椒)3분除目及閉口者汗 黃芩2분 乾薑2분 芍藥2분 厚朴2분		
外臺黃芩湯	외대황금탕은 황금탕과 병기		
禹餘糧丸 傷	약미의 기재 없음		
越婢加半夏湯 金	麻黃6냥 石膏반근 生薑3냥 大棗15매 甘草2냥 半夏반승		
越婢加朮湯 金	麻黃6냥 石膏반근 生薑3냥 甘草2냥 白朮4냥 大棗15매	千金方越婢加朮湯	
越婢湯 金	麻黃6냥 石膏반근 生薑3냥 大棗15매 甘草2냥		
葦莖湯 金	葦莖2승 薏苡仁반승 桃仁50매 瓜瓣(冬瓜子)반승	千金葦莖湯	
薏苡附子散 金	薏苡仁15냥 大附子10매炮	薏苡仁附子散	

《상한론》《금궤요략》의 차이점			비고
藥味·分量	修治	藥物名	
🔵烏梅→300개 🔵黃連 →1근(환산하면 16냥이 된다) 🔵人蔘→2냥	🔵附子→去皮의 기재 없음 🔵蜀椒→去汗 🔵桂枝→去皮의 기재 없음 🔵吳茱萸→湯洗7遍 🔵吳茱萸→洗의 기재 없음 🔵吳茱萸→洗의 기재 없음 🔵生薑→切의 기재 없음 🔵大棗→擘의 기재 없음	🔵蜀椒→川椒	처방명:《상한론》에는 오수유탕이란 명칭으로,《금궤요략》에는 수유탕이란 명칭으로 수재되었다.
			용법: 외용과 내복의 두 가지 용법이 있다. 수치: 천초(촉초)의 수치에 대하여, 鄧珍本 승마별갑탕의 촉초에는 '去汗'이라고 기재되어 있다. 이것은 촉초에 열을 가하여 약효에 불필요한 정유성분을 제거하는 방법이고, 왕불류행산의 천초(촉초)에도 같은 형태의 수치를 시행했을 가능성이 높다. 그렇다고 하면 '者汗'은 '去汗'의 오기라고도 생각할 수 있다. 趙開美本에는 '者汗', 兪橋本에는 '者汁', 徐鎔本에는 '去汗'이라고 되어 있다.
			처방내용: 본문 注의 기록에 '처방내용의 기재가 처음부터 없었다'고 기재되어 있다.
			처방명:《금궤요략》에 월비가출탕 및 천금방월비가출탕이란 명칭으로 기재되어 있다.
			처방명:《금궤요략》의 조문 중에는 千金葦莖湯이란 명칭으로 수재되어 있지만 본 표의 처방명란에서는 출전명인 千金을 빼고 위경탕으로 기재했다.
			처방명:《금궤요략》의 동일 조문 중에 의이부자산과 의이인부자산의 명칭이 병기되어 있다.

부록

처방일람

333

처방명	처방 내용	處方異名	
薏苡附子敗醬散 金	薏苡仁10분 附子2분 敗醬5분		
理中丸 傷	人蔘3냥 乾薑3냥 甘草3냥炙 白朮3냥 ◎蜜 ★沸湯數合 ★熱粥1升許		
人蔘湯 金	人蔘3냥 甘草3냥 乾薑3냥 白朮3냥		
茵蔯五苓散 金	茵蔯蒿末10분 五苓散5분(澤瀉 猪苓 茯苓 白朮 桂枝)		
茵蔯蒿湯 傷金	茵蔯蒿6냥 梔子(山梔子)14매擘 大黃2냥去皮		
一物瓜蔕湯 金	瓜蔕(苽蔕)27개	瓜蔕湯	
炙甘草湯 傷金	甘草4냥炙 生薑3냥切 人蔘2냥 生地黃1근 桂枝3냥去皮 阿膠2냥 麥門冬반승去心 麻仁(麻子仁)반승 大棗30매擘 ◎淸酒7승	復脈湯 千金翼炙甘草湯 外臺炙甘草湯	
紫蔘湯 金	紫蔘반근 甘草3냥		
芍藥甘草附子湯 傷	芍藥3냥 甘草3냥炙 附子1매炮去皮破8片		
芍藥甘草湯 傷	白灼藥(芍藥)4냥 甘草4냥炙		
猪膏髮煎 金	猪膏반근 亂髮如鷄子大3매	膏髮煎	

《상한론》《금궤요략》의 차이점			비고
藥味·分量	修治	藥物名	
傷·別條 **熱粥**의 기재 없음			처방내용: 이중환의 조문 중에 탕법으로 탕제를 달이는 법도 기재되어 있다. 처방내용: 열죽은 탕제의 복용보조약이라고 생각되지만 이 책에서는 이중환의 복용보조약으로 했다.
傷·別條 **栀子**→14개	傷·別條 **大黃**→破 金 **栀子**→擘의 기재 없음 金 **大黃**→去皮의 기재 없음		처방내용: 본문 중에는 오령산 5분이라고 기재되어 있지만 여기서는 편의상 오령산의 약미를 같이 기재했다.
	金 **生薑**→切의 기재 없음 金 **桂枝**→去皮의 기재 없음 金 **麥門冬**→去心의 기재 없음 金 **大棗**→擘의 기재 없음	金 **清酒**→酒	처방명:《금궤요략》에 일물과체탕 및 과체탕이란 명칭으로 수재되어 있다. 처방내용: 鄧珍本과 俞橋本에는 과체의 분량이 '二七箇'라고 기재되어 있고, 趙開美本에는 '二十箇'라고 기재되어 있다. 숫자표기를 검토할 때 '27'의 경우에는 대개 '二十七'이라고 표기하기 때문에 '十'을 '七'로 잘못 표기했을 가능성도 있다.
			처방명:《상한론》에는 자감초탕이란 명칭으로 수재되고, 동일 조문 중에 복맥탕이란 명칭이 병기되어 있다.《금궤요략》에서는 천금익자감초탕 및 외대자감초탕이란 명칭으로 수재되었다.
	傷·別條 **甘草**→炙의 기재 없음 傷·別條 **附子**→炮去皮破 6片		처방명:《금궤요략》에 猪膏髮煎 및 膏髮煎이란 명칭으로 수재되었다.

335

처방일람

처방명	처방 내용	處方異名	
抵當湯 傷金	水蛭30개熬 蝱蟲(虻蟲)30개去翅足熬 桃仁20개去皮尖 大黃3 냥酒洗	抵黨湯	
抵當丸 傷	水蛭12개熬 蝱蟲(虻蟲)29개去翅足熬 桃仁25개去皮尖 大黃3냥		
猪苓散 金	猪苓 茯苓 白朮각등분		
猪苓湯 傷金	猪苓1냥去皮 猪苓1냥 澤瀉1냥 阿膠1냥 滑石1냥碎		
猪膚湯 傷	猪膚1근 白蜜1승 白粉5合熬香		
赤豆當歸散 金	赤小豆3승浸令芽出曝乾 當歸 ★漿水	赤小豆當歸散	
赤石脂禹餘糧湯 傷	赤石脂1근碎 太一禹餘糧(禹餘糧)1근碎		
赤石脂丸 金	蜀椒1냥一法2분 烏頭1분炮 附子반냥炮一法1분 乾薑1냥一法1분 赤石脂1냥一法2분 ◎蜜	烏頭赤石脂丸	
赤丸 金	茯苓4냥 半夏4냥洗一方用佳 烏頭2냥炮 細辛1냥千金作人蔘 眞朱(朱砂) ◎煉蜜 ★酒	烏頭赤石脂丸	
葶藶大棗瀉肺湯 金	葶藶(葶藶子)熬令黃色搗丸如彈丸大 大棗12매	亭歷大棗瀉肺湯	
葶藶丸 金	약미의 기재가 없음		
調胃承氣湯 傷	大黃4냥去皮淸酒洗 甘草2냥炙 芒消반승		
皂莢丸 金	皂莢8냥刮去皮用酥煮 ◎蜜 ★棗膏		

《상한론》《금궤요략》의 차이점			비고
藥味·分量	修治	藥物名	
[傷·別條] 水蛭 및 蝱蟲 →30개 [傷·別條] 桃仁→20매 [金] 蝱蟲→개의 기재 없음	[傷·別條] 桃仁 →去皮尖及兩人者 [傷·別條] 大黃 →酒洗의 기재 없고, 去皮破6片 [金] 大黃 →酒浸		처방명:《상한론》에는 抵當湯,《금궤요략》에는 抵黨湯이란 명칭으로 수재되어 있다.
	[傷·別條] 滑石 →碎의 기재 없음 [金] 滑石 →碎의 기재 없음		
			처방명:《금궤요략》에는 적두당귀산 및 적소두당귀산이란 명칭으로 수재되어 있다. 처방내용: 모든 책에 당귀의 분량 기재가 없다. 다만 徐鎔本의 보유에 '당귀1냥 千金作3냥'이라고 되어 있다. 여기서의 당귀1냥은 龐安時의《상한총병론》에서 인용한 것이다.
			처방명:《금궤요략》의 동일 조문 중에 적석지환과 오두적석지환이란 명칭이 병기되어 있다.
			처방내용: 鄧珍本의 '半夏4냥洗一方用佳'의 佳는 趙開美本, 兪橋本에는 桂로 되어 있는데, 桂를 佳로 잘못 기록한 것일 가능성이 있다.
			처방명:《금궤요략》에 葶藶大棗瀉肺湯 및 亭歷大棗瀉肺湯이란 명칭으로 수재되어 있다.
	[傷·別條] 大黃 →去皮의 기재 없음 [傷·別條] 大黃 →去皮靑의 기재 없음		

처방명	처방 내용	處方異名	
走馬湯 金	巴豆2매_{去皮心熬} 杏仁2매 ◎熱湯2合	外臺走馬湯	
竹葉石膏湯 傷	竹葉2把 石膏1근 半夏반승_洗 麥門冬1승_{去心} 人蔘2냥 甘草2냥_炙 粳米반승		
竹葉湯 金	竹葉1把 葛根3냥 防風(防丰)1냥 桔梗1냥 桂枝1냥 人蔘1냥 甘草1냥 附子1매_炮 大棗15매 生薑5냥		
竹皮大丸 金	生竹茹2분 石膏2분 桂枝1분 甘草7분 白薇1분 ◎棗肉(大棗)		
枳實芍藥散 金	枳實_{燒令黑勿太過} 芍藥등분 ★麥粥(大麥粥)		
枳實梔子湯 傷	枳實3매_炙 梔子(山梔子)14개_擘 豉(香豉)1승_{綿裹} ◎淸漿水7승		
枳實薤白桂枝湯 金	枳實4매 厚朴4냥 薤白반근 桂枝1냥 栝樓(栝樓實)1매_搗		
蜘蛛散 金	蜘蛛14매_{熬炒} 桂枝반냥		
枳朮湯 金	枳實7매 白朮2냥		
眞武湯 傷	茯苓3냥 芍藥3냥 生薑3냥_切 白朮2냥 附子1매_{炮去皮破8片}		
天雄散 金	天雄3냥_炮 白朮8냥 桂枝6냥 龍骨3냥 ★酒		
蜀漆散 金	蜀漆_{燒去腥} 雲母_{燒3日夜} 龍骨등분 ★漿水		
朮附子湯 金	白朮2냥 甘草1냥_炙 附子1매반_{炮去皮} 薑(生薑)5편 棗(大棗)1매	近效方朮附子湯	
子甘草豉湯 傷	梔子(山梔子)14개_擘 甘草2냥_炙 香豉4合_{綿裹}	近效方朮附子湯	
梔子乾薑湯 傷	梔子(山梔子)14개_擘 乾薑2냥		
梔子大黃湯 金	梔子(山梔子)14매 大黃1냥 枳實5매 豉(香豉)1승		

《상한론》《금궤요략》의 차이점			비고
藥味·分量	修治	藥物名	
			처방명: 《금궤요략》의 조문 중에는 외대 주마탕이란 명칭으로 수재되어 있지만, 본 표의 처방명란에는 출전명인 외대를 빼고 주마탕으로 기재했다.
			처방내용: 죽피대환의 가미방에 '번천하면 백실2분을 가한다'라고 기재되어 있다. 《상한론》《금궤요략》에서 柏實(栢實)의 기재는 이곳에서만 보인다.
			용법: 《금궤요략》의 조문 중에 '밀환도 可하다'는 기재가 있는데, 꿀을 써서 환약을 만드는 용법도 있다.
			注記: 尤附子湯과 《금궤요략》에 있는 백출부자탕과는 구성약물이 동일하고 분량도 거의 일치하지만 제제방법 및 복용방법이 다르기 때문에 다른 처방인 것으로 취급했다. 처방명: 《금궤요략》의 조문 중에는 근효방출부자탕의 명칭으로 수재되어 있지만 본 표의 처방명란에서는 출전명인 근효방을 빼고 출부자탕으로 개재했다.
		[傷·別條] 栀子 → 肥栀子	

339

처방명	처방 내용	處方異名	
梔子蘗皮湯 ⑱	肥梔子(山梔子)15개擘 甘草1냥炙 黃蘗(黃柏)2냥		
梔子生薑豉湯 ⑱	梔子(山梔子)14개擘 生薑5냥 香豉4合綿裹		
梔子豉湯 ⑱金	梔子(山梔子)14개擘 香豉4合綿裹		
梔子厚朴湯 ⑱	梔子(山梔子)14개擘 厚朴4냥炙去皮 枳實4매水浸炙令黃		
澤瀉湯 金	澤瀉5냥 白朮2냥		
澤漆湯 金	半夏반승 紫參5냥一作紫菀 澤漆3근以東流水5斗煮取1斗5升 生薑5냥 白前5냥 甘草3냥 黃芩3냥 人參3냥 桂枝3냥		
土瓜根散 金	土瓜根3분 芍藥3분 桂枝3분 䗪蟲3분 ★酒		
通脈四逆加猪膽湯 ⑱	甘草2냥炙 乾薑3냥强人可4냥 附子大者1매生去皮破8片 猪膽汁半合		
通脈四逆湯 ⑱金	甘草2냥炙 附子大者1매生用去皮破8片 乾薑3냥强人可4냥		
八味腎氣丸 金 (八味地黃丸)	乾地黃8냥 山茱萸4냥 署蕷(山藥)4냥 澤瀉3냥 茯苓3냥 牧丹皮3냥 桂枝1냥 附子1냥炮 ◎煉蜜 ★酒	腎氣丸 崔氏八味丸	
蒲灰散 金	蒲灰7분 滑石3분		
風引湯 金	大黃4냥 乾薑4냥 龍骨4냥 桂枝3냥 甘草2냥 牡蠣2냥 寒水石6냥 滑石6냥 赤石脂6냥 白石脂6냥 紫石英6냥 石膏6냥 ◎井華水3승		
下瘀血湯 金	大黃2냥 桃仁20매 䗪蟲20매熬去足 ◎煉蜜 ◎酒		
杏子湯 金	약미의 기재 없음		
紅藍花酒 金	紅藍花(紅花)1냥 ◎酒1大升		
滑石代赭湯 金	百合7매擘 滑石3냥碎綿裹 代赭石如彈丸大1매碎綿裹 ◎泉水4승		

《상한론》《금궤요략》의 차이점			비고
藥味·分量	修治	藥物名	
	傷·別條 生薑→切	傷·別條 梔子 → 肥梔子	
傷·別條 梔子→14매 金 梔子→14매	金 梔子→擘의 기재 없음	傷·別條 梔子 → 肥梔子	
傷·別條 梔子→14매 傷·別條 枳實→4개	傷·別條 厚朴 →去皮의기재 없음 傷·別條 枳實→水浸炙令赤		
			처방내용: 《상한론》의 조문 중에 '저담이 없을 때는 羊膽으로 대용한다'고 되어 있다.
	傷·別條 附子→用의 기재 없음 金 附子→去皮破8片 의 기재 없음		
		金·別條 署蕷 → 薯蕷	처방명: 《금궤요략》에 팔미신기환, 신기환, 최씨팔미환이란 명칭으로 수재되었다.
			처방내용: 본문 注記에 '지금까지 이 처방의 약미를 본 적은 없지만 아마도 마황행인감초석고탕을 말하는 것이다'라고 기재되어 있다.
			처방내용: 백합과 활석·대자석을 따로따로 천수2승씩으로 달인 후에 이것을 합하여 다시 달인다.

341

처방명	처방 내용	處方異名	
滑石白魚散 金	滑石2분 亂髮2분燒 白魚2분		
黃芩加半夏生薑湯 傷金	黃芩3냥 芍藥2냥 甘草2냥炙 大棗12매擘 半夏반승洗 生薑1냥반一方3냥切		
黃芩湯 傷	黃芩3냥 芍藥2냥 甘草2냥炙 大棗12매擘		
外臺黃芩湯 金	黃芩3냥 人蔘3냥 乾薑3냥 桂枝1냥 大棗12매 半夏반승		
黃芪建中湯 金	桂枝3냥去皮 甘草3냥炙 大棗12매 芍藥6냥 生薑2냥 膠飴1승 黃芪1냥반		
黃芪桂枝五物湯 金	黃芪3냥 芍藥3냥 桂枝3냥 生薑6냥 大棗12매		
黃芪芍藥桂枝苦酒湯 金	黃芪5냥 芍藥3냥 桂枝3냥 苦酒1승	耆芍桂酒湯	
黃連粉 金	약미의 기재가 없음		
黃連阿膠湯 傷	黃連4냥 黃芩2냥 芍藥2냥 鷄子黃2매 阿膠3냥一云3정		
黃連湯 傷	黃連3냥 甘草3냥炙 乾薑3냥 桂枝3냥去皮 人蔘2냥 半夏반승洗 大棗12매■		
黃土湯 金	甘草3냥 乾地黃3냥 白朮3냥 附子3냥炮 阿膠3냥 黃芩3냥 竈中黃土(伏龍肝)반근		
厚朴大黃湯 金	厚朴1척 大黃6냥 枳實4매		
厚朴麻黃湯 金	厚朴5냥 麻黃4냥 石膏如鷄子大 杏仁반승 半夏반승 乾薑2냥 細辛2냥 小麥1승 五味子반승		
厚朴三物湯 金	厚朴8냥 大黃4냥 枳實5매		
厚朴生薑半夏甘草人蔘湯 傷	厚朴반근炙去皮 生薑반근切 半夏반승洗 甘草2냥 人蔘1냥		

《상한론》《금궤요략》의 차이점			비고
藥味·分量	修治	藥物名	
⦿金 **大棗→20매** ⦿金 **生薑→3냥**	⦿金 **大棗→擘의 기재 없음** ⦿金 **半夏→洗의 기재 없음** ⦿金 **生薑→切의 기재 없음**		
			注記:《금궤요략》에 수재된 외대황금탕과는 다른 처방이다.
			注記:《상한론》에 수재된 외대황금탕과는 다른 처방이다. 또한, 황금탕과 용이하게 비교하기 위하여 특별히 이 위치에 외대황금탕의 처방내용을 기재했다.
			처방내용:《금궤요략》 본문 중에는 황기건중탕의 약미의 내용이 기재되어 있지 않지만, 注의 기록에는 '소건중탕에 황기1냥반을 가한다'라고 되어 있어서 본 표에서는 약미를 기재했다.
			처방내용: 본문 注記에 '지금까지 이 처방의 약미를 본 적이 없다'고 기재되어 있다.
			수치: 대조의 수치법은 판독이 불가능하다. 成無己本에는 '大棗12枚擘'이라고 되어 있다.
	⦗傷·別條⦘ **厚朴→去皮의 기재 없음** ⦗傷·別條⦘ **生薑→切의 기재 없음** ⦗傷·別條⦘ **甘草→炙**		

처방명	처방 내용	處方異名	
厚朴七物湯 金	厚朴반근 甘草3냥 大黃3냥 大棗10매 枳實5매 桂枝2냥 生薑5냥		
侯氏黑散 金	菊花40분 白朮10분 細辛3분 茯苓3분 牡蠣3분 桔梗8분 防風10분 人蔘3분 礬石3분 黃芩5분 當歸3분 乾薑3분 芎藭(川芎)3분 桂枝3분 ★酒		
처방명없음 金	雄黃		
처방명없음 金	大猪膽 1매 醋(苦酒)		

344

《상한론》《금궤요략》의 차이점			비고
藥味·分量	修治	藥物名	
			용법: 외용한다. 처방명: 趙開美本에는 鄧珍本과 마찬가지로 처방명의 기재가 없지만, 兪橋本에는 '雄黃熏'이라고 하는 처방명으로 수재되어 있다.

345

가

각기충심(脚氣衝心): 각기병으로 병사가 심흉을 공격하고 심계항진·호흡곤란·구토 등을 일으키는 것.

간(肝): 오장 중의 하나. 간장의 기능을 통괄하는 것과 함께 혈액의 저장·분포·해독을 담당한다. 부인과계의 기능 및 중추신경의 활동에도 영향을 미친다.

간풍(肝風): →간풍내동

간풍내동(肝風內動): 체내의 어떠한 원인에 의해 간기능에 실조가 발생하고, 기가 상충하며, 현기증·이명·경련 등, 두부의 증상을 많이 띠는 것.

감적(疳積): 소아에서 젖이나 음식이 충분하지 못해서 위장허약과 영양불량을 일으키고 신경과민이 된 상태.

강기(降氣): 기의 치법 중 하나. 기의 상역을 내려주는 것. 하기라고도 함.

강장(强壯): 몸을 건강하게 하고 원기를 도우며 허약체질을 개선하는 것. 또, 정력증강을 도모하는 것을 말하기도 한다.

강정(强精): 정력증강을 도모하는 것.

개창(疥瘡): 개선의 종류. 풍·습·열의 사기가 피부에 울체해서 일어나고 접촉 감염한다.

거담이인(祛痰利咽): 담을 제거하여 인후의 소통을 개선하는 것.

거습(祛濕): 습사를 제거하는 것. →습

거풍(祛風): 풍사를 제거하는 것. →풍

거한(祛寒): 한사를 제거하는 것. →한

구토(乾嘔): 토물이 없는 구토.

건중탕류(建中湯類): 위장을 돕고 기능을 개선하는 방제. 처방명에 건중탕이란 명칭이 포함되어 있다. 소건중탕, 대건중탕 등. 계지탕의 변방이다. →계지탕류

건혈(乾血): 오래되고 건조하여 마르고 딱딱해진 어혈.

결기(結氣): →기결

결흉(結胸): 흉부에 열과 수분이 결합하여 일어나는 병증으로 심하부가 아프고, 손으로 누르면 딱딱하게 그득한 것이 특징이다.

경간(驚癇): 몸이 경직하고 반장하는 것. 히스테리발작. 경련.

경결(硬結): 촉진에 의해 딱딱한 응어리와 덩어리가 만져지는 것.

경계(驚悸): 잘 놀라고 심계항진이 잘 나타나는 상태. 기의 상충에 의한 정신불안을 동반한다.

경락(經絡): →경맥

경맥(經脈): 전신을 순환하는 기의 운행통로. 직행하는 주요한 간선을 경맥, 경맥에서 나누어져서 신체의 각부를 망처럼 연락하는 지맥을 낙맥이라고 한다. 또 경맥과 낙맥을 합하여 경락이라고 한다.

계지탕류(桂枝湯類): 계지탕 및 그 변방(變方: 계지탕을 기초로 하여 그 약미를 변화시킨 처방).

고신(固腎): 신허와 하초의 허한 등에 의하여 정액과 소변 등을 조절하는 기능이 약해져서 누설되는 것을 그치도록 치료하는 작용.

골증노열(骨蒸勞熱): 신체의 심부로부터 배어

나오는 것 같은 열로 대부분 도한을 동반한다. 폐결핵 등에서 보인다.

구갈(口渴): 입이 마르고 물을 마시고 싶은 것.

구건(口乾): 입이 마르지만 물을 마시고 싶지는 않은 것.

구고(口苦): 입이 쓰다고 느끼는 것. 소양병의 한 증상.

구금(口噤): 경련에 의해 이를 깨물고 입이 열리지 않는 증상.

구어혈(驅瘀血): 어혈을 제거하는 것. →어혈

구역(救逆): 궐역을 치료하는 작용. →궐역

구역(嘔逆): 위로 치밀어 오르는 듯한 토기.

구창(口瘡): 구강 내에서 생기는 것. 구내염(口內炎) 등.

구탈(救脫): 허탈상태를 치료하는 작용. →허탈(虛脫)

구해(久咳): 오래된 해수.

궐랭(厥冷): →궐역

궐역(厥逆): 사지말단에서 냉증이 올라오는 상태. 사지궐역, 궐냉이라고도 한다.

궐음병(厥陰病): 《상한론》 삼음병 말기 최후의 상태. 열증상과 오한의 증상이 교대로 나타나고 사지궐역의 증상을 동반한다. →궐역

기(氣): ①광의로는 모든 활동력 및 그 바탕. 위기, 신기 등과 같이 각 장기의 명칭을 붙이는 경우에는 각 장기의 활동력을 가리킨다. 기는 쉴 새 없이 순환하고 생명활동을 지지하고 있다. 기의 흐름이 저해되면 기역·기체·기허 등의 변조가 일어난다. ② 협의로는 정신의 활동 모두에 관계된다. 정신의 변조는 모두 기의 변조라고 여겨진다.

기결(氣結): 국부에 기체가 진행되고 결체되어 통증이 일어나는 것.

기면(嗜眠): 잠자는 것을 좋아하는 증상.

기색(氣塞): 기체가 심하게 국부에 막힌 상태. 흉부에서 발생하면 호흡곤란과 같은 증상이 나타난다.

기역(氣逆): 하부에서 기가 치밀어 오르는 것.

기육(肌肉): 피부와 근육 사이의 조직.

기체(氣滯): 기가 체내에 정체하여 흐르지 않는 상태. 울체한 부위에 따라 흉부기체, 위기체, 간기울결 등으로 불린다. 치법은 행기법을 쓴다. 기체가 심하게 되면 기결과 기색을 일으킨다.

기허(氣虛): 양기가 허한 상태. 활동력이 둔화되고 쉽게 피곤함, 활동의 의욕이 없음, 숨참, 자한 등의 증상이 나타난다.

기허하함(氣虛下陷): →중기하함

기혈양허(氣血兩虛): 기와 혈이 함께 허해진 상태. 체력도 쇠약한 상태.

나

나력(瘰癧): 경부임파절이 결핵.

내열(內熱): 체내에 열이 뭉치는 것. ①음허내열에 의한 것과, ②이열증에 의한 경우가 있다. →음허내열, 이열

노수골증(勞嗽骨蒸): 과로와 주색과도에 의해 내장이 손상을 받아서 일어나는 해수, 및 신체의 심부에서 배어나오는 것 같은 열상. 도한을 동반하는 것이 많다. 폐결핵 등에서 보인다.

농포창(膿疱瘡): 개선의 일종.

누하(漏下): 부정자궁출혈.

뉵혈(衄血): 코피.

다

다몽(多夢): 을 많이 꾸고 얕은 잠을 자는 것.

단기(短氣): 호흡이 짧다. 숨차고 호흡이 촉박

한 것.

단독(丹毒): 피부의 일부가 붉은 색을 칠한 것 같이 붉고, 불에 덴 것처럼 열이 나는 질환.

단학(癉瘧): 학질(간헐성 오한전율·고열을 특징으로 하는 질환)의 일종, 온학과 같다.

담음(痰飮): ①넓은 의미로는 수체와 같다. ② 좁은 의미로는 체내의 부분적 수체·수독을 말하고, 수체의 부위 및 상태에 따라 지음, 일음 등의 각종 명칭이 있다. 또 위장의 수체를 가리키는 경우도 있다.

담음벽적(痰飮癖積): 담음이 정결, 응체하고 음식물의 적체가 있어서 한열사기가 엉겨서 일어난다. 증상으로는 옆구리 부분에 딱딱하게 뭉친 것이 있고 창통 혹은 자통이 있으며 혹은 호흡곤란, 숨찬 증상을 동반한다.

대결흉(大結胸): 결흉의 범위를 넓게 본 것. 흉부에서 상복부에 걸쳐서 일어난다. →결흉

대열약(大熱藥): →열약

대하(帶下): 부녀의 음부에서 유출되는 점액상의 물질. 색에 따라 백대하, 적대하 등으로 불린다.

도한(盜汗): 잘 때 땀이 나는 것.

독창(禿瘡): 두피백선에 의해 농포가 형성되고 탈모되는 것.

두모감(頭冒減): 머리에 모자를 눌러쓴 것과 같은 감각이 드는 것.

마

마황제(麻黃劑): 마황이 배합된 방제. 마황탕, 마황세신부자탕, 마황가출탕, 마황행인의이감초탕 등.

망양(亡陽): 양기(활동력)를 잃은 상태. 증상은 땀이 많이 흐르는 것·외한·권태감·사지궐역·정신쇠약·안색창백·호흡미약·갈증으로 뜨거운 음료를 마시고 싶어하는 것·맥미욕절 혹은 부삭하는 것이 나타난다.

매핵기(梅核氣): 인후부에 걸린 것 같은 위화감. 복숭아씨가 있는 것과 비슷한 느낌이 들어서 이름을 붙였다. 咽中炙臠이라고도 한다.

맥상미(脈狀微): 맥이 미약하게 만져지는 것.

맥세삭(脈細數): 맥이 가늘고 빠른 것.

면정(面疔): 정창의 일종. 면부(특히 광대뼈·이마·볼·코 등)에 난다. →정창

명목(明目): 눈이 잘 보이게 되는 것.

목예(目瞖): 눈의 각막에 백반(白斑)이 나타나는 것으로 눈이 침침하고 흐리고 예막이 끼는 것.

몽교(夢交): 꿈에 성행위를 하는 것.

몽정(夢精): 꿈에 성행위를 하고 설정하는 것.

바

반산루하(半産漏下): 유산 후에도 자궁출혈이 멈추지 않고 계속되는 것.

반위(反胃): ①위의 기능이 약하고 식물을 먹으면 곧 복부가 팽만해지고 구토하는 것. ②朝食暮吐 暮食朝吐하는 것.

반진불투(斑疹不透): 홍역과 담마진 등이 발진하지 않고 열과 함께 체내에 독소가 남아있는 상태.

발반(發斑): 피부에 반문상 혹은 지도상의 홍반·자반 등이 나타나는 것. 피부면이 융기되지 않는 것을 반이라고 하고, 융기하는 경우는 진(발진)이라고 한다.

발표(發表): 발한해서 표에 있는 사기를 배출하는 것.

발한(發汗): 약물 등을 써서 땀이 나오도록 하는 것.

배농(排膿): 농을 배출 또는 흡수해서 제거하는 것.

백대하(白帶下): →대하

백태(白苔): 백색의 설태를 말함. 주로 소양병에서 보이는 증후 중의 하나다.

백합병(百合病): 열병의 뒤에 정신불안(精神不安)이 되는 병.

백합탕류(百合湯類): 백합병에 쓰는 처방. 처방명에 백합이라는 명칭을 포함한다. 백합지모탕, 백합지황탕 등.

백호탕류(白虎湯類): 양명병의 청열에 쓰이는 주요 방제. 석고가 배합되고 처방명에 백호라는 명칭이 포함된다. 백호탕, 백호가인삼탕 등.

번(煩): 안정되지 않는 상태. 안절부절하고 일어나거나 잠잘 때에 모두 불안한 상태에 있는 것.

번갈(煩渴): 번민감을 동반하는 강한 구갈.

번민감(煩悶感): 안정되지 못하고 답답하게 느껴지는 감각.

번열(煩熱): 胸苦를 동반하는 열감 및 발열.

번조(煩躁): 열증에 의한 번민감. 흉부 뿐 아니라 수족을 포함한 전체 및 수족을 허둥대는 것[躁]과 같은 느낌이 있는 것.

변독(便毒): 횡현(橫痃)이라고도 한다. 각종 성병에 동반하는 서혜부임파선의 종양을 지칭한다.

병사(病邪): →사

보(補): 인체의 기혈진액 부족, 및 음병의 경우에는 양기를 보하고, 각종의 허증을 치료하는 것.

보기(補氣): 기허의 증을 치료하는 보법의 일종. 익기라고도 한다.

보양(補陽): 양기를 보하고 양허증(陽虛證)을 개선하는 것.

보익(補益): →보

보진(補津): 진액을 보하는 것. 생진이라고도 한다.

보허(補虛): 정기를 보하고 허증(虛證)을 개선하는 것.

보혈(補血): 혈허의 증을 치료하는 보법의 일종. 양혈이라고도 한다.

복만(腹滿): 복부의 팽만.

분돈(奔豚): 분돈. 히스테리발작. 배꼽 밑에서 흉강부에 치밀어 오르는 듯한 동계를 동반한다.

비(痺): 관절과 근육이 풍·습·한의 사기에 침범당하여 일어나는 노곤함, 통증, 저림, 마비 등의 병변.

비(痞): 흉중에서 심하부에 이르는 부위가 답답한 것 같은 느낌이 있는 것.

비(脾): 오장 중의 하나. 후한《난경》의 시기까지는 췌장을 가리켰으나 명나라 이후에는 현대의 비장을 지칭하게 되었으며, 기능에 대한 인식은 변하지 않고 이전과 동일하다. 비의 기능은 다음과 같다. ①'후천의 본'이라고 불리며 음식물을 소화시키고 대기와 결합한 후 인체 각부에 그 기혈의 에너지를 운반한다(운반기능). ②혈액의 순환과 운행을 통괄한다. ③위의 소화활동을 왕성하게 하고 체내의 기를 더해준다. ④수습을 운반한다.

비경(痞硬): 촉진해서 딱딱한 것이 만져지고 압통이 있는 것. →심하비

비기허(脾氣虛): →비허

비만(痞滿): 답답하고 팽만감이 있는 것.

비양허(脾陽虛): 비기허가 심한 것. →비기허

비위(脾胃): 비와 위. 소화기계 전체를 지칭한다. 아울러 비위허증은 소화기계 전체의 움직임이 약해진 상태. 체력도 없어진다.

비통(痞痛): 답답하고 아픈 것.

비통(痺痛): 마비동통하는 것.

비허(脾虛): 《상한론》《금궤요략》에서 비허는 일반적으로 비기허를 말한다. 비의 기능이 쇠약해져서 소화활동이 약하고 복부팽만·장명·하리·딸꾹질·트림 등의 증상을 일으킨다. 또 기혈수 등의 운반능력도 저하되어서 수족의 권태감과 부종을 일으키기 쉽다. 정신증상도 동반하기 쉽다. 심한 것을 비양허라고 한다.

사

사(邪): 질병의 원인이 되는 것. 정기와 상대되는 개념. 병사라고도 함.

사심탕류(瀉心湯類): 심하비를 치료하는 방제로 처방명에 사심탕이란 명칭이 포함되어 있는 것. 반하사심탕, 생강사심탕 등.

사역탕류(四逆湯類): 궐음병의 주방제. 생부자를 쓰고 강력하게 양기를 순환시키며, 사지궐역(四肢厥逆)을 치료한다. 처방명에 사역탕이란 명칭을 포함한 것. 사역탕, 사역가인삼탕 등.

사창(痧脹): 두, 흉, 복을 병사가 막아서 종통하는 병증.

사폐(瀉肺): 폐에 있는 열을 가라앉히는 치료법, 또는 가슴, 기관지, 폐 등의 흉부의 수체를 배출하는 치료법을 말한다.

사하(瀉下): 배변을 촉진하고, 변비·식체·수체 등을 치료하는 것.

사(瀉)하다: '瀉'와 '通'이란 의미가 있고, 체내에 정체한 대변·소변·수체(담음) 등을 약물에 의해 토하거나 하(下)하거나 해서 배출하는 것.

산가(疝瘕): 하복부가 뭉치고 아픈 것.

산결(散結): 응어리, 창종, 임파종대 등을 소실시키는 방법.

산기(疝氣): 원래는 배가 아픈 병을 말한다. 그후 다양한 개념으로 발달했다. 다음과 같은 것을 포함한다. ①탈장류 ②생식기·고환·음낭부의 병증 ③복통이 심하고 대소변의 불통을 동반하는 병증.

산통(疝痛): 갑자기 또는 발작적으로 발생하고 찌르는 듯한 복부의 통증.

산한(散寒): 발산하여 한사를 제거하는 것.

삽정(澁精): 정액이 새어나가는 것(유정)을 그치게 하고 치료하는 작용.

상기(上氣): →상충

상역(上逆): 인후부와 두부에 기가 치밀어 오르는 것. 위에서부터 상충하는 것이 많다. 해·구토·트림 등의 증상을 동반한다.

상초(上焦): 오장육부를 수납하고 있는 체강 전체(삼초) 중 횡격막의 상부를 가리킨다. 또 심·폐의 기능 및 두부·얼굴을 포함한다.

상충(上衝): 기가 올라가는 것. 아래쪽에 있어야 하는 기가 병적으로 상부로 올라가서 정신불안을 느끼는 상태.

상한(傷寒): ①《상한론》에서 한사의 침습에 의해 일어나고 오한을 동반하는 급성 열성병의 총칭. 구체적인 병증으로는 협의의 상한과 중풍으로 분류된다. ②《상한론》에 나오는 협의의 상한을 말함. 대개 실증으로 증상이 심하고, 태양병에서는 無汗과 전신통이 특징이다. 치법은 강력한 발한발표약을 쓰는 것이다.

생진(生津): 진액을 생기게 하는 것. 보진과 같다.

설조(舌燥): 혀가 건조한 것. 진액부족과 폐의 염증이 강한 경우에 일어난다.

소간(疎肝): 간풍내동의 치료법. 간의 기능을 조절하여 병증을 치료하는 치료법. →간풍내동

소갈(消渴): 심한 구갈을 동반하는 병증. 고열에 의한 진액부족의 상태와, 당뇨병 등을 말한다.

소결흉(小結胸): 결흉 중 범위가 좁은 것. 가슴의 중심부에서 일어난다. →결흉

소기(少氣): 말하는 것이 힘이 없고, 호흡이 약하고 짧은 것.

소모성질환(消耗性疾患): 피로감과 체력손모를 동반하는 질환. 결핵, 만성의 위장허약, 간질환 등이 포함된다.

소변불리(小便不利): 소변의 양은 감소하고 배뇨가 곤란한 등, 소변의 배출이 어려운 것의 총칭.

소변빈삭(小便頻數): 소변보는 횟수가 많아서 빈번한 것.

소변임력(小便淋瀝): →임력

소복(少腹): 하복부의 좌우.

소복급결(少腹急結): 하복부의 좌우가 경련하는 것처럼 아픈 것.

소양병(少陽病):《상한론》에 나오는 삼양병 중의 하나. 흉막과 흉협부와 심하부, 간·담·위를 중심으로 한 반표반리의 부분을 중심으로 한 병변으로 미열, 왕래한열, 흉협고만, 심하비경, 백태, 구고, 식욕부진, 현기증 등의 제반 증상이 특징이다. 시호제를 중심으로 써서 치료한다.

소음병(少陰病):《상한론》에서의 삼음병 중 하나. 신방광계를 중심으로 몸이 냉하고 열이 나지 않으며 피로해서 계속 잠만 자려고 하는 상태. 포부자 등의 온보약에 의해 양기를 회복시켜 치료한다.

소종(消腫): 부기를 소퇴시키는 작용.

수(水): 물은 여러 명칭으로 불리지만 체내의 정상적인 수분(체액)을 진액이라고 부른다. 진액도 자윤·자양작용이 있고, 피부·관절·장기 등 신체의 모든 장소를 순환하고 있다. 수분이 변조를 일으킨 경우에는 수체·담음·수독·습 등이라 한다. →진액, 수체, 담음, 습

수독(水毒): 수체·담음과 같다. 일본의 고방파는 수독이라고 한다.

수렴(收斂): 흐트러지지 않게 붙잡는 것.

수삽(收澁): 각 기관을 흐트러지지 않게 붙잡고 수습을 제거하여 자한, 오래된 하리, 오래된 기침, 유정, 부정출혈, 대하 등을 개선하는 작용.

수종(水腫): 체내에 저류된 수액을 말함. 복수와 하지부종과 관절의 부종 등이다.

수체(水滯): 진액이 활성을 잃어서 체내에 저류된 수액. 및 그에 따라 일어나는 병증을 말한다. 담음·수독도 같은 의미이다. 증상으로는 권태감, 두중, 기립성저혈압, 현기증, 동계, 토기, 식욕부진, 소변불리, 부종 등이 있다.

수치(修治): 약물의 조정가공법.

숙수(宿水): 장기간에 걸쳐 체내에 머물러 있는 수체.

숙식(宿食): 음식물이 소화되지 않은 채로 위장에 머물러 있는 것.

습(濕): ①체내에 정류한 수분 중 엷은 것을 말함. 위장에 발생하는 경우에는 진흙과

같은 변, 무지근한 배, 잔변감, 가스의 체류 등이 일어난다. 체표에 체류한 경우는 사지권태, 가벼운 부종, 발열, 나른한 통증 등을 동반한다. 위장의 수분대사가 좋지 않은 경우와 습도가 높은 환경에 있는 것에 기인한다. 또, 《상한론》《금궤요략》에는 '위장의 습'이라는 개념은 아직 없다. ②육음 중의 하나. 습사. 체외의 습기가 강하여 체표·근육·관절 등에 침입하고 변조를 일으키는 경우(외습)와 비장의 힘이 약해서 위장의 습기가 정류하고 변조를 일으킨 경우(내습)가 있다.

습비(濕痺): 습사에 의해 일어나는 저림. →痺

습사(濕邪): →습

습열(濕熱): 습사와 열사가 결합된 병증. 침습된 부위에 따라 지속성의 발열, 식욕부진, 오심, 복부팽만감, 구고, 구건, 尿利減少, 피부염증, 습진, 소양감, 근·관절통, 권태감 등의 증상을 동반한다. 황달의 원인이 된다.

승기탕류(承氣湯類): 양명병에 쓰이는 사하제 중 처방명에 승기탕이란 명칭이 포함된 것. 대승기탕, 소승기탕 등.

승제(升提): 하부에 침체한 기를 끌어올리는 것. 위하수·자궁하수·탈항·탈장 등을 치료하는 작용이다.

시호제(柴胡劑): →시호탕류

시호탕류(柴胡湯類): 소양병의 청열에 쓰이는 방제, 대부분 시호에 황금이 배합된다. 처방명에 시호라고 하는 명칭이 포함되어 있는 것이 많다. 소시호탕, 대시호탕, 시호계지탕 등.

식물적체(食物積滯): 식적이라고도 한다. 숙식을 말함. →숙식

신(腎): 오장 중의 하나. 비뇨기계와 생식기계를 담당한다. 그 활동은 ①성장·발육·생식의 기능을 포괄하는 것 ②체내의 모든 물(진액)을 통괄하는 것 ③뇌·골수·齒·髮·耳·요도·항문 등을 통괄하는 것 등이 있다.

신기불고(腎氣不固): 신기가 견고하지 않기 때문에(신의 기능이 충분하지 않고, 정액과 소변을 보존하는 기능이 쇠약한 것) 유정·조루·야간빈뇨·소변실금 등의 증상이 나타나는 것.

신량발표약(辛凉發表藥): 열병의 초기에 진액 부족의 상태에 있을 경우, 발한력이 강한 신온발표약을 쓰는 것. 그 약물은 신온에 대하여 신량해표약이라 한다.

신양허(腎陽虛): 신의 양기가 허쇠한 것. 命門火衰라고도 한다. 전체 기능이 쇠약해지고 활기가 없어진 상태. 발기부전·신체의 냉증, 빈뇨·요슬의 피곤함·만성신염 등을 일으키기 쉽다. 비뇨기계가 허한 경우에는 하반신이 차고 부종, 빈뇨, 야간배뇨가 많아지고 때로는 실금하는 상태가 된다.

신열(身熱): 전신의 발열증상, 오한 및 발한은 없고, 몸속으로부터 솟아오르는 것 같은 열상을 띤다.

신온(辛溫): 약물의 성질로, 맛이 맵고 따뜻한 성미가 강한 약물을 말한다. 이러한 성질의 약물은 발한약으로 쓰이는 것이 많다.

신온발표약(辛溫發表藥): 성미가 신온하여 풍사·한사를 발산하는 발한력이 강한 약물을 말한다.

신음허(腎陰虛): 신을 영양하고 윤활하는 혈액과 체액이 부족한 상태. 발열하기 쉽고, 신염, 상기, 현기증, 요슬산연, 이명, 유정,

불면, 도한, 인건 등을 일으키기 쉽다.

신허(腎虛): 신음허와 신양허로 분류된다. 일본에서 일반적으로 말하는 신허는 신양허를 의미한다. →신음허, 신양허

신혼(神昏): 정신이 혼미(昏迷)하여 확실하지 않은 것.

실만(實滿): 복만(복부팽만)의 일종으로 충실하고 딱딱한 저항감·압통감이 있는 것. 대부분은 변비를 동반한다. 가스에 의한 팽만감은 실만에 포함되지 않는다.

실열(實熱): 병사가 체내에 침입하고 실증의 발열·염증 증상을 일으키는 것. 병사가 왕성한데 정기도 충분히 있는 때에 나타난다. 대부분은 위장, 간, 담의 병증에서 보인다. 고열·번갈·변비·복통거안·뇨색황적·설태황건·맥부삭 등의 증상을 동반한다.

실열변비(實熱便秘): 실열성의 변비. →실열

실증(實證): 병사가 왕성하고 또 정기가 어느 정도 충실하기 때문에 서로 간에 강한 충돌이 있는 상태. 발열, 통증 등의 증상이 심하게 나타난다. 나타나는 증상은 삼음삼양병 각각에 따라 다르다. 또《상한론》《금궤요략》에서는 체격은 허실에 관계가 없다.

심(心): 오장 중 가장 중요한 장기로, 순환기계 및 중추신경계(정신·의식·사유)의 활동을 담당한다.

심기부족(心氣不足): 심(心)의 양기가 부족한 것. 순환장애와 중추신경흥분저하에 의한 쇠약이 있다. 심장신경증, 신경쇠약, 관상동맥부전, 심장판막증, 건망증 등이 포함된다.

심녕(心寧): 정신을 안정시키는 것. 허증 실증을 불문하고 정신이 안정되지 않는 때에 쓰인다.

심번(心煩): 흉부에 번민감이 있는 것.

심중(心中): 가슴의 중심을 가리킨다.

심통(心痛): ①심부의 발작성의 꼬는 듯한 통증, 심흉의 숨쉬기 힘든 것을 동반한다. 협심증의 종류. ②심하부의 통증.

심하(心下): 명치 부근.

심하비(心下痞): 명치가 막힌 것. 심하비경은 명치부의의 딱딱하게 뭉친 것을 손으로 만지면 압통이 있는 것.

심현통(心懸痛): 흉부에 걸리는 것 같은 통증.

아

아구(鵝口): 입안이 하얗게 허는 병으로 아프타성 구내염 등.

안태(安胎): 임신 중 태아를 안정시키고 유산을 예방하는 것.

약미(藥味): 처방을 구성하는 약물.

양기(陽氣): 생명의 활동력을 지칭한다. 장기와 신체 각부를 따뜻하게 하고 그 기능을 활성화하는 움직임을 한다. →회양

양명병(陽明病):《상한론》에서 삼양병 중의 하나. 위장계를 중심으로 한 실증의 병. 실제적으로는 ①위장계의 염증 ②신방광계의 염증의 2종이 있다. 증상으로는 ①은 변비와 고열을 특징으로 하고, 대개 자한, 섬어(헛소리)를 동반한다. 사하약을 중심으로 쓴다. ②는 구갈과 고열을 특징으로 하고, 통상 변비는 동반하지 않는데, 청열약을 중심으로 쓴다.

양병(陽病): 상한병의 초기~중기에 열증상 중심의 상태. 태양병, 양명병, 소양병이 여기에 해당한다.

양증(陽證): ①양병과 같다(→양병). ②표증·

열증·실증을 총괄하여 보는 법. →음증

양허증(陽虛證): 양기(생명활동력)의 부족, 또는 기능이 쇠퇴한 증후. 기허증의 정도가 심하고, 결과적으로 냉증이 더해진 것. → 기허

양혈(凉血): 혈열을 청열·진정하는 작용.

어린선(魚鱗癬): 피부가 건조하고 鱗屑이 생기는 피부병.

어열(瘀熱): 체내에 울적한 열, 장기간에 걸쳐 열이 쌓인 상태를 가리킨다.

어혈(瘀血): 혈류가 울체해서 생리기능을 충분히 발휘하지 못하는 상태에 있는 혈액 및 그에 따라 일어나는 증상. 혈액과 혈류의 장애 및 부인과계의 대사부전에 의해 일어난다. 증상으로는 피부의 윤기가 없고 거무칙칙함, 냉증, 자반과 내출혈에 의한 멍이 들기 쉬움, 정맥류, 두통, 견통, 치질, 생리불순 등이 있다. 그 외 갱년기장애에 보이는 제반 증상을 띤다.

얼역(噦逆): 딸꾹질. 吃逆이라고도 한다.

여열(餘熱): 열병 등에서 병이 대부분 치유된 후에도 남아있는 열을 말함.

역기(逆氣): →기역

역독(疫毒): 고열을 동반하는 전염성질환. 하리, 발진 등을 동반하는 경우도 있다.

연견(軟堅): 산결과 비슷한 말. 응어리, 뾰루지, 종기 등 딱딱하게 부은 상태를 부드럽게 하는 것.

열(熱): ①발열·염증상태를 가리킨다. ②육음 중의 하나로 열사. 열에 의한 장해를 말한다. 기와 진액을 손모하기 쉽고, 두부·안면의 열증상, 심번·불면 등의 정신증상, 고열에 의한 혼미와 경련증상, 출혈·화농증상 등을 일으키기 쉽다.

열격(噎膈): 음식물을 삼키는 것이 어렵게 되는 증상.

열격반위(噎膈反胃): 음식물을 삼키는 것이 어렵고 또 삼켜도 위에 머무르지 않고 토해버리는 증상

열담(熱痰): 평소에도 담음이 있었지만 맵고 뜨거운 음식을 많이 먹거나 더운 환경에 살아서 습사가 열화하고 비위를 손상해서 생긴 병증. 안면홍조·번열·심통·구순건조 등의 증상을 보이고, 담은 딱딱하게 된다.

열약(熱藥): 온보약 중에서도 따뜻하게 하는 작용이 강한 약물. 특히 작용이 강한 것을 대열약이라고 한다.

열창(熱瘡): 열병과 위장의 염증에 의한 윗입술과 구각·비공의 주위에 발생하는 포진.

염폐(斂肺): 폐기가 약하고 자한·천해하는 때에 쓰이는 치법. 폐기를 수렴해서 병증상을 개선한다.

영기(營氣): 신체를 영양하는 기를 말한다.

영류(癭瘤): 종괴(혹)을 말한다.

영분(營分): 온병이론에 있는 용어. 온병에서 제3기의 병위(사열이 혈중에 들어가서 야간에 발열이 악화되고 헛소리를 하는 것처럼 된다. 설질은 암적하다. 반진을 띠는 경우도 있는 상태).

영혈(營血): 신체를 영양하는 혈을 말한다. 영기를 포함한 의미로 말하는 경우도 있다.

오뇌(懊憹): 흉격과 심하부에 작열감과 불안감이 있는 것. 심중오농이라고도 한다.

오치(誤治): 잘못된 치료를 해서 병을 악화시키는 것.

오풍(惡風): 풍을 만나면 한기를 느끼는 것.

오한(惡寒): 풍에 접촉하지 않고도 한기를 느끼는 것.

온병(溫病): ①《상한론》《금궤요략》에서는 상한병 중에 오한이 거의 없고 발열만 있는 상태를 말한다. ②온사에 의해 일어나는 병. 그 병리이론은 일찍이《소문》에 보이는데, 중국의 청대에 '온병학설'로서 발달했다. 인후부에 진액부족상태가 있고, 오한이 거의 없이 발열만 있으며, 구갈·인통을 동반하는 것이 특징이다. 병의 진행의 정도에 따라 각각 위분·기분·영분·혈분으로 분류된다. 더욱이 영분·혈분은 고열을 동반하는 혈액질환의 병태를 의미한다.

온보(溫補): 온보하는 치료법. 음증을 따뜻하게 하고 허증을 보한다. →음증, 허증

온학(溫瘧): 학증 중 열증상이 강한 것. →학

완하(緩下): 하제의 작용이 부드러운 것.

왕래한열(往來寒熱): 오한과 발열이 하루 중 오전과 오후에 교대하여 나타나는 열형이다. 오한하는 때에는 열이 없고, 발열하는 때에는 오한이 없다. 소양병의 주증이다.

외감(外感): 병인분류의 한 방법. 육음(풍·열·서·습·조·한)과 역려(강렬한 전염성이 있는 대유행의 질병) 등의 외사를 감수하는 것.

외감병(外感病): 외사를 감수해서 생긴 병. → 외감

우피선(牛皮癬): 환부의 피부가 牛皮狀으로 딱딱하게 된 피부질환.

울열(鬱熱): 열이 체내에 축적해서 울체(鬱滯)된 상태.

원기(元氣): 原氣라고도 함. 인체의 활동력의 바탕. 선천의 원기(태어날 때 타고난 에너지에 의한 것)와 후천의 원기(食物·대기 등에서 흡수한 에너지에 의한 것)가 있다.

월비탕류(越婢湯類): 처방명에 월비탕이라는 명칭을 포함하는 방제. 월비탕, 월비가출탕 등.

위기(衛氣): 양기의 일부. 표(피부)를 방위하고 외부에 저항하는 면역적 작용이란 특징이 있다.

위기(胃氣): 위의 생리(소화)기능. 위의 활동력, 또는 생명력 그 자체의 의미.

위기허(胃氣虛): 위의 기능이 저하된 상태. 소화불량, 하리, 식욕부진, 多痰, 舌質淡白 등을 띠기 쉬움. 더욱 심한 것을 胃陽虛라고 한다.

위내정수(胃內停水): 위장의 수분대사가 나쁘게 된 상태. 심하부에서 振水音이 들리고 해수·토기·현기증 등의 원인이 된다.

위열(胃熱): 위중(胃中)에 열이 쌓이는 것, 위의 염증.

위허(胃虛):《상한론》《금궤요략》에서는 위기허라고 표기. →위기허

유음(留飮): 담음병의 일종. 국부의 수체가 오랫동안 머물러서 제거되지 않는 것.

유정(遺精): 빨리 정액이 배설되는 것. 조루.

육음(六淫): 외감병을 일으키는 발병인자가 되는 것. 풍·한·서·습·조·열(화)이 여기에 해당한다. 육음에 의한 질병은 계절과 시기·기후와 관계가 깊다. 육음은 단독으로 질병을 일으키는 경우가 있지만 몇 개가 연동해서 질병을 일으키는 경우도 있다.

윤장(潤腸): 장의 진액을 보하는 것. 또는 기름성분이 있는 약물로 장의 윤활성을 높여 변의 배출을 용이하게 하는 것.

윤조(潤燥): 보진약을 써서 진액을 보하고, 신체 각 부분을 부드럽게 하는 것. 진액부족에 쓴다.

음병(陰病): 《상한론》에서는 상한병이 진행하고 체력이 떨어져서 발열증상이 거의 없고 한증상이 중심이 된 상태를 말한다. 태음병, 소음병, 궐음병이 여기에 해당한다.

음증(陰證): ①《상한론》《금궤요략》에서는 음병과 같다. 상한병이 진행되어 체력이 떨어지고 오한이 심하며 발열이 없게 된 상태. ②이증·한증·허증을 총칭. →양증

음허(陰虛): ①《상한론》《금궤요략》에서는 음병으로 허증이 있는 것을 말함(→음병, 허증). ②중의학에서는 전신 및 각 장기, 각 기관, 각각의 장소에서 음분(진액과 혈액 등)이 부족한 것을 말함.

음허내열(陰虛內熱): 중의학에서 음분(진액·혈액 등)의 부족으로 인해 신체가 건조해서 열증상을 일으킨 것을 말함. 주 증상으로는 발열, 수족번열, 도한, 구건, 설홍, 맥세삭 등이 있다.

음허발열(陰虛發熱): →음허내열

응체(凝滯): 정체하여 통하지 않는 상태.

이(裏): 대개 위장계를 지칭한다. 그 외에, 장부, 혈맥, 골수 등의 체내 심부(深部)를 지칭한다.

이급후중(裏急後重): 빈번하게 변의를 느끼고 그때 참기 어렵게 급박해지는 상태가 된다. 그러나 대변 자체는 잘 나오지 않고 배변 후에도 잔변감이 있으며 또 다시 금세 변의를 느끼는 이른바 배가 무지근한 상태를 말한다.

이담(利膽): 담즙의 분비·저장·배설기능을 조절하는 치법. 황달과 담석증에 쓰인다.

이수(利水): 이뇨작용으로 수체(水滯)를 제거하는 것.

이습(利濕): 습사를 제거하는 것.

이열(裏熱): 위장과 간담, 폐 등의 내장에 생기는 열 및 염증증상을 말한다. 안면의 홍조, 심번, 발열, 구갈, 정신혼미, 헛소리, 변비, 소변불리, 혈뇨, 홍설, 설태황 등의 증상을 동반한다.

이인(利咽): 염증·담 등에 의해 인후가 통하지 않게 된 상태에 대하여 그 원인을 제거하고 인후를 통리하며 목소리가 잘 나오도록 하는 것.

이증(裏證): 병사가 표부에서 처리되지 않고 체내 심부(특히 위장계)에 미친 경우를 말한다.

이질(痢疾): 전염성 장염을 말한다. 복통, 점액농혈상의 변을 보고 이급후중 등을 주증으로 한다.

익기(益氣): 補氣라고도 하고, 기를 보하고 기허증을 치료하는 방법이다. 생명력을 증강하는 것이다.

인건구조(咽乾口燥): 인건은 인후가 건조한 것, 구조는 입이 마르는 것. 대부분 음식의 불섭생, 과로 등에 의해 비위가 상하여서 진액이 순행하지 못해서 일어나거나 온병에 의해 인후의 진액이 부족하게 되어 일어난다.

인조(咽燥): 인건구조.

인후불리(咽喉不利): 인후가 담과 염증으로 인해 막혀서 통하지 않는 것. 또는 그 때문에 소리가 잘 나오지 않는 것.

일음(溢飮): 수체가 전신의 피하조직과 체표에 미치고 전신이 나른하고 사지가 붓는 것.

임력(淋瀝): 소변배출이 삽하고 시원하게 나오지 않으며, 또 방울방울 떨어지면서 빨리 끝나지 않는 것.

임탁(淋濁): 소변배출이 삽하고 탁한 것.

자윤(滋潤): 혈과 진액을 보하고 부드럽게 하는 것.

자음(滋陰): 진액과 혈을 보하면서 동시에 그 보하는 기능을 회복시키는 것.

자한(自汗): 땀이 나올 상황이 아닌데도 자연적으로 땀을 흘리게 되는 것.

장명(腸鳴): 장의 유동운동이 항진되어 복부에서 소리가 나는 것. 복명이라고도 함.

장옹(腸癰): 복부내의 화농성 병변의 총칭. 특히 충수염을 지칭하는 때가 있다.

장풍(腸風): 풍사에 의한 장염. 복창, 하리, 복통, 무지근한 배 등의 증상을 동반한다.

적취(積聚): 복부에 결괴가 있고 종통을 동반하는 병증. 결괴가 명료하고 종통이 고정된 것을 적, 결괴가 불명료하고 누르면 이동하며 통증이 고정되어 있지 않은 것을 취라고 한다.

정기(正氣): 진기·원기라고도 한다. 생명력의 총칭이고, 통상적으로는 사기와 대립하여 표현하며, 인체의 질병에 대한 저항력을 가리킨다.

정독(疔毒): 정창이 악화된 것.

정창(疔瘡): 작고 딱딱한 뿌리가 깊이 있는 화농성의 종기. 초기는 좁쌀 형태이나 악화하면 넓게 붓고 동통, 열감이 심하게 되고 발열을 동반한다.

제번(除煩): 번민감을 제거하는 것.

제하계(臍下悸): 배꼽의 약간 아래(하복부)에서 동계가 있는 것.

제하단전(臍下丹田): 배꼽의 3촌 아래 주위를 가리킨다. 기가 모이는 곳이라고 여겨지는 곳이다. 현재의 경혈로는 통상 관원혈을 가리킨다.

조(燥): 육음 중의 하나. 조사. 건조해서 생기는 장해. 진액을 소모하기 쉽고, 구갈, 눈·입·코의 건조 등을 일으키기 쉬우며, 또 호흡기계의 점막은 건조에 약해 감염에 걸리기 쉬우므로 폐를 손상하기 쉬우며, 건해, 혈담, 흉통 등의 증상을 일으키기 쉽다.

주사비(酒齇鼻): 비위의 습열이 상승하고 어혈이 응결하여 생기는 병증. 코끝이 발적하고 심하면 자홍색을 띄며 피부가 비후되고 사마귀처럼 융기된다. 적비라고도 한다.

주약(主藥): 처방 중에서 중심적인 역할을 하는 약물.

준약(峻藥): 작용이 강한 약물.

준하(峻下): 강력한 사하작용을 써서 변이나 수체를 사하하는 작용.

준하약(峻下藥): 준하작용을 하는 약물. 정기가 아직 쇠하지 않은 상태에 쓴다.

중기하함(中氣下陷): 비기가 허해서 중초의 양기가 허하고 내장하수를 일으키는 상태. 탈항·久瀉·자궁하수 등의 원인이 된다.

중설(重舌): 설하의 혈맥이 부어서 작은 혀가 하나 더 생긴 것 같이 되는 상태로, 子舌, 重舌風, 蓮花舌 이라고도 한다.

중초(中焦): 오장육부를 담고 있는 체강 전체(삼초) 중 횡격막에서 제부까지를 지칭하고, 비위기능을 포괄한다.

중풍(中風): ①태양병 초기의 가벼운 감기와 같은 상태. 진행하면 심한 증상이 되는 경우도 있다. 자한이 특징이다. ②뇌졸중을 말함.

증(證): 한방에서 처방결정의 기준이 되는 일련의 증후. 체내에서 일어나는 병사와 정기의 항쟁상태를 신체에 보여주는 증상(증후군)을 보아 추찰하고 그 본질을 파악하는 것. 《상한론》《금궤요략》의 실증주의를 중시하는 고방파의 입장에서는 증의 결정은 (1) 삼음삼양의 병의 부위를 판정, (2) 각 병위에서 허실을 판정, (3)기혈수의 변조를 고려, (4)약재의 선정 등과 같은 과정으로 수행된다.

지갈(止渴): 구갈과 인갈을 그치게 하는 것.

지사(止瀉): 하리를 그치게 하는 것.

지역(止逆): 기의 역류를 치료하는 작용. 구체적으로는 기의 상충, 해, 궐역 등을 치료하는 것이 포함된다.

지음(支飮): 상초부에 수체가 있어서 해 · 호흡곤란 · 부종 등을 동반하는 것.

직중소음(直中少陰): 《상한론》에서 언급되는 병증. 평소에도 체력이 약한데 감기에 걸린 경우 태양병이 아니고 갑자기 소음병부터 발병하는 것. 치법은 발표약에 온보약을 가미해서 쓰는 것이다.

진액(津液): 체내에서 활성을 가진 정상적인 체액. 타액 · 루 · 한 · 뇨 등을 포함한다.

진액부족(津液不足): 체내의 일부 또는 전체에서 정상적인 체액이 부족한 상태. 증상으로는 비 · 인후의 건조, 구갈, 聲嘶, 모발 · 피부의 고조, 번조, 尿量의 감소, 변비, 설태건조 등을 동반한다. 또, 이따금씩 열감을 동반하는 경우가 있다.

질병(疾病): →사

징가(癥瘕): 복중의 어혈성의 경결.

차

창절(瘡癤): 조그마한 화농성의 피부염.

천만(喘滿): 천식 증상이 있으면서 복부팽만감이 있는 것.

천명(喘鳴): 휘～이 휘～이 하는 호흡음. 염

증 · 이물 · 담 등에 의해 기도가 좁아지는 때에 생긴다.

청열(淸熱): 일반적으로 성질이 한량한 약물을 써서 열사(발열 · 열감 · 염증) 을 가라앉히는 약물.

청열해독(淸熱解毒): 청량(淸凉)한 약물을 써서 고열을 가라앉히는 것. 청열보다도 열 증상이 강한 것을 치료하는 것을 의미한다. 독이라고 하면 대부분은 고열의 상태를 말한다.

최유(催乳): 유즙의 분비를 촉진하는 작용.

최토(催吐): 토하게 하는 작용.

축뇨(縮尿): 소변이 불수의적으로 흘러나오는 것(임력)을 그치고 치료하는 작용.

축수(逐水): 구수작용(驅水作用)이 강력한 약물을 써서 대량의 수분을 배출하는 것, 대개 이뇨작용에 의하지만 사하작용을 겸하는 것도 있다.

치자시탕류(梔子豉湯類): 흉부번민을 중심으로 하는 정신불안을 치료하는 산치자와 향시(香豉)가 배합된 처방. 처방명에 치자시란 명칭이 포함된 것. 치자시탕, 치자감초시탕 등.

치창(治瘡): 외상이나 종기를 치료하는 작용.

타

태양병(太陽病): 《상한론》에서 삼양병 중의 하나. 급성 열성병이 발병된 시작 단계의 상태. 두, 항배, 근육, 관절, 비, 인후에 병변이 있어서 표증이라고 한다. 맥부, 오한, 발열, 두항강통 등이 특징이다. 병사의 종류에 따라 중풍, 상한, 온병으로 분류된다.

태음병(太陰病): 《상한론》에서 삼음병 중의 하나. 체력이 저하되고 위장계가 냉해져서 복통·하리를 일으키는 병증이 많다. 또 허증이 많다. 치법은 위장계를 중심으로 온보법을 쓰는 것이다.

통경(通經): 월경불통을 통하게 하는 치료법.

통리(通利): 병사의 유체를 제거하고 통하게 하는 것. 인후의 경우에는 인후의 소통을 개선시키고 소리가 나게 하는 것. 소변의 경우에는 소변배출이 잘 되도록 하는 것 등이다.

통맥(通脈): 기와 혈의 흐름을 좋게 하고 혈맥 및 경락의 유통을 도모하는 것.

투진(透疹): 홍역이나 두드러기 등의 초기에 발진을 촉진하고 이것으로 독소를 외부로 배출하는 것.

파

파혈(破血): 강력한 구어혈 작용을 말함. →구어혈

폐(肺): 오장(五臟) 중의 하나. 호흡기의 중추이다. 전신의 기의 흐름을 통괄하지만 수분과 혈액의 운행 및 피부의 저항력 등에도 관여한다.

폐기허(肺氣虛): 폐의 위기부족에 의해 체표에 외감의 사기를 받기 쉬운 상태를 말한다. 감기에 잘 걸린다. 자한·오풍·숨참·이피로·담박한 등의 증상을 동반한다. 기허가 심한 것을 폐양허라고 한다.

폐양허(肺陽虛): 폐기허보다 더 심한 것. →폐기허

폐옹(肺癰): 폐의 화농성(化膿性) 질환. 농혈을 포함한 담과 타액을 배출하는 것. 폐농양, 폐괴저 등.

폐위(肺痿): 폐허에 의한 만성쇠약질환. 폐결핵 또는 그와 유사한 증상으로 만성기관지염과 기관지확장증 등이 포함된다.

폐음허(肺陰虛): 폐의 진액부족의 상태. 구건·인건·건해·무담·도한·설질홍색·발열 등의 제반 증상을 동반한다.

폐조해혈(肺燥咳血): 폐에 염증이 있고 진액부족을 일으켜서 객혈하는 것.

폐허(肺虛): 《상한론》《금궤요략》에서는 일반적으로 폐기허라고 한다. →폐기허

표(表): 인체의 체표. 피부·기육·근육·경락·관절·머리·항배·鼻·인후·기관 천부 등을 말함.

표리(表裏): ①인체상의 구별. 표는 체표, 리는 위장을 중심으로 한 체내심부. ②병증상의 분류. 병이 체표에 있고 비교적 가볍고 얕은 부위에 있는 병변을 표, 병이 위장에서 다른 장부에 미치고, 심한 병변이 리가 된다. ③표리의 관계.

표수(表水): 표습보다 약간 깊고 피하에 수체를 일으키는 것. →표습

표습(表濕): 습사에 의해 체표·근육·관절의 기의 흐름이 장해되고 사지권태감, 전신권태감, 근육·관절의 동통을 일으키는 것.

표증(表證): 외감병에서 병사가 침입하고 표부에서 정기와 싸우고 있는 상태를 말한다.

표허(表虛): 표증(외감병에서 병사가 침입하고 표부에서 정기와 싸우고 있는 상태)의 일종. 표허는 정기가 병사에 압도당한 상태. 증상은 완만하다. 자한을 동반한다.

표허증(表虛證): →표허

풍(風): 풍사. 육음 중의 하나. 양사에 속하고 외감병의 선도가 된다. 이른바 감기는 풍사의 범주에 속한다. ①피하의 아주 얕은 부위에 침입하고 상항하기 쉬우며 오풍, 발한, 두통, 비색, 인후의 가려움 등의 증

상을 일으키기 쉬우며, ②유주성이 있고, ③다른 병사와 합병하기 쉽고, ④마비와 경련의 증상을 일으키기 쉬운 등의 특징이 있다. →중풍

풍담(風痰): 풍사(風邪)와 수체(담음)가 결합한 병증. 평소부터 담음이 있었는데 감기에 걸린 것이 계기가 되어 일어나는 병변. 대개 발열, 현기증, 얼굴부종, 해수 등을 동반한다.

풍비(風痺): 풍사에 의해 일어나는 저림. →비

풍사(風邪): →풍

풍수(風水): →풍담

풍습(風濕): 풍과 습 2종류의 병사가 결합해서 일어나는 병증. 발열, 오한, 자한 외에도 여러 종류의 관절통과 근육통, 요통, 전신권태 등의 증상이 일어난다.

풍열(風熱): 풍과 열이 결합한 병증. 대부분 인후부에서 시작한다. 오풍과 오한은 거의 없고, 발열, 열감, 구갈, 설첨홍, 인통 등의 증상을 일으킨다.

풍한(風寒): 풍과 한, 2종류의 병사가 결합해서 일어나는 병증. 오한, 발열, 두통, 비색, 재채기, 전신권태 등의 증상을 일으킨다.

풍한습비(風寒濕痺): 풍·한·습, 3가지 사기가 결합한 병변. 관절통·근육통·요통마비감·굴신불리 등을 동반하지만 통증이 강한 것이 특징이다. 풍·한·습의 어느 것 두 가지가 결합한 비증도 있다.

피수(皮水): 풍수보다 약간 깊은 곳의 피하에 있는 수체에 의하여 일어나는 병증. 몸이 붓고 수족이 무겁게 마비감이 있으며 가벼운 경련을 동반한다.

하초(下焦): 오장육부를 담고 있는 체강전체(삼초) 중 배꼽 부위에서 치골까지를 가리키고, 대장·소장·방광·생식기 및 肝腎 등의 기능을 포괄한다.

학(瘧): 말라리아와 같은 양상의 한열(간헐성의 오한전율·고열이 특징이다)이 교대하여 오는 증상.

학모(瘧母): 만성 말라리아에 의한 비장비대.

한(寒): ①냉한 상태를 가리킨다. ②육음의 일종. 한사. 몸을 차게 하여 발병한다. 양기를 손상하기 쉽고 기혈을 응결시켜 흐름을 어렵게 만들고 동통증상을 일으키며 수렴성이 있는 등의 특징이 있다. 한사가 침입하면 체표에서는 피모(피부)·주리(피모와 기육의 경계)가 수축하고, 오한·무한·발열 등의 장상을 일으킨다. 경락·근맥이 수축하면 통증·경련·냉증을 일으킨다. 복부에서는 복통·하리를 일으킨다.

한사(寒邪): →한

한산(寒疝): 복부를 차게 해서 복부가 땅기고 배꼽 주위가 아픈 것.

한성(寒性): 약물의 성질. 차게 하는 작용이 강한 것. 청열약에 쓰인다.

한습(寒濕): 한과 습의 사기가 복합된 병증. 양기의 운행과 혈류가 울체하고 오한, 냉감, 근육통, 관절통, 피부한냉감 등의 증상을 보인다.

한음(寒飮): 수체(담음)에 냉증이 더해진 것. →수체, 담음

항배(項背): 뒷목과 등. 이 부분에 강직이 생기는 것은 태양병 상한의 한 지표가 된다.

해수(咳嗽): 기침의 총칭. 담을 동반하거나 동반하지 않는 것 모두를 포함함.

해역상기(咳逆上氣): 치밀어 오르는 듯한 기침으로 기가 상충하는 것이 심한 상태.

행기(行氣): 인후와 흉부 등 몸의 부분에 정체해 있는 기를 움직이고 개선시키는 작용.

허(虛): →허증

허로(虛勞): 과로로 인하여 정기가 허하고 육체가 쇠약한 상태.

허번(虛煩): 체력이 약해지고 정신이 불안정하게 되어 번민감을 일으키는 것. 열성병의 후에 여열이 내리지 않는 경우와 心勞過度한 경우 등에 보인다.

허열(虛熱): ①《상한론》《금궤요략》에는 허증의 열증상을 말한다. 체력이 부족하여 감기가 낫지 않고 미열이 계속되는 것 같은 상태와 허로에 의한 발열이 있는 것. ②중의학에서는 음허발열을 말한다(→음허발열). ③체내의 음증이 과도하게 된 경우 거꾸로 체표에서는 열감을 느끼는 것. 구갈, 번조감, 맥상은 넘치듯이 크지만 힘은 없는 등의 가열증상을 가지고 있는데, 다른 사람이 만져보면 열감을 느낄 수 없고, 또, 환자도 따뜻하게 하는 것이 좋은 상태. 이것을 진한가열이라고 한다. 중의학에서는 음성격양에 의한 열상이라고도 한다.

허증(虛證): ①《상한론》《금궤요략》에는 외감병에 칩습된 경우 정기부족 때문에 충분히 병사에 대항할 수 없는 상태. 증상은 완만하지만 오래 간다. ②중의학에서는 인체의 기·혈·진액이 부족한 상태.

허탈(虛脫): 장기간에 걸친 발열·하리·자한·출혈 등의 병 또는 커다란 충격으로 정기(精氣)가 감소하고 생명력이 약화된 상태. 맥이 미미하고 약하며 빠르고, 많은 발한·냉한·체온강하·전신궐냉 등의 쇼크

증상이 일어난다.

허핍(虛乏): 기·혈·진액 등이 허해서 결핍되는 것. 피로하고 체력도 결핍된 상태.

허한(虛寒): 허증에 냉증이 있는 것. →허증

현벽(痃癖): 복부의 제부 양측과 흉협부에 결괴를 만드는 것. 음식의 불섭생과 비위손상에 의해 寒痰이 결취하고 기혈이 울체해서 일어난다.

현음(懸飲): 수체가 협하에 있는 것. 증상으로는 수분이 협하에 흐르는 것 같은 감각이 있고, 기침할 때에 땅기는 통증이 있는 것.

혈(血): 혈액 그 자체 뿐 아니라 영양작용도 포함하여 혈이라고 한다. 혈은 수곡의 정기와 대기에 의해 만들어지고 신체 각부를 영향하는 작용을 하며, 또 운동과 피로에도 관계한다.

혈도(血道): 부인병의 총칭. 부인과계의 어혈이 원인이 되어 상기, 권태감, 오심, 현기증, 히스테리 증상 등을 일으키는 것. 현재의 갱년기장애와 자율신경실조증 등도 포함된다.

혈리(血痢): 이질의 일종으로 적리라고도 하며, 혈성의 하리를 하거나 하혈하거나 하는 것을 말함.

혈맥(血脈): ①전신의 혈관. ②경맥을 말함. 또는 혈관과 경맥의 총칭.

혈분(血分): ①부인과 전반의 병. ②온병의 제4기로 혈액질환이 위중한 상태.

혈비(血痺): 기혈의 허약에 의해 신체 국부에 마비·동통이 있는 병증. 주로 몸이 저리고 遊走性의 저림과 통증 등의 특징이 있다.

혈열(血熱): ①어혈이 심하고 혈의 영양·자양기능을 충분히 발휘하지 못할 때 일어난다. 일종의 열증상. 피부의 건조, 가려움,

뾰루지 등이 생기기 쉽다. 흥분을 잘하고, 히스테리·정신불안 등을 일으키기 쉽다. ②빈혈과 출혈을 동반하는 발열. ③온병으로 병이 혈분에 이른 경우의 증상(제4기에 해당한다). 혈액질환이 위중한 상태로 특징은 고열과 출혈반응이다.

혈허(血虛): ①《상한론》《금궤요략》에서는 혈의 영양작용의 부족을 의미한다. 안색·피부의 색에 윤기가 없고 손톱이 약하며, 눈이 흐리고, 현기증, 동계(動悸), 전신권태, 근육경련 등의 증상이 있다. ②온병의 입장에서는 혈분의 병증의 원인이 되고, 열증상을 띤다.

홍설(紅舌): 혀가 붉은 것.《상한론》《금궤요략》에는 음병에 많이 보인다. 온병에서는 초기의 설증이다.

활혈(活血): 혈류를 활발하게 해서 혈이 울체하지 않도록 하는 것.

황수창(黃水瘡): 수포창이라고도 한다. 처음에는 홍반을 보이고 계속하여 좁쌀 같은 수포가 되며, 나중에 농포를 형성하고 가려우며 통증을 동반하고, 터뜨리면 황수가 나오고 최종적으로는 가피를 형성하면서 치료되는 병이다. 소아의 머리·눈·귀·목 등에 잘 생기며, 심한 경우에는 전신에 퍼진다. 비위에 습열이 있는데 풍사를 감수한 경우에 생긴다.

황한(黃汗): 습열에 의한 황색의 땀이 나오는 것. 구갈, 흉부의 팽만감·답답함, 사지와 얼굴의 부종, 발열 등을 동반하는 것. 황달도 포함한다.

회양(回陽): 양기를 회복하고 돌려주는 것. 신체를 따뜻하게 하고 기능을 회복시키는 의미가 있다. →양기

후비(喉痺): 일반적으로 인후가 종통하는 병의 총칭.

흉비(胸痞): 흉부가 결리는 것.

흉비(胸痺): 흉부가 막힌 느낌이 들고 호흡곤란과 흉통이 있는 것. 협심증 등도 포함.

흉협고만(胸脇苦滿): 흉부에서 季肋下 및 협에 걸쳐서 팽만감, 압박감이 있어서 괴로운 것. 이 부분을 누르면 저항감과 압통을 호소한다. 치료에는 시호제를 쓴다.

희기(噫氣): 위에서 상역하여 토출되는 공기.

약물명 찾아보기

ㄱ

가리륵(訶梨勒) 204
가자(訶子) 204
갈근(葛根) 36
갈철광 76
감란수(甘爛水) 277
감리근백피(甘李根白皮) 128
감수(甘遂) 86
감초(甘草) 123
강(薑) 37
강랑(蜣蜋) 244
갱미(粳米) 159
건강(乾薑)/건강(乾姜) 96
건소엽(乾蘇葉) 127
건지황(乾地黃) 218
건칠(乾漆) 234
경대극(京大戟) 88
경석고 48
경활석(硬滑石) 166
계(桂) 30
계시백(鷄屎白) 257
계심(桂心) 30
계자(鷄子) 58
계자백(鷄子白) 58
계자황(鷄子黃) 147
계지(桂枝) 30
고주(苦酒) 261
고삼(苦參) 67
곤(褌) 260
과자(瓜子) 246

과체(瓜蒂)/과체(苽蒂) 251
과판(瓜瓣) 246
관동화(款冬花) 206
관목통(關木通) 115
괄루(括蔞) 202
괄루근(栝樓根)/괄루근(括蔞根) 157
괄루실(栝樓實)/괄루실(括蔞實) 202
광방기(廣防己) 170
괴지(槐枝) 273
교근(翹根) 57
교이(膠飴) 145
구맥(瞿麥) 183
국(麴) 146
국화(菊花) 41
궁궁(芎藭) 232
권삼(拳蔘) 287
규자(葵子) 181
귤유(橘柚) 111
귤피(橘皮) 111
금전초(金錢草) 72
길경(桔梗) 197

ㄴ

난발(亂髮) 190
난수(煖水) 280
난황(卵黃)→계자황(鷄子黃)
낭아(狼牙) 286
노근(蘆根) 55

ㄷ

단조하회(鍛竈下灰) 285
달간(獺肝) 149
당귀(當歸) 213
당백출(唐白朮) 175
대극(大戟) 88
대두황권(大豆黃卷) 150
대맥죽즙(大麥粥汁) 272
대비조(大肥棗) 134
대자(代赭) 129
대자석(代赭石) 129
대저담(大猪膽) 163
대조(大棗) 134
대황(大黃) 78
도인(桃仁) 230
독활(獨活) 40
동과자(冬瓜子) 246
동규자(冬葵子) 181
동류수(東流水) 276
두황권(豆黃卷) 150

ㅁ

마비탕(麻沸湯) 279
마인(麻仁) 83
마자인(麻子仁) 83
마통즙(馬通汁) 227
마황(麻黃) 27
망초(芒硝)/망소(芒消) 81
매실 253
맥문동(麥門冬) 153

맥죽(麥粥) 272
맹충(蝱蟲)/맹충(虻蟲) 239
명반석 263
모려(牡蠣) 120
목단(牡丹) 228
목단피(牡丹皮) 228
목방기(木防己) 169
목통(木通) 114
문합(文蛤) 161
미(米) 159
미분(米粉) 266, 267
미죽(糜粥) 273
미청주(米淸酒) 117
밀(蜜) 150

ㅂ

박소(朴消) 81
반석(礬石) 263
반하(半夏) 200
방기(防己) 169
방풍(防風) 33
방해석(方解石) 48
백두옹(白頭翁) 50
백렴(白蘞)/백렴(白歛) 56
백미(白薇) 51
백밀(白蜜) 150
백분(白粉) 266
백석지(白石脂) 74, 75
백실(柏實)/백실(栢實) 136
백어(白魚) 188
백엽(栢葉) 223
백음(白飮) 282
백작약(白芍藥) 216
백전(白前) 210

백주(白酒) 117
백출(白朮) 175
백합(百合) 155
벽피(蘗皮) 64
별갑(鱉甲) 162
복령(茯苓) 173
복룡간(伏龍肝) 222
봉과(蜂窠) 59
부인중곤(婦人中褌) 260
부자(附子) 91
부자류(附子類) 91
분(粉) 266
분류(粉類) 266
비대조(肥大棗) 134
비치자(肥梔子) 70
비탕(沸湯) 278

ㅅ

사간(射干) 203
사상자(蛇床子) 270
사상자인(蛇床子仁) 270
삭조세엽(蒴藋細葉) 226
산수유(山茱萸) 144
산약(山藥) 143
산장수(酸漿水) 280
산조인(酸棗仁) 132
산초(山椒) 104
산치자(山梔子) 70
상동남근(桑東南根) 225
상륙근(商陸根) 84
상백피(桑白皮) 225
생갈(生葛) 36
생강(生薑) 37
생낭아(生狼牙) 286

생부자(生附子) 91
생재백피(生梓白皮) 69
생죽여(生竹茹) 52
생지황(生地黃) 218
서부(鼠婦) 243
서여(薯蕷)/서여(署蕷)/서여(署預) 143
석고(石膏) 43
석밀(石蜜) 151
석위(石韋) 182
석회망초(石灰芒硝) 47
선복화(旋覆花) 255
선지황(鮮地黃) 218
세신(細辛) 99
소맥(小麥) 133
소석(消石) 66
소엽(蘇葉) 127
수(水) 274
수류(水類) 274
숙지황(熟地黃) 220
수질(水蛭) 240
승마(升麻) 35
시(豉) 72
시호(柴胡) 48
식밀(食蜜) 150
식염(食鹽) 269
신강(新絳) 238
신국(神麴) 146

ㅇ

아교(阿膠) 211
애(艾) 221
애엽(艾葉) 221
양육(羊肉) 105

연교(連翹) 57

연단(鉛丹)/연단(鉛丹) 130

연밀(煉蜜) 150

연분(鉛粉) 266

연초(連軺) 57

연활석(軟滑石) 166

열죽(熱粥) 273

열탕(熱湯) 279

열희죽(熱稀粥) 273

염(鹽) 268

오두(烏頭) 91

오매(烏梅) 253

오미자(五味子) 198

오선(烏扇) 203

오수유(吳茱萸) 101

옥죽(玉竹)→위유(萎蕤)

왕불류행(王不留行) 224

요수(潦水) 278

요화(蕘花) 191

용골(龍骨) 118

우여량(禹餘糧) 76

운모(雲母) 284

웅황(雄黃) 264

원화(芫花) 87

위경(葦莖) 54

위유(萎蕤) 158

유화수은 116

융염(戎鹽) 268

의이인(薏苡仁) 172

인뇨(人尿) 164

인삼(人蔘) 138

인진호(茵蔯蒿) 178

자삼(紫參) 287

자석영(紫石英) 122

자소엽(紫蘇葉) 127

자위(紫葳) 237

자충(䗪蟲)/자충(蟅蟲) 241

자완(紫菀) 207

작약(芍藥) 216

장수(漿水) 280

재백피(梓白皮) 69

저고(猪膏) 85

저담(猪膽) 163

저담즙(猪膽汁) 163

저령(猪苓) 168

저부(猪膚) 259

저지(猪脂) 85

적석지(赤石脂) 74

적소(赤消) 66

적소두(赤小豆) 247

적작약(赤芍藥) 216

적출(赤朮) 178

절패모(浙貝母) 195

정력(葶藶) 184

정력자(葶藶子) 184

정화수(井華水) 275

제조(蠐螬) 242

조(棗) 134

조고(棗膏) 134

조육(棗肉) 134

조중황토(竈中黃土) 222

조협(皂莢) 208

주(酒) 117

주류(酒類) 117

죽(粥) 273

죽여(竹茹) 52

죽엽(竹葉) 53

지모(知母) 45

지실(枳實) 109

지주(蜘蛛) 258

지황(地黃) 218

진주(眞朱) 116

진피(陳皮) 111

진피(秦皮) 68

창출(蒼朮) 178

천궁(川芎) 232

천근(茜根) 238

천문동(天門冬) 154

천수(泉水) 275

천오(川烏) 91

천오두(川烏頭) 92

천웅(天雄) 91

천초(川椒) 102

천패모(川貝母) 195

청장수(淸漿水) 282

청주(淸酒) 117

초(醋) 261

초(酢)→고주(苦酒)

초목(椒目) 187

초오두(草烏頭) 92

초장수(醋漿水) 280

촉초(蜀椒) 102

촉칠(蜀漆) 256

총(葱) 104

총백(葱白) 104

출(朮) 175

측백엽(側柏葉) 223

치자(梔子) 70

ㅌ

태일우여량(太一禹餘糧) 76
택사(澤瀉) 179
택칠(澤漆) 205
토과근(土瓜根) 235
통초(通草) 114

ㅍ

파두(巴豆) 89
패모(貝母) 195

패장(敗醬) 249
포부자(炮附子) 91
포황(蒲黃) 189
포회(蒲灰) 188

ㅎ

한방기(漢防己) 170
한수석(寒水石) 47
해백(薤白) 113
해조(海藻) 186
해합각(海蛤殼) 161
행인(杏仁) 193

향시(香豉) 72
홍골삼(紅骨參) 287
홍대극(紅大戟) 88
홍람화(紅藍花) 236
홍화(紅花) 236
활석(滑石) 166
황금(黃芩) 62
황기(黃芪) 141
황련(黃連) 60
황백(黃柏)/황벽(黃蘗)/황백
  (黃栢) 64
후박(厚朴) 107

366

처방명 찾아보기

ㄱ

가리륵산(訶梨勒散) 205, 273

갈근가반하탕(葛根加半夏湯) 29, 33, 37, 39, 127, 136, 201, 217

갈근탕(葛根湯) 29, 33, 37, 39, 127, 136, 217

갈근황금황련탕(葛根黃芩黃連湯) 37, 62, 64, 127

갈근황련황금탕(葛根黃連黃芩湯)→갈근황금황련탕(葛根黃芩黃連湯)

감맥대조탕(甘麥大棗湯)→감초소맥대조탕(甘草小麥大棗湯)

감수반하탕(甘遂半夏湯) 87, 127, 152, 201, 217

감초건강복령백출탕(甘草乾薑茯苓白朮湯) 98, 127, 175, 178

감초건강탕(甘草乾薑湯) 98, 127

감초마황탕(甘草麻黃湯) 29, 127

감초부자탕(甘草附子湯) 33, 95, 127, 178

감초분밀탕(甘草粉蜜湯) 127, 152, 268

감초사심탕(甘草瀉心湯) 62, 64, 98, 127, 136, 141, 201

감초소맥대조탕(甘草小麥大棗湯) 127, 134, 136

감초탕(甘草湯) 127

거계가백출탕(去桂加白朮湯) 39, 95, 127, 136, 178

건강부자탕(乾薑附子湯) 95, 98

건강인삼반하환(乾薑人蔘半夏丸) 39, 98, 141, 201

건강황금황련인삼탕(乾薑黃芩黃連人蔘湯) 62, 64, 98, 141

건중탕류(建中湯類) 138

계령오미감초거계가건강세신반하탕(桂苓五味甘草去桂加乾薑細辛半夏湯) 98, 100, 127, 175, 199, 201

계령오미감초탕(桂苓五味甘草湯) 33, 127, 175, 199

계마각반탕(桂麻各半湯)→계지마황각반탕(桂枝麻黃各半湯)

계시백산(鷄屎白散) 258

계작지모탕(桂芍知母湯)→계지작약지모탕(桂枝芍藥知母湯)

계지가갈근탕(桂枝加葛根湯) 33, 37, 39, 127, 136, 217

계지가계탕(桂枝加桂湯) 33, 39, 127, 136, 217

계지가대황탕(桂枝加大黃湯) 33, 39, 80, 127, 136, 217

계지가부자탕(桂枝加附子湯) 33, 39, 95, 127, 136, 217, 273

계지가용골모려탕(桂枝加龍骨牡蠣湯) 33, 39, 120, 122, 127, 136, 217

계지가작약대황탕(桂枝加芍藥大黃湯)→계지가대황탕(桂枝加大黃湯)

계지가작약생강각일냥인삼삼냥신가탕(桂枝加芍藥生薑各一兩人蔘三兩新加湯) 33, 39, 127, 136, 141, 217

계지가작약탕(桂枝加芍藥湯) 33, 39, 127, 136, 217

계지가황기탕(桂枝加黃芪湯) 33, 39, 127, 136, 143, 217, 273

계지가후박행자탕(桂枝加厚朴杏子湯) 33, 39, 109, 127, 136, 195, 217

367

계지감초용골모려탕(桂枝甘草龍骨牡蠣湯)
  33, 120, 122, 127
계지감초탕(桂枝甘草湯) 33, 127
계지거계가복령백출탕(桂枝去桂加茯苓白
  朮湯) 39, 127, 136, 175, 178, 217
계지거작약가마황세신부자탕(桂枝去芍藥
  加麻黃細辛附子湯) 29, 33, 39, 95, 100,
  127, 136
계지거작약가부자탕(桂枝去芍藥加附子湯)
  33, 39, 95, 127, 136, 273
계지거작약가조협탕(桂枝去芍藥加皂莢湯)
  33, 39, 127, 136, 209
계지거작약가촉칠모려용골구역탕(桂枝去芍
  藥加蜀漆牡蠣龍骨救逆湯) 33, 39, 120,
  122, 127, 136, 257
계지거작약탕(桂枝去芍藥湯) 33, 39, 127,
  136, 273
계지마황각반탕(桂枝麻黃各半湯) 29, 33,
  39, 127, 136, 195, 217, 273
계지복령환(桂枝茯苓丸) 33, 152, 175, 217,
  230, 232
계지부자탕(桂枝附子湯) 33, 39, 95, 127, 136
계지생강지실탕(桂枝生薑枳實湯) 33, 39, 111
계지이마황일탕(桂枝二麻黃一湯) 29, 33,
  39, 127, 136, 195, 217, 273
계지이월비일탕(桂枝二越婢一湯) 29, 33,
  39, 45, 127, 136, 217
계지인삼탕(桂枝人蔘湯) 33, 98, 127, 141, 178
계지작약지모탕(桂枝芍藥知母湯) 29, 33,
  34, 39, 47, 95, 127, 178, 217
계지탕(桂枝湯) 33, 39, 127, 136, 217, 273
계지탕류(桂枝湯類) 126
고삼탕(苦蔘湯) 68
고주탕(苦酒湯) 59, 201, 262

과체산(瓜蒂散) 73, 248, 252
괄루계지탕(栝樓桂枝湯) 39, 127, 136, 158,
  217, 273
괄루구맥환(栝樓瞿麥丸) 95, 144, 152, 158,
  175, 184
괄루모려산(栝樓牡蠣散) 122, 158
괄루해백반하탕(栝樓薤白半夏湯) 114, 118,
  201, 203
괄루해백백주탕(栝樓薤白白酒湯) 114, 118, 203
교강탕(膠薑湯) 308(처방일람)
구통환(九痛丸) 90, 95, 98, 101, 118, 141,
  152, 286
궁귀교애탕(芎歸膠艾湯) 118, 127, 213,
  215, 217, 220, 222, 233
규자복령산(葵子茯苓散) 175, 182
귤지강탕(橘枳薑湯) 39, 111, 112
귤피죽여탕(橘皮竹茹湯) 39, 53, 112, 127,
  136, 141
귤피탕(橘皮湯) 39, 112
길경탕(桔梗湯) 127, 198

ㄴ

낭아탕(狼牙湯) 286
내보당귀건중탕(內補當歸建中湯) 33, 40,
  127, 136, 215, 217

ㄷ

달간산(獺肝散)/ 달간산(獺肝散) 149
당귀건중탕(當歸建中湯)→내보당귀건중탕
  (內補當歸建中湯)
당귀사역가오수유생강탕(當歸四逆加吳茱
  萸生薑湯) 33, 40, 100, 101, 115, 118,
  127, 136, 215, 217
당귀사역탕(當歸四逆湯) 33, 100, 115, 127,

136, 215, 217

당귀산(當歸散) 64, 118, 178, 215, 217, 233

당귀생강양육탕(當歸生薑羊肉湯) 40, 106, 215

당귀작약산(當歸芍藥散) 118, 175, 178, 181, 215, 217, 233

당귀패모고삼환(當歸貝母苦參丸) 68, 152, 196, 215

대건중탕(大建中湯) 98, 103, 141, 146, 273

대반하탕(大半夏湯) 141, 152, 202

대승기탕(大承氣湯) 80, 82, 109, 111

대시호탕(大柴胡湯) 40, 49, 64, 80, 111, 136, 202, 217

대청룡탕(大靑龍湯) 29, 33, 40, 45, 127, 136, 195

대함흉탕(大陷胸湯) 80, 82, 87

대함흉환(大陷胸丸) 80, 82, 87, 152, 185, 195

대황감수탕(大黃甘遂湯) 80, 87, 213

대황감초탕(大黃甘草湯) 80, 127

대황목단탕(大黃牡丹湯) 80, 82, 230, 232, 247

대황목단피탕(大黃牡丹皮湯)→대황목단탕 (大黃牡丹湯)

대황부자탕(大黃附子湯) 80, 95, 100

대황소석탕(大黃消石湯) 66, 67, 72, 80

대황자충환(大黃䗪蟲丸) 64, 80, 118, 127, 152, 195, 217, 220, 232, 235, 240, 241, 242, 243

대황황련사심탕(大黃黃連瀉心湯) 62, 80

도핵승기탕(桃核承氣湯) 33, 80, 82, 127, 232

도화탕(桃花湯) 75, 98, 160

두풍마산(頭風摩散) 95, 269

ㅁ

마자인환(麻子仁丸) 80, 84, 109, 111, 152, 195, 217

마행감석탕(麻杏甘石湯)→마황행인감초석 고탕(麻黃杏仁甘草石膏湯)

마행의감탕(麻杏薏甘湯)→마황행인의이감 초탕(麻黃杏仁薏苡甘草湯)

마황가출탕(麻黃加朮湯) 29, 33, 127, 178, 195

마황부자감초탕(麻黃附子甘草湯) 29, 95, 127

마황부자세신탕(麻黃附子細辛湯)→마황세 신부자탕(麻黃細辛附子湯)

마황부자탕(麻黃附子湯) 29, 95, 127

마황세신부자탕(麻黃細辛附子湯) 29, 95, 100

마황순주탕(麻黃醇酒湯) 29, 118

마황승마탕(麻黃升麻湯) 29, 33, 36, 45, 47, 64, 98, 127, 155, 159, 175, 178, 215, 217

마황연초적소두탕(麻黃連軺赤小豆湯) 29, 40, 57, 70, 127, 195, 248

마황탕(麻黃湯) 29, 33, 127, 195

마황행인감초석고탕(麻黃杏仁甘草石膏湯) 29, 45, 127, 195

마황행인의이감초탕(麻黃杏仁薏苡甘草湯) 29, 127, 173, 195

맥문동탕(麥門冬湯) 127, 136, 141, 154, 160, 202

모려탕(牡蠣湯) 29, 122, 127, 257

모려택사산(牡蠣澤瀉散) 85, 122, 158, 181, 185, 186, 257

목방기탕(木防己湯) 33, 45, 141, 171

목방기탕거석고가복령망소탕(木防己湯去 石膏加茯苓芒消湯) 33, 82, 141, 171, 175

문합산(文蛤散) 161

문합탕(文蛤湯) 29, 40, 45, 127, 136, 161, 195

밀전(蜜煎) 152

ㅂ

반석탕(礬石湯) 264

반석환(礬石丸) 152, 195, 264
반하건강산(半夏乾薑散) 98, 202
반하마황환(半夏麻黃丸) 29, 152, 202
반하사심탕(半夏瀉心湯) 62, 64, 98, 127, 136, 141, 202
반하산급탕(半夏散及湯) 33, 127, 202
반하후박탕(半夏厚朴湯) 40, 109, 128, 175, 202
방기복령탕(防己茯苓湯) 33, 127, 143, 171, 175
방기지황탕(防己地黃湯) 33, 34, 118, 127, 171, 220
방기초목정력대황환(防己椒目葶藶大黃丸) 80, 152, 171, 185, 187
방기황기탕(防己黃芪湯) 40, 127, 136, 143, 171, 178
배농산(排膿散) 111, 149, 198, 217
배농탕(排膿湯) 40, 127, 136, 198
백두옹가감초아교탕(白頭翁加甘草阿膠湯) 51, 62, 66, 69, 127, 213
백두옹탕(白頭翁湯) 51, 62, 66, 69
백산(白散) 90, 196, 198, 273
백엽탕(栢葉湯)/ 백엽탕(柏葉湯) 98, 222, 224, 228
백출산(白朮散) 103, 118, 122, 178, 233
백통가저담즙탕(白通加猪膽汁湯) 95, 98, 105, 164, 165
백통탕(白通湯) 95, 98, 105
백합계자탕(百合鷄子湯) 149, 156
백합세(百合洗) 156
백합지모탕(百合知母湯) 47, 156
백합지황탕(百合地黃湯) 156, 220
백합탕류(百合湯類) 153
백합활석산(百合滑石散) 156, 168
백호가계지탕(白虎加桂枝湯) 33, 45, 47, 127, 160

백호가인삼탕(白虎加人蔘湯) 45, 47, 127, 141, 160
백호탕(白虎湯) 45, 47, 127, 160
백호탕류(白虎湯類) 43, 45, 153, 160
별갑전환(鱉甲煎丸) 33, 49, 60, 64, 67, 80, 98, 109, 118, 141, 163, 183, 184, 185, 202, 204, 213, 217, 230, 232, 237, 242, 244, 245, 285
보중익기탕(補中益氣湯) 49 177
복감오미가강신반행대황탕(茯甘五味加薑辛半杏大黃湯) 80, 98, 100, 127, 175, 195, 199, 202
복령감초탕(茯苓甘草湯) 33, 40, 127, 175
복령계지감초대조탕(茯苓桂枝甘草大棗湯) 33, 127, 136, 175
복령계지백출감초탕(茯苓桂枝白朮甘草湯) 33, 127, 175, 178
복령사역탕(茯苓四逆湯) 95, 98, 127, 141, 175
복령융염탕(茯苓戎鹽湯) 175, 178, 269
복령음(茯苓飮) 40, 111, 112, 141, 175, 178
복령택사탕(茯苓澤瀉湯) 33, 40, 127, 175, 178, 181
복령행인감초탕(茯苓杏仁甘草湯) 127, 175, 195
부자갱미탕(附子粳米湯) 95, 127, 136, 160, 202
부자사심탕(附子瀉心湯) 62, 64, 80, 95
부자탕(附子湯) 95, 141, 175, 178, 217
분돈탕(奔豚湯) 37, 40, 64, 127, 129, 202, 215, 217, 233

ㅅ

사간마황탕(射干麻黃湯) 29, 40, 101, 136, 199, 202, 204, 207, 208
사상자산(蛇床子散) 268, 271
사심탕(瀉心湯) 62, 64, 80

사심탕류(瀉心湯類) 43 74

사역가인삼탕(四逆加人蔘湯) 95, 98, 127, 141

사역산(四逆散) 49, 111, 127, 217

사역탕(四逆湯) 95, 98, 127

사역탕류(四逆湯類) 97, 98

산조인탕(酸棗仁湯)→산조탕(酸棗湯)

산조탕(酸棗湯) 47, 127, 133, 175, 233

삼물황금탕(三物黃芩湯) 64, 68, 220

삼황사심탕(三黃瀉心湯)→사심탕(瀉心湯)

삼황탕(三黃湯) 29, 64, 100, 143

생강감초탕(生薑甘草湯) 39, 127, 136, 141

생강반하탕(生薑半夏湯) 39, 202

생강사심탕(生薑瀉心湯) 39, 62, 64, 98, 127, 136, 141, 202

서여환(薯蕷丸) 33, 34, 49, 56, 98, 118, 127, 136, 141, 144, 147, 150, 152, 154, 175, 178, 195, 198, 213, 215, 217, 220, 233

선복대자탕(旋覆代赭湯) 39, 127, 130, 136, 141, 202, 256

선복화탕(旋覆花湯) 105, 238, 256

소건중탕(小建中湯) 33, 39, 127, 136, 146, 217

소곤산(燒褌散) 261

소반하가복령탕(小半夏加茯苓湯) 39, 175, 202

소반하탕(小半夏湯) 39, 202

소석반석산(消石礬石散) 67, 264, 272

소승기탕(小承氣湯) 80, 109, 111

소시호탕(小柴胡湯) 39, 49, 64, 127, 136, 141, 202

소아감충식치(小兒疳蟲蝕齒) 86, 185, 265, 274

소청룡가석고탕(小靑龍加石膏湯) 29, 33, 45, 98, 100, 127, 199, 202, 217

소청룡탕(小靑龍湯) 29, 33, 98, 100, 127, 192, 199, 202, 217

소함흉탕(小陷胸湯) 62, 202, 203

속명탕(續命湯) 29, 33, 45, 98, 127, 141, 195, 215, 233

승기탕류(承氣湯類) 78

승마별갑탕(升麻鼈甲湯) 36, 103, 127, 163, 215, 265

승마별갑탕거웅황촉초(升麻鼈甲湯去雄黃蜀椒) 36, 127, 163, 215

시호가망소탕(柴胡加芒消湯) 39, 49, 64, 82, 127, 136, 141, 201

시호가용골모려탕(柴胡加龍骨牡蠣湯) 33, 39, 49, 64, 80, 120, 122, 131, 136, 141, 175, 201

시호거반하가괄루탕(柴胡去半夏加栝樓湯) 39, 49, 64, 127, 136, 141, 158

시호계지건강탕(柴胡桂枝乾薑湯) 33, 49, 64, 98, 122, 127, 158

시호계지탕(柴胡桂枝湯) 33, 39, 49, 64, 127, 136, 141, 202, 217

시호제(柴胡劑) 43

십전대보탕(十全大補湯) 177

십조탕(十棗湯) 87, 88, 89, 136, 273

ㅇ

여로감초탕(藜蘆甘草湯) 330(처방일람)

영감강미신하인탕(苓甘薑味辛夏仁湯)→영감오미가강신반하행인탕(苓甘五味加薑辛半夏杏仁湯)

영감강미신하인황탕(苓甘薑味辛夏仁黃湯)→복감오미가강신반행대황탕(茯甘五味加薑辛半杏大黃湯)

영감오미가강신반하행인탕(苓甘五味加薑辛半夏杏仁湯) 98, 101, 127, 175, 195, 199, 202

영감오미강신탕(苓甘五味薑辛湯) 98, 101,

127, 175, 199

영강출감탕(苓薑朮甘湯)→감초건강복령백출탕(甘草乾薑茯苓白朮湯)

영계감조탕(苓桂甘棗湯)→복령계지감초대조탕(茯苓桂枝甘草大棗湯)

영계출감탕(苓桂朮甘湯)→복령계지백출감초탕(茯苓桂枝白朮甘草湯)

오두계지탕(烏頭桂枝湯) 33, 39, 95, 127, 136, 152, 217

오두전(烏頭煎) 95, 152

오두탕(烏頭湯) 29, 95, 127, 143, 152, 217

오령산(五苓散) 33, 169, 175, 178, 181

오매환(烏梅丸) 33, 62, 66, 95, 98, 100, 103, 141, 152, 160, 215, 254, 262

오수유탕(吳茱萸湯) 39, 101, 136, 141

온경탕(溫經湯) 33, 39, 101, 127, 141, 154, 201, 213, 215, 217, 230, 233

왕불류행산(王不留行散) 64, 98, 103, 109, 127, 217, 225, 226, 227

외대황금탕(外臺黃芩湯) 33, 64, 98, 136, 141, 201

우여량환(禹餘糧丸) 332(처방일람)

월비가반하탕(越婢加半夏湯) 29, 39, 45, 127, 136, 201

월비가출탕(越婢加朮湯) 29, 39, 45, 127, 136, 178

월비탕(越婢湯) 29, 39, 45, 127, 136

위경탕(葦莖湯) 55, 173, 232, 247

의이부자산(薏苡附子散) 95, 173

의이부자패장산(薏苡附子敗醬散) 95, 173, 249

이중환(理中丸) 98, 127, 141, 152, 178, 273

인삼탕(人蔘湯) 98, 127, 141, 178

인진오령산(茵蔯五苓散) 33, 169, 175, 178, 179, 181

인진호탕(茵蔯蒿湯) 72, 80, 179

일물과체탕(一物瓜蒂湯) 252

ㅈ

자감초탕(炙甘草湯) 33, 39, 84, 118, 127, 136, 141, 154, 213, 220

자삼탕(紫參湯) 127, 287

작약감초부자탕(芍藥甘草附子湯) 95, 127, 217

작약감초탕(芍藥甘草湯) 127, 217

저고발전(猪膏髮煎) 86, 191

저당탕(抵當湯) 80, 232, 240, 241

저당환(抵當丸) 80, 232, 240, 241

저령산(猪苓散) 169, 175, 178

저령탕(猪苓湯) 168, 169, 175, 181, 213

저부탕(猪膚湯) 152, 260, 268

적두당귀산(赤豆當歸散) 215, 248

적석지우여량탕(赤石脂禹餘糧湯) 75, 77

적석지환(赤石脂丸) 75, 95, 98, 103, 152

적소두당귀산(赤小豆當歸散)→적두당귀산(赤豆當歸散)

적환(赤丸) 95, 100, 116, 118, 152, 175, 202

정력대조사폐탕(葶藶大棗瀉肺湯) 136, 185

정력환(葶藶丸) 336(처방일람)

조위승기탕(調胃承氣湯) 80, 82, 127

조협환(皂莢丸) 136, 152, 209

주마탕(走馬湯) 90, 195

죽엽석고탕(竹葉石膏湯) 45, 54, 127, 141, 154, 160, 202

죽엽탕(竹葉湯) 33, 34, 37, 40, 54, 95, 127, 136, 141, 198

죽피대환(竹皮大丸) 33, 45, 52, 53, 127, 136, 137

지실작약산(枳實芍藥散) 111, 217, 272

지실치자탕(枳實梔子湯) 72, 73, 111

지실해백계지탕(枳實薤白桂枝湯) 33, 109, 111, 114, 203

지주산(蜘蛛散) 33, 259

지출탕(枳朮湯) 111, 178

진무탕(眞武湯) 39, 95, 175, 178, 217

ㅊ

천웅산(天雄散) 33, 95, 118, 120, 178

촉칠산(蜀漆散) 120, 257, 284

출부자탕(朮附子湯) 39, 95, 127, 136, 178

치자감초시탕(梔子甘草豉湯) 72, 73, 127

치자건강탕(梔子乾薑湯) 72, 98

치자대황탕(梔子大黃湯) 72, 73, 80, 111

치자벽피탕(梔子蘗皮湯) 66, 72, 127

치자생강시탕(梔子生薑豉湯) 39, 72, 73

치자시탕(梔子豉湯) 72, 73

치자후박탕(梔子厚朴湯) 72, 109, 111

ㅌ

택사탕(澤瀉湯) 178, 181

택칠탕(澤漆湯) 33, 40, 64, 127, 141, 202, 206, 210, 287

토과근산(土瓜根散) 33, 118, 217, 235, 242

통맥사역가저담탕(通脈四逆加猪膽湯) 95, 98, 127, 164

통맥사역탕(通脈四逆湯) 95, 98, 127

ㅍ

팔미신기환(八味腎氣丸) 33, 95, 118, 144, 145, 152, 175, 181, 220, 230

팔미지황환(八味地黃丸)→팔미신기환(八味腎氣丸)

포회산(蒲灰散) 168, 189

풍인탕(風引湯) 33, 45, 75, 76, 80, 98, 120, 122, 123, 127, 168

ㅎ

하어혈탕(下瘀血湯) 80, 118, 152, 232, 242

행자탕(杏子湯) 340(처방일람)

홍람화주(紅藍花酒) 118, 236

활석대자탕(滑石代赭湯) 130, 156, 168

활석백어산(滑石白魚散) 168, 188, 191

황금가반하생강탕(黃芩加半夏生薑湯) 39, 64, 127, 136, 201, 217

황금탕(黃芩湯) 64, 127, 136, 217

황기건중탕(黃芪建中湯) 33, 39, 127, 136, 143, 146, 217

황기계지오물탕(黃芪桂枝五物湯) 33, 39, 136, 143, 217

황기작약계지고주탕(黃芪芍藥桂枝苦酒湯) 33, 143, 217, 262

황려분(黃連粉) 342(처방일람)

황련아교탕(黃連阿膠湯) 62, 64, 149, 213, 217

황련탕(黃連湯) 33, 62, 98, 127, 136, 141, 201

황토탕(黃土湯) 64, 95, 127, 178, 213, 220, 223

후박대황탕(厚朴大黃湯) 80, 109, 111

후박마황탕(厚朴麻黃湯) 29, 45, 98, 100, 109, 134, 195, 199, 201

후박삼물탕(厚朴三物湯) 80, 109, 111

후박생강반하감초인삼탕(厚朴生薑半夏甘草人蔘湯) 39, 109, 127, 141, 201

후박칠물탕(厚朴七物湯) 33, 39, 80, 109, 111, 127, 136

후씨흑산(侯氏黑散) 33, 34, 42, 64, 98, 100, 118, 122, 141, 175, 178, 198, 215, 233, 264

수많은 문헌을 남긴 선인들에게 깊이 감사

《상한론》《금궤요략》의 처방 해설서는 많지만, 두 책의 관점에서 약물에 대해 해설한 본초서적은 적고, 또 등장하는 모든 약물을 해설한 책도 없다. 이 책에서는 지금까지 취급되지 않았던 약물[수류(水類), 곤(褌), 신강(新絳), 낭아(狼牙), 자삼(紫參) 등]을 포함하여 《상한론》《금궤요략》에 등장하는 모든 약물을 망라하여 해설했다.

이 책을 쓰려고 역대 본초서부터 고방파 문헌을 거쳐 현대중의학 서적에 이르기까지 많은 문헌을 대상으로 조사하다 보니 몇 가지 문제점이 발견되었다. 그 중 하나가 기원식물에 대한 문제이다. 포회(蒲灰)와 태일우여량(太一禹餘糧)처럼 《상한론》《금궤요략》에서 기원이 무엇인지 오래전부터 토론되어온 것도 적지 않다.

고증을 위해서는 역대 본초서를 통해서 이해해야 할 필요가 있고, 그 작업은 대단히 힘든 것이지만, 이 책에서는 각 시대에 따른 본초서의 기술의 변천을 살펴보고 현대의 연구와 비교하여 기원을 고증했다.

다음으로 《상한론》《금궤요략》에서의 약물수, 처방수의 문제가 있다. 일본·중국을 막론하고 다양한 문헌에서 약물의 수·처방수를 들고 있으나 계산하는 방법을 상세하게 서술한 것은 보이지 않는다. 이 수는 단순한 숫자가 아니다. 이 숫자는 약물·처방의 이명 취급, 약물의 수치법의 취급, 조문마다 약물의 분량이 다른 점, 판본에 따른 차이, 배합약물이 동일하지만 다른 처방으로 취급해야 하는지 아닌지 등과 같은 다양한 문제를 포함한다. 그러므로 자료의 세밀한 부분까지 재검토할 필요가 있었지만, 이 책에서는 권말에 수재된 처방일람을 바탕으로 처방수·약물수를 결정했고, 이것으로 결론을 내고 있다.

아울러 용어의 문제가 있다. 이 책에서는 약물을 해설할 때 초심자의 편의를 고려해서 가능한 한 한의학 용어를 적게 쓰고, 현대어로 설명하려고 했지만, 이 한의학 용어에 관하여서는 일본의 고방파와 현대중의학의 용어가 혼동되어 사용되고 있기 때문에 해설을 하는 우리들도 용어의 의미를 고쳐야 할 필요가 있었다. 또, '자음(滋陰), 양혈(涼血)' 등 아무렇지도 않게 사용하는 용어라도《상한론》《금궤요략》에서는 아직까지 일정한 개념을 가지고 등장하지 않는 경우도 있어서 해설 용어에도 제약이 있었다.

기본적인 용어는 권말에 해설을 붙여두었지만, 한의학 용어는 시대와 유파에 따라 의미가 변화하기에 특히 초심자에게는 한방을 더욱 배우기 힘들게 만드는 심각한 현상이 있다고 생각된다. 아울러 본서에서는 동일한 용어라도 입장이 다르면 의미가 달라지는 경우에는 각각의 입장에 따른 의미를 부여했지만, 향후 고방에 대하여서는 고방의 입장에서 통일한 '한의학 용어사전'의 정리가 시급하다고 생각된다.

본서를 편집할 때 많은 분들의 도움을 받았다. 현장 유통과 중국의 상황에 대해서는 주식회사 栃本天海堂, 주식회사 우치다화한약을 위시한 약업계의 여러분들, 또 오차노미즈大學의 佐竹元吉 교수에게 귀중한 정보를 받았다. 바쁘신 중에도 꺼리지 않고 기꺼이 도움을 주신 모든 분들께 감사하는 마음을 전한다.

마지막으로 역사상 수많은 문헌을 남겨주신 선인들의 예지에 마음 깊은 감사를 드린다. 본서가 한의학을 공부하는 많은 분들에 조금이나마 도움이 된다면 더할 나위 없이 행복하겠다.

西島啓晃
大石雅子

참고문헌

참고문헌은 참조한 내용에 따라 [본초(本草)·약물(藥物)] [방제(方劑)] [포제 (炮制)·도량형度量衡)] [용어(用語)] 기타의 각 항목에 분류했는데, 이것은 편 의에 따른 것이다. 복수의 항목에 걸쳐서 참조한 문헌도 많다.

本草·藥物

第十五改正日本藥局方, 日本公定書協會 編, じほう, 2006

局外生藥規格 1989 增補版, 藥事日報社, 1997

中華人民共和國藥典 2005年版, 國家藥典委員會 編, 化學工業出版社, 2005

和漢藥百科圖鑑 全改訂新版 全2卷, 難波恒雄 著, 保育社, 1992

漢方のくすりの事典, 米田該典 監修, 鈴木洋 著, 醫齒藥出版株式會社, 1996

中藥大辭典 全5卷, 上海科學技術出版社 編集, 小學館, 1985

中藥大辭典 全3卷, 江蘇新醫學院 編, 上海科學技術出版社, 1979

正倉院藥物を中心とする古代石藥の研究 正倉院の鑛物 I, 益富壽之助 著·發行, 1973

中國高等植物圖鑑 全5卷, 中國科學院植物研究所 主編, 科學出版社, 1972

中國本草圖錄 全11卷, 蕭培根 主編, 中央公論社, 1992

牧野新日本植物圖鑑, 牧野富太郎 著, 北隆館, 1970

原色牧野和漢藥草大圖鑑, 三橋博 監修, 北隆館, 1988

古方藥議, 淺田宗伯 著, 木村長久 校訓, 日本漢方醫學會出版部, 1975

古方藥品考, 內藤蕉園 著, 燎原, 1974

經史證類大觀本草 復刻版, 宋·唐愼微 撰, 艾晟 校定, 木村康一·吉崎正雄 編集, 廣川書店, 1970

重修政和經史證類備用本草, 宋·唐愼微 原著, 金·張存惠 重刊, 南天書局影印, 1976

本草綱目 全6冊, 明·李時珍 撰, 商務印書館, 1967

國譯本草綱目, 木村康一 新註 校訂, 春陽堂, 1978

仲景方藥古今應用, 呂志生 等 編著, 中醫古籍出版社, 2000

校訂譯註齊民要術, 後魏·賈思勰 撰, 西山武一·熊代幸雄 譯, 1969

新訂 和漢藥, 赤松金芳 著, 醫齒藥出版, 1980

本草品彙精要, 人民衛生出版社, 1984

中藥學講義, 成都中醫學院 主編, 醫藥衛生出版社, 1970

神農本草經, 魏·吳普 等 述, 孫星衍·孫馮翼 輯, 山西科學技術出版社, 1991

和訓類聚方廣義 重校藥徵, 吉益東洞 原著, 尾台榕堂 校註, 西山英雄 訓譯, 創元社, 1978

氣血水藥徵, 吉益南涯 著[《漢方の臨床 特集號 14卷》木場宏和 譯 東亞醫學協會(1967년)所收]

藥能方法辨, 宇津木昆台 著[《近世醫學書集成28宇津木昆台 古訓醫傳(5)》大塚敬節·矢數道明 責任編集 名著出版(1986년)所收]

皇漢醫學叢書 藥徵續編, 村井杶 著, 大新書局, 1972

近世漢方醫學書集成59 尾台榕堂 重校藥徵, 名著出版, 1980

近世漢方醫學書集成10 吉益東洞 藥徵, 名著出版, 1985

湯液本草, 元·王好古 著[《東垣十種醫書》李東垣他 著 五州出版社(1969년)所收]

漢方210處方生藥解說, 佐竹元吉·伊田喜光·根本幸夫 監修, 昭和漢方生藥ハーブ研究會 編 じほう, 2003

動物本草, 楊倉良·齊英傑 主編, 中醫古籍出版社, 2001

中國藥用動物志 第1冊, 中國藥用動物志協作組 編著, 天津科學技術出版社, 1979

附子の研究 第2篇, 出版科學總合研究所 編, 三和生藥株式會社, 1981

新古方藥囊, 荒木性次 著, 方術信和會, 1972

東洞全集, 吳秀三·富士川游 撰集 校訂, 思文閣, 1970

正倉院藥物, 柴田承二 監修, 中央公論新社, 2000

漢方藥物學入門, 長澤元夫 著, 長城出版, 1993

本草學論攷, 白井光太郎 著, 春陽堂, 1933

本草概說, 岡西爲人 著, 創元社, 1977

方劑

傷寒論(明·趙開美本), 北里研究所附屬東洋醫學總合研究所/ 醫史文獻研究室 編, 燎原書店, 1988

金匱要略(元·鄧珍本), 北里研究所附屬東洋醫學總合研究所/ 醫史文獻研究室 編, 燎原書店, 1988

注解傷寒論, 金·成無己 著, 醫統正脈全書所收

金匱要略方論(明·趙開美本. 內閣文庫藏), 日本漢方協會學術部 覆刊

新編金匱要略方論(明·兪橋本), 四部叢刊所收

新編金匱要略方論(明·徐鎔本), 百部叢書集成所收

金匱要略論注, 淸·徐彬撰, 四庫全書所收

校正宋板傷寒論, 淺野徽元 甫校, 天保10년(1839)

傷寒雜病論, 日本漢方協會學術部 編, 東洋學術出版, 1990

備急千金要方, 唐·孫思邈 著, 國立中醫學研究所, 1965

外臺秘要, 唐·王燾 著, 國立中醫學研究所, 1965

傷寒論輯義, 多紀元簡 著, 出版科學總合研究所, 1979

金匱要略輯義, 多紀元簡 著, 出版科學總合研究所, 1979

勿誤藥室〈方函〉〈口訣〉釋義, 長谷川彌人 著, 創元社, 1994

仲景方藥現代研究, 葉森 主編, 中國中醫藥出版, 1997

高等醫學院校選用敎材 方劑學, 閆潤紅 主便, 科學出版社, 2003

高等醫藥院校敎材 傷寒論講義, 李培生 主編, 上海科學技術出版社, 1983

高等醫藥院校敎材 金匱要略講義, 李克光 主編, 上海科學技術出版社, 1983

康治本傷寒論研究, 長澤元夫 著, 健友館, 1992

炮製·度量衡

中國科學技術史度量衡卷, 丘光明·丘隆·楊平 著, 科學出版社, 2001

中國度量衡史, 吳承絡 著, 商務印書館, 1937

中藥炮製新釋及應用, 苗明三 主編, 興界圖書出版公司, 1998

中醫藥學高級叢書 中藥炮製學, 葉定江·張世臣 主編, 人民衛生出版社, 2000

中國醫學古典と日本, 小曾戶洋 著, 塙書店, 1996년

本朝度量權衡攷1,2, 狩谷棭斎 著, 冨谷至 校注, 東洋文庫 平凡社, 1991

國醫藥物學研究, 淸水藤太郎 著, 廣川書店, 1942

日本藥學史, 淸水藤太郎 著, 南山堂, 1971

臨床應用傷寒論解說, 大塚敬節 著, 創元社, 1966

改訂新版漢方處方集, 龍野一雄 編著, 中國漢方醫學書刊行會, 1973

經驗漢方處方分量集, 大塚敬節·矢數道明 監修, 氣賀林一 編, 醫道の日本社, 1969

用語

大漢和辭典, 諸橋轍次 著, 大修館書店, 1968

傷寒雜病論字詞句大事典, 王付 編著, 學苑出版社, 2005

南山堂 醫學大事典, 南山堂, 1978

漢方用語大事典, 創醫學術部 主編, 燎原, 1984

中國漢方醫語辭典, 成都中醫學院·中醫研究院·廣東中醫學院 編著, 中醫學基本用語邦譯委
    員會 譯編, 中國漢方, 1987

藥學生のための漢方藥入門, 指田豐・三卷祥浩 著, 廣川書店, 2003

大字典, 上田萬年他 編, 講談社, 1965

漢方と漢藥(全28卷), 春陽堂, 1975

漢方醫語辭典, 西山英雄 編, 創元社, 1975

重要漢方處方解說口訣集, 中日漢方研究會, 1971

雜病論識, 淺田宗伯 著, 森田幸門 譯, 森田漢方治療學研究所, 1983

기타

中國醫學の歷史, 傅維康 著, 川井正久 編譯, 東洋學術出版社, 1997

中國醫史年表, 郭靄春 編, 黑龍江人民出版社, 1984

宋以前醫籍攷(全4卷), 岡西爲人 著, 古亭書屋, 1969

傳統醫學の學び方, 長澤元夫 著, 續文堂出版, 1998

明治前 日本藥物學史 1, 2卷, 日本學士院日本科學史刊行會, 財團法人日本古醫學資料센터, 1978

참고문헌

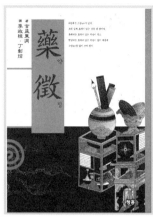

藥徵

吉益東洞 지음
李政桓 · 丁彰炫 옮김
값 35,000원

處方에는 古今이 없다. 오직 실제 效果가 있는 것을 쓸 뿐이다. 후세에는 효과가 있는 처방이 적고 옛날에는 효과가 있는 처방이 많기 때문에 古方을 많이 쓰게 된다.

《약징》은 일본의학사에서 가장 준열하게 古醫方으로 돌아갈 것을 주장한 한의사 요시마스 토도(吉益東洞)의 대표적인 저작으로 기존 본초학 서적의 틀을 완전히 탈피한 혁신적인 본초서로 평가받는다.

동양의학의 대표적인 의서인 《상한론 傷寒論》과 《금궤요략 金匱要略》에 나오는 약물 중 53종의 약물을 주치(主治), 방치(旁治), 고징(考徵), 호고(互考), 변오(辨誤), 품고(品考)의 부분으로 나누어 해설하고 있다.

'주치'는 해당 약물이 주로 치료하는 증상이고, '방치'는 부수적으로 치료하는 증상이다. '고징'은 《상한론》과 《금궤요략》에서 주치를 증명할 근거가 되는 조문을 뽑아낸 것이고, '호고'는 주치가 있어야 할 처방의 조문에 주치가 없는 경우, 다른 자료를 비교 · 고찰하여 주치를 밝힌 것이다. '변오'는 약의 효능을 잘못 알고 있는 경우, 옛 가르침을 인용하거나 吉益東洞 본인의 임상경험을 근거로 효능의 옳고 그름을 가린 것이며, '품고'는 실제 약물에 대하여 그 산지(産地) 및 산지에 따른 약효의 우열, 약물의 형상, 약물의 진위 등을 기술한 것이다.

이 책은 중국전통의학으로부터 탈피하여 간편하고 실용적인 일본의학을 완성시켰다는 점에서 추앙받으며, 여전히 일본 한방계에 강한 영향을 미치고 있다.

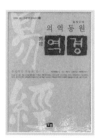
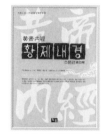
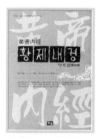
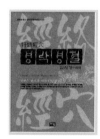
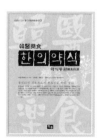
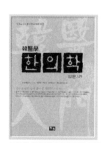

중국 최고의 학자와 한국 최고의 번역진이

만들어 낸 韓醫理論書의 결정체

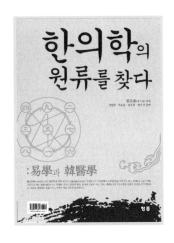

한의학의 원류를 찾다

: 易學과 韓醫學

장기성張其成 지음
정창현 · 백유상 · 장우창 · 정우진 옮김
값 42,000원 | 크라운판 | 508쪽

韓醫學과 易學의 뒤에는 生命의 영원한 모형이…
生命의 영원한 모형을 찾는 韓醫學 연구의
올바른 방향과 방안을 제시한다

《한의학의 원류를 찾다 : 易學과 韓醫學》은 중의학과 중국철학, 그리고 문헌학 분야의 당대 최고 권위자들을 사사하고 각 분야의 정수를 전수받은 저자가 《周易》과 《黃帝內經》을 비롯한 각종 醫易 관련 문서들을 철저히 비교분석하여 역학과 한의학 사이의 관계를 세밀히 밝힌 책이다. 역학과 의학의 기원에서 출발하여 氣, 陰陽五行, 藏象, 經絡, 病證, 運氣 등 한의이론의 전반에 걸쳐 있는 韓醫學과 易學과의 관계를 빠짐없이 서술하였다. 韓醫學을 전공하는 한의학도들에게는 한의학의 이론적 기초를 확실히 다지는 데 크나큰 도움이 될 것이며, 연구자들에게는 한의 연구의 올바른 방향을 제시해주고, 심도 있는 한의학이론을 공부하고 싶어 하는 일반 독자들에게는 지식의 깊이와 폭을 더하고 넓히는 데 많은 도움을 될 것이다.

책을 번역한 번역진은 경희대학교 한의과대학 原典學 전공 교수들로, 原書와 原典의 의미를 훼손하지 않고 정확히 옮겨지도록 최선을 다한 노력이 책의 전반에 배어 있다.

哲學的인 사고를 바탕으로 韓醫學을 재구성

黃帝內經을 연구한 전문서로는 이 책이 으뜸

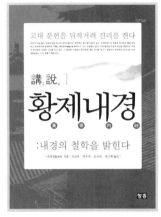

講說 1 황제내경
: 내경의 철학을 밝힌다

유장림劉長林 지음
조남호 · 정우진 · 김교빈 · 성근제 옮김
값 25,000원 | 크라운판 | 373쪽

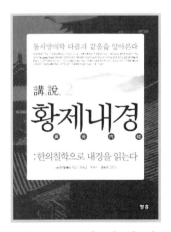

講說 2 황제내경
: 한의철학으로 내경을 읽는다

유장림劉長林 지음
김수중 · 박석준 · 조남호 · 정우진 옮김
값 25,000원 | 크라운판 | 370쪽

철학적인 관점에서 한의학을 재해석하고
한의학의 과학성을 규명한다

'廢醫存藥' 주장은 韓醫學의 찌꺼기만 보았기 때문
《黃帝內經》의 철학과 방법론 연구로
韓醫學의 현대화 모색

韓醫學에는 이론이 있는가, 韓醫學의 이론은 과학적인가? 여전히 이런 의문이 꼬리처럼 따라다니며 韓醫學의 발전을 저해하는 요소로 작용하고 있다. 하지만 수천 년의 세월 동안 수억 명의 환자를 치료하며 實踐檢證한 한의학이론이 비과학적인 토대 위에 세워진 것이라고 할 수 있을까?

韓醫學理論에 녹아있는 哲學 문제를 깊게 이해하지 못하면 韓醫學 자체를 이해하기 어렵다. 게다가 가장 중요한 것은 현대철학과 현대과학 방법론을 응용해야만, 韓醫學과 西洋醫學이 근본적으로 구별되는 점은 물론 韓醫學과 기타 유관한 학문들의 관계, 그리고 韓醫學이 人體와 自然界 전체를 인식할 때 채택하는 특수한 방법의 본질을 명확히 할 수 있다는 점이다. 아마 현대의학이 수십 년은 더 발전한 후라야 정말 과학적이고 엄밀하게, 韓醫學은 수천 년의 경험에 의거하여 귀납, 구성된 체계라는 사실을 해석하고 답해줄 수 있을 것이다.

《講說 황제내경》은 현대의 서양의학과 과학으로는 진실규명이 불가능한 韓醫學의 科學性을 철학적으로 고찰한 책이다. 韓醫學의 방법론을 탐구하는 사람에게는 이론적 토대를 마련해주고, 韓醫學의 과학이론을 부정하는 사람에게는 한의학이 지닌 과학적인 체계를 보여줄 것이다.

청홍/지상사   Tel 02)3453-6111   Fax 02)3452-1440

상한금궤약물사전 / 編著: 伊田喜光, 根本幸夫, 鳥居塚和生 외 ; 編
譯: 김영철. -- 서울 : 청홍, 2011
    p. ;   cm

원표제: 傷寒 金匱藥物事典
참고문헌과 색인수록
권말부록: 《상한론》 《금궤요략》에 쓰인 도량형 등
일본어 원작을 한국어로 번역
ISBN 978-89-90116-39-0 03510 : ₩45000

한의약학[韓醫藥學]
한약재[韓藥材]

519.8-KDC5
615.321-DDC21   CIP2011000486

상한·금궤약물사전 傷寒·金匱藥物事典

1판 1쇄 인쇄 | 2011년 3월 10일
1판 1쇄 발행 | 2011년 3월 20일

지은이 | 伊田喜光 · 根本幸夫 · 鳥居塚和生
옮긴이 | 김영철
펴낸이 | 최봉규

책임편집 | 김종석
편집 | 문현묵
마케팅 | 김낙현
경영지원 | 김청희

펴낸곳 | 청홍(지상사) 출판등록 제2001-000155호(1999. 1. 27.)
주소 | 서울특별시 강남구 역삼동 730-1 모두빌 502호
전화 | 02)3453-6111
팩스 | 02)3452-1440
홈페이지 | www.cheonghong.com
이메일 | jhj-9020@hanmail.net